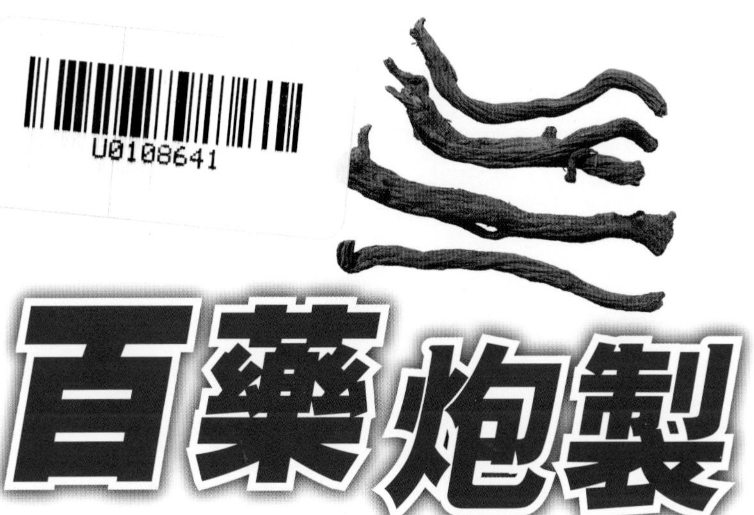

百藥炮製

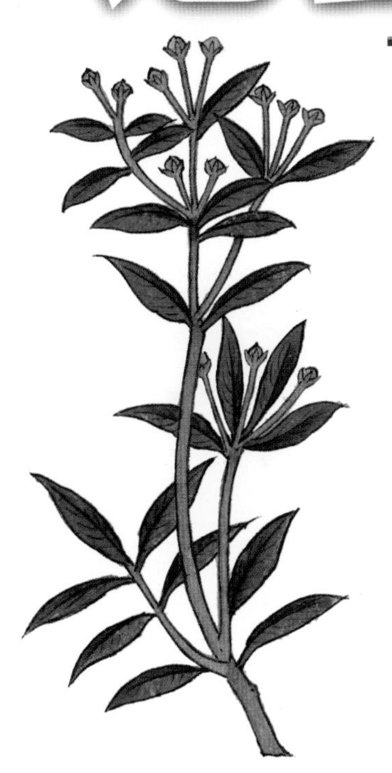

趙中振 主編

萬里機構・萬里書店出版

編著委員會名單

主編：趙中振

副主編：李林、梁之桃

編著者：趙中振、李林、梁之桃、陳虎彪、禹志領、于濤、呂光華、李麗媚

編寫助理：李沁、楊華、藍永豪、郭平、洪雪榕、吳孟華、王亞瓊、王勝勇

藥材與飲片攝影：陳虎彪

鳴謝

特別鳴謝以下人士提供指導和寶貴意見：

張賢哲、鄔家林、蔡寶昌、陸兔林、邵怡、殷放宙、毛春芹

特別鳴謝以下單位提供藥材、飲片：

廣東康美藥業股份有限公司

浙江中醫藥大學中藥飲片廠

四川成都新荷花中藥飲片有限公司

江西藥都樟樹中藥飲片有限公司

百藥炮製

主編

趙中振

編輯

祁思

封面設計

王妙玲

版面設計

何秋雲

出版

萬里機構 · 萬里書店

香港鰂魚涌英皇道1065號東達中心1305室

電話：2564 7511　　傳真：2565 5539

網址：http://www.wanlibk.com

發行

香港聯合書刊物流有限公司

香港新界大埔汀麗路36號中華商務印刷大廈3字樓

電話：2150 2100　　傳真：2407 3062

電郵：info@suplogistics.com.hk

承印

美雅印刷製本有限公司

出版日期

二〇一〇年五月第一次印刷

ISBN 978-962-14-4151-5

前言

在與西方學者交流時，常常遇到這樣的提問，西方草藥與中藥的主要區別點在哪裏？

筆者認為，大致可以概括為兩點：一是複方用藥，二是炮製加工。複方指的是在中醫理論指導之下靈活用藥，體現了辨證論治的精髓。中藥炮製方法雖多種多樣，但其主要目的在於減毒與增效。

《中國藥典》(2005年版)收載了551種中藥材，有379種需要切製或炮炙後才可入藥。炮製作為中藥的另一特點，"蒸、炒、炙、煅"是一般西草藥所沒有的，即使在東方應用中藥的國家中，進行炮製也是不多見的。越南有一些，日本集中在地黃、附子等有限的幾種，而韓國則是單打一，但一炮走紅，紅參(高麗參)為韓國開拓了品牌，帶來了不可估量的經濟效益。

炮製與中藥的安全用藥密切相關。臨床上出現一些中藥毒副作用事件，往往與炮製不規範有關。據調查過去20年當中，在中國內地有將近5000例附子中毒事故出現，香港也發生過服用川烏和草烏造成的烏頭鹼中毒的事故，附子、川烏、草烏經規範炮製後，毒性均會大幅度下降。

中藥炮製與中藥鑑定一樣，是中藥標準化的基礎。2005年，我在國際草藥論壇(FHH，Forum Herbal Harmonization)上提出了這一觀點，得到與會者的贊同。此後4年中，我們的研究組圍繞中藥炮製進行了系統的研究。《百藥炮製》是我們研究工作的一部分，書中所錄內容是基於文獻考察、市場調查與實驗研究的一些心得。

《百藥炮製》呈現給讀者，是希望對中醫藥的教育普及與深入研究工作添磚加瓦。

感謝研究組同仁的共同努力，更要感謝熱心的讀者與出版社的支持。

趙中振

目錄

動物類

礦物類

凡例

1 本書共收錄112味常用中藥249種飲片規格，選錄名單參考《中國藥典》(2005年版)，結合海內外臨床使用現狀調查後確定。

2 本書的編排按藥物來源順序，即植物類(98味)、動物類(7味)、礦物類(7味)。

3 每味中藥收載的主要內容有：

(1) **藥材名稱：**
包括藥材中文名、藥材名中文拼音、藥材拉丁名。

(2) **來源**
包括動、植物的科名、學名及藥用部位，以及藥材的傳統採收加工方法。對《中國藥典》2005年版收錄的多來源中藥材，在正文項下選用代表品種，其他來源品種在附注中加以説明。

(3) **性味功效**
記述藥材的性味及主要功效。主要參照《中國藥典》2005年版和《中華本草》的記述。

(4) **飲片比較：**
ⓐ 依次參考《中國藥典》2005年版、《中華本草》，結合飲片的來源、炮製方法、處方慣用名選定飲片名稱。
ⓑ 主要將《中國藥典》(2005年版)、《全國中藥炮製規範》、《中華本草》等專著內容，結合各省區現行的炮製方法進行比較。
ⓒ 主要根據歷代本草所載的炮製經驗及現代研究成果，比較不同炮製品之間功效的差異。

(5) **評注**

對部分炮製品的近現代研究及臨床安全用藥注意點加以注明。

(6) **飲片特徵**

以彩色照片展現中藥飲片的主要性狀鑑別特徵，並重點比較不同規格炮製品間的性狀差異。

4 圖片

(1) 本書收錄的所有照片，取自經實驗鑑定的原藥材及飲片。拍照實物均保存於香港浸會大學中國銀行(香港)中藥標本中心。

(2) 本書所收錄的部分傳統中藥炮製工藝圖選自明代《補遺雷公炮製便覽》及《本草品彙精要》等古籍，並標注以《雷公炮炙論》中的原文。對原書中植物插圖有明顯錯誤者補充以原植物彩色照片。

5 本書附有拉丁學名索引及中文名稱索引。

6 本書附有主要參考文獻。

7 本書所用的計量單位均為法定計量單位，以國際通用單位符號表示，如長度單位以cm(厘米)、mm(毫米)表示。

總論

中藥炮製
——中藥標準化的關鍵問題之一

引言

炮製是中藥有別於西方草藥與中國民間草藥的重要特點，中藥炮製與中藥鑑定一樣，是中藥標準化的基礎[1]。

中藥炮製是中醫用藥的一大特色。《中國藥典》(2005年版)收載了551種中藥材，有379種需要切製或炮炙後才可入藥，其中108種明確需要一定的工藝炮製才可藥用[2]。日本、美國、英國及歐盟等國藥典，則很少涉及藥材炮製的內容，僅收錄生藥或其所提取的化學物質[3-6]。

炮製與中藥安全用藥密切相關。臨床上出現一些中藥毒副作用事件，往往與炮製不規範有關，據調查過去20年當中，在中國內地有將近5000例附子中毒事故[7]；香港也發生服用川烏和草烏造成的烏頭鹼中毒事故[8]等。

中藥炮製在中國有着悠久的歷史，伴隨着中醫藥的產生而出現，伴隨着中醫藥的發展而發展。現今海內外中藥市場炮製品種頗混亂，這一點應當引起人們的高度重視。本文將就中藥炮製的現狀及研究進展做一介紹，並對中藥炮製的發展進行一些探討。

一、中藥炮製的定義、方法和歷史沿革

(一) 定義

中藥炮製是根據中醫藥理論，依照辨證施治，用藥需要，和藥物自身性質，以及調劑、製劑的不同要求，所選取的一項製藥技術。中藥以商品形式上看，包括原藥材、飲片、中成藥及近年出現的中藥配方顆粒，中醫臨床多數使用飲片入藥，因此處方用藥均離不開炮製。不少中成藥的原料也是需要一定的工藝炮製。簡言之，中藥炮製即是指將中藥材加工成中藥飲片的技術。

(二) 方法

中藥炮製方法多種多樣，其主要目的在於減毒與增效。中藥炮製的基本工序主要分為淨製、切製和炮炙，其中炮炙包括炒、炙、蒸、煅和煮等方法。《中國藥典》(2005年版)載有15種中藥的炮炙方法，主要的方法(見表1)有：

1. **炒法**：將淨選和切製過的藥物置炒製容器內，不加輔料或加**固體輔料**，

用不同火力加熱，並不斷翻動或轉動使之達到一定程度的炮製方法，稱為炒法。例如乾薑，經炒製後，稱為炮薑(砂炒至表面棕褐色)、薑炭(炒至表面焦黑色)。乾薑具有溫中散寒，回陽通脈，燥濕消痰的功效；炮薑側重溫中止痛，溫經止血的功效；薑炭側重於固澀止血。

2. **炙法**：將淨選和切製過的藥物，加入一定量的**液體輔料**拌炒，使輔料逐漸滲入藥物組織內部的炮製方法，稱為炙法。炙法根據所用輔料的不同，可分酒炙、醋炙、鹽炙、蜜炙、薑汁炙和羊脂油炙等。例如甘草，取煉蜜，加適量開水稀釋後，淋入淨甘草片中拌勻，燜潤，置炒製容器內，用文火加熱，炒至老黃色、不黏手時，取出晾涼。生甘草具有清熱解毒，祛痰止咳的功效；蜜炙後，長於補脾和胃，益氣復脈。

表1 《中國藥典》(2005)收載的主要中藥炮製方法

炮製方法	輔料	舉例
清炒		薑炭 Rhizoma Zingiberis (charred)
加固體輔料炒	土	土白朮 Rhizoma Atractylodis Macrocephalae (processed with terra)
	麩	麩炒蒼朮 Rhizoma Atractylodis (processed with bran)
	米	米黨參 Radix Codonopsis (processed with rice)
	砂	炮薑 Rhizoma Zingiberis (proc essed with sand)
炙	酒	酒當歸 Radix Angelicae Sinensis (processed with wine)
	醋	醋柴胡 Radix Bupleuri (processed with vinegar)
	鹽水	鹽杜仲 Cortex Eucimmiae (processed with salt)
	煉蜜	蜜甘草 Radix et Rhizoma Glycyrrhizae (processed with refined honey)
	薑汁	薑黃連 Rhizoma Coptidis (processed with ginger juice)
	羊脂油	油淫羊藿 Herba Epimedii (Processed with refined suet)
蒸	清蒸	紅參 Radix et Rhizoma Ginseng Rurba
	鹽水	鹽巴戟天 Radix Morindae Officinalis (processed with salt)
	藥汁	製何首烏 Radix Polygoni Multiflori Praeparata (processed with black bean juice)
	醋	醋五味子 Fructus Schisandrae Chinensis (processed with vinegar)
	黃酒	酒黃精 Rhizoma Polygonati (processed with wine)

炮製方法	輔料	舉例
煅		煅石膏 Gypsum Fibrosum Preparatum
煮		製川烏 Radix Aconiti (processed)
	食用膽巴	製附子 Radix Aconiti Lateralis Praeparata
	生薑、白礬	製天南星 Rhizoma Arisaematis (prepared)
	生薑、白礬	薑半夏 Rhizoma Pinelliae (processed with ginger)

3. 蒸法：將淨選和切製過的藥物不加輔料或加輔料(如鹽、藥汁、醋、酒等)，裝入蒸製容器內隔水加熱至一定程度的方法，稱為蒸法。例如何首烏，取何首烏片或塊，用黑豆汁拌勻，置非鐵質的容器內，蒸至汁液吸盡，藥物呈棕褐色，取出，乾燥，稱為製何首烏。生何首烏具有解毒，消癰，潤腸通便的功效；製何首烏則有補肝腎，益精血，烏鬚髮和強筋骨的功效。

4. 煅法：將藥物直接放於無煙爐火中或適當的耐火容器內煅燒的一種方法，稱為煅法。煅法主要適用於礦物類中藥，質地堅硬的貝殼類、化石類藥物及一些需要製炭的藥物。例如石膏，取淨石膏塊，置無煙爐火或耐火容器內，用武火加熱，煅至紅透，取出，涼後碾碎。生石膏具有清熱瀉火，除煩止渴的功效；炮製後的煅石膏則具有收濕，生肌，斂瘡，止血的功能。

香港衛生署公佈的第一類31種毒劇中藥當中，很多特指一些藥材的生品，一旦這些生品經過炮製後則另當別論，如生附子炮製後的製附子，生半夏炮製後的清半夏、薑半夏和法半夏，生天南星炮製後的製天南星等[9]。

一些藥材品種的炮製方法也不止一種，不同炮製方法使藥性發生不同的改變，如當歸的炮製品有酒當歸和當歸炭等；附子的炮製品有黑順片、白附片、炮附片和淡附片等(見表2)。

表2　當歸與附子的不同炮製方法與功效

品種	主要炮製方法	功效	樣品圖
當歸	原藥材→除雜質→洗淨→稍潤→切薄片→乾燥。	補血，調經，潤腸通便。	1 cm

品種	主要炮製方法	功效	樣品圖
酒當歸	當歸片→黃酒拌勻→稍燜潤→置炒製容器內→用文火加熱，炒至深黃色→取出晾乾。	活血通經，祛瘀止痛。	1 cm
當歸炭	當歸片→置炒製容器內→用中火加熱→炒至微黑色→取出晾乾。	止血補血。	1 cm
黑順片	取泥附子→洗淨→浸入食用膽巴的水溶液中→煮至透心→撈出→水漂→縱切成厚約0.5 cm的片→再用水浸漂→用調色液使附片染成濃茶色→取出→蒸至出現油面、光澤後→烘至半乾，再曬乾或繼續烘乾。	回陽救逆，補火助陽，逐風寒濕邪。	1 cm
白附片	泥附子→洗淨→浸入食用膽巴的水溶液中→連同浸液煮至透心→撈出→剝去外皮→縱切成厚約0.3cm的片→用水浸漂→取出，蒸透→曬乾。	回陽救逆，補火助陽，逐風寒濕邪。	1 cm
炮附片	取砂置鍋內→用武火炒熱→加入淨附片→拌炒至鼓起並微變色→取出→篩去砂→放涼。	溫腎暖脾。	1 cm
淡附片	泥附子→洗淨→浸入食用膽巴的水溶液中→加食鹽→浸泡→曬晾→“鹽附子”→用清水浸漂→與甘草、黑豆加水共煮至透心，至切開後口嘗無麻舌感時→取出→除去甘草，黑豆→切薄片→曬乾。	回陽救逆，散寒止痛。	1 cm

（三）歷史沿革

中藥炮製具有悠久的歷史，馬王堆出土公元前2世紀的《五十二病方》已經記載有中藥炮製內容，包括燔、煅、熬、酒醋漬等方法[10]。約成書於公元5世紀的《雷公炮炙論》，首次總結了前人炮製方面的記述和經驗，是中國的第一部炮製專著[11]。1662年刊行的《炮炙大法》則是另一部論述炮製的專著[12]。至清代，張仲岩著《修事指南》為中國第三部炮製專著，該書廣泛吸取了各家本草著作中有關炮製的文獻資料，尤其是《證類本草》和《本草綱目》[13]。此外，中國歷代大量的本草著作和醫方書均有記載中藥炮製的內容，其中在很多醫方書中記載的炮製方法更是凝聚了古代中醫的臨床用藥心得。明代彩繪《補遺雷公炮製便覽》湮沒400多年之後再度問世，該書共14卷，配有精美的彩圖1193幅，其中包括罕見的219幅炮製圖，為中藥炮製的研究提供了寶貴資料。僅舉二例：藥材炮製圖包括了當時所用的切藥鍘刀、杵、臼、研缽、鍋、灶、壇、罐等炮製工具和設備以及眾多炮製的場景（圖1A）；附子炮製圖，顯示出附子炮製拌輔料、煮、曬、流水漂洗和切片的工序（圖1B），類似一部圖解中藥炮製的標準操作規程[14]。除本草專著外，中國有近4000本的醫方書，或集中或分散記錄了很多中藥炮製的經驗。王孝濤等人已對部分古代文獻記載的中藥炮製方法進行了彙編[15, 16]。目前，中藥炮製學已經發展成為一門研究炮製理論、工藝、規格標準、歷史沿革及其發展方向的學科。

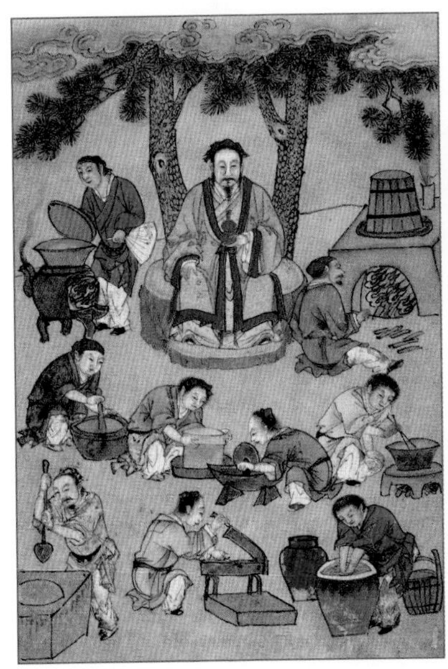

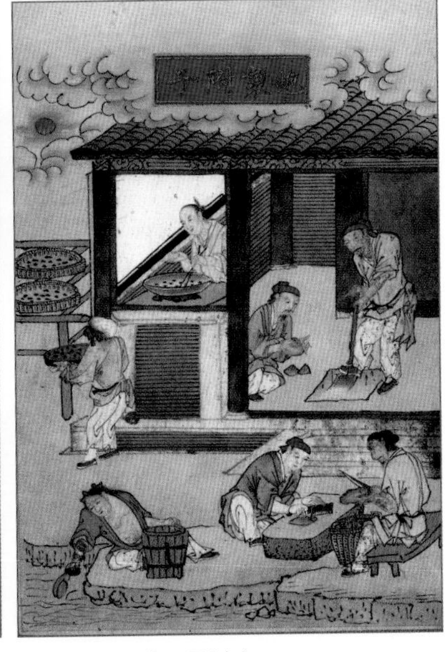

圖1 《補遺雷公炮製便覽》記載的卷首炮製圖（左）和炮製附子圖（右）

二、炮製現狀

中醫藥學界對中藥炮製有一個共識："遵古炮製"。回顧中藥炮製發展，可以看到中藥炮製工藝已經發生了巨大變化，是與時俱進的。從這個意義上講，"遵古炮製"體現的是一種原則，因此對於以誰為準、以那個時代為準，莫衷一是。

（一）古今炮製不一

目前，有些中藥古今炮製方法不一致。如何首烏，古代文獻記載的炮製方法有淨製、切製、不加輔料製和加輔料製，其中《本草綱目》記載"何首烏……竹刀刮去粗皮，米泔水浸一夜切片，用黑豆三升，每次用三升三合三勺，以水泡過，砂鍋內鋪豆一層，首烏一層，重重鋪盡蒸之，豆熟取出去豆，將何首烏曬乾，再以豆蒸，如此九蒸九曬乃用米泔豆共製法"，強調何首烏要"九蒸九曬"[17]；當前何首烏炮製的方法主要有黑豆汁蒸、黑豆汁燉、清蒸、黑豆汁黃酒蒸、水蒸汽蒸和高壓蒸，炮製時間3~40小時不等，並未完全沿用古代的炮製方法。古代文獻記載的炮製經驗，往往凝聚了古代醫師的臨床經驗，若在尚未進行深入的比較研究之時，拋棄古法，甚為不妥。

（二）一藥數法，因地而異

目前，中國尚未實施統一的炮製規範，除國家標準外，尚有地方標準，不同省區以及不同廠家，採用的炮製方法也有所不同。《中國藥典》（2005版）儘管收載了108種需要一定工藝炮製的品種，但仍然有很多炮製品種未被收載。如天麻，《中國藥典》記載："洗淨，潤透或蒸軟，切薄片，乾燥"；《福建省中藥炮製規範》則收錄了薑製天麻和酒製天麻的炮製品種[18]。再如製天南星，《湖南省中藥材炮製規範》採用薑汁，加明礬後腌製和浸泡後再煮，以口嚼稍有麻感為度取出，而《福建省中藥炮製規範》則採用生薑片，加明礬後直接煮，煮至無乾心時取出[19]。

除炮製工序的不同外，輔料的使用也有較大的出入，如《湖南省中藥材炮製規範》中炮製熟大黃時，採用白酒作輔料，而福建、安徽和廣西等地的中藥材炮製規範則採用黃酒做輔料[18-21]。中藥炮製常用輔料當中，酒、醋、蜜在炮製中也是不同濃度、種類或不同用量的，但目前市售中成藥以及臨床中醫師開具的處方中飲片並未加任何區別。

這種"一藥數法，因地而異"的現象應加以科學評價，建立統一的炮製方法和標準。

（三）香港與中國內地之飲片差異

對香港市場常用356種中藥進行系統調查後，發現市售多數的中藥是經過炮製的，但香港的炮製方法與中國內地卻不盡一致(見表3及圖2~圖7)[22]。海外市場的中藥多數來自香港，香港飲片市場情況也反映出國際市場的現狀。

表3　中國內地與香港炮製方法差異舉例

飲片名稱	內地	香港
當歸 Radix Angelicae Sinensis	歸頭切成塊； 歸身切直片； 歸尾：紮束切片； 炮製：酒炙	歸頭縱切後捶打成薄片； 炮製：酒炙或簡單蒸製
三七 Radix Notoginseng	剪口或碾細粉	染黑、撞光亮
丹參 Radix Salviae Miltiorrhizae	橫切片或切段	壓扁、縱切
黃柏 Cortex Phellodendri	橫切成絲條狀	縱切成長方形板塊，再切成薄片
枳殼 Fructus Aurantii	潤透，切薄片	錘砸後切
何首烏 Radix Polygoni Multiflori	不規則厚片或段；黑豆汁製或清蒸	多炮製後縱切成片；清蒸、加糖蒸或黑豆汁共煮

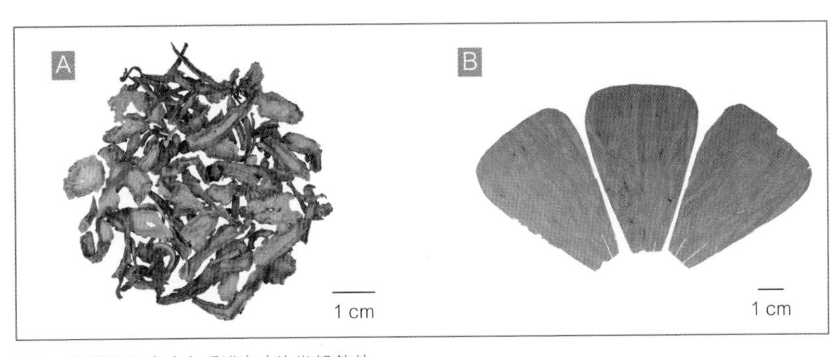

圖2　中國內地(A)和香港(B)的當歸飲片

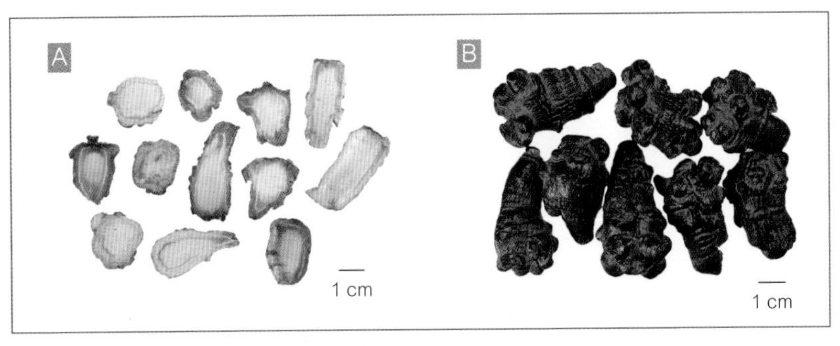

圖3　中國內地(A)和香港(B)的三七飲片

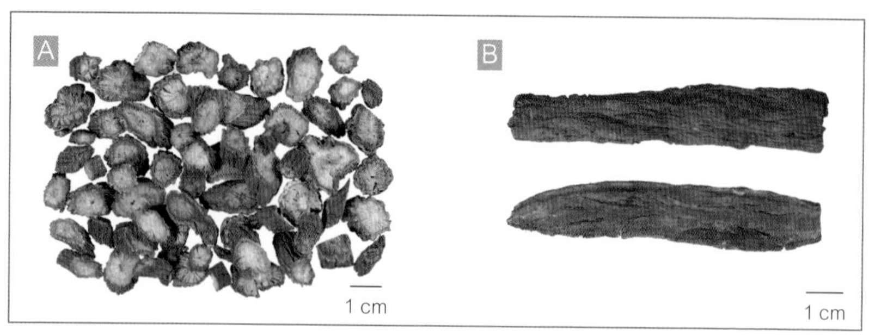

圖4　中國內地(A)和香港(B)的丹參飲片

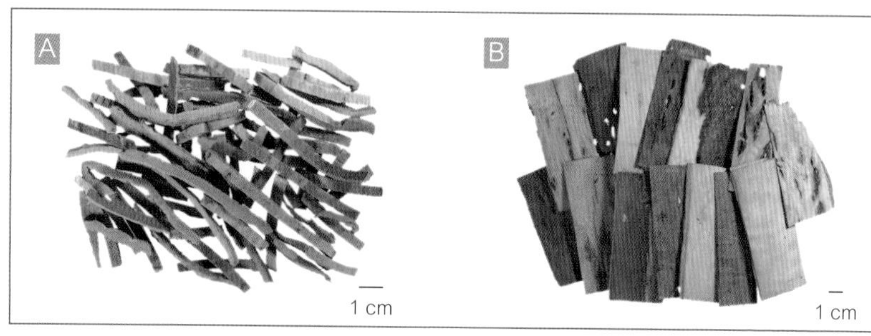

圖5　中國內地(A)和香港(B)的黃柏飲片

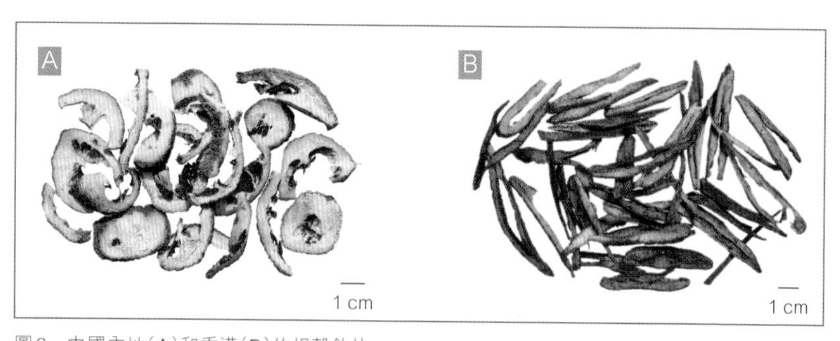

圖6　中國內地(A)和香港(B)的枳殼飲片

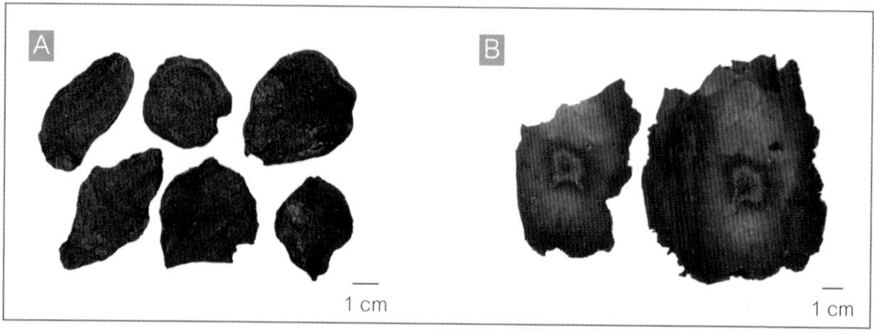

圖7　中國內地(A)和香港(B)的何首烏飲片

（四）國外藥典與中國藥典對炮製記載的差異

儘管很多歐美國家的藥典收載了植物藥，也包括部分中藥，但是均缺乏炮製內容，迄今中藥的炮製已引起國際的關注。《韓國草藥典》收載了383種草藥，有炮製條目的僅有9種，分別為：蘄蛇、白礬、沙苑子、紫河車、磁石、蛤殼、魚鰾、自然銅、膨大海，其中磁石的炮製為煅，而中國藥典則為煅後醋淬法[23]。《越南藥典》與《韓國草藥典》一樣，具有單列的炮製條目，也記載有關於藥材炮製的內容，但一些品種的炮製方法與《中國藥典》記載有明顯不同，如表4所示[24]。《日本藥典》（第15版）收錄了幾種草藥品種的炮製方法，但並非單列炮製條目，而是附載於草藥來源的條目，一些品種的炮製方法與《中國藥典》記載也有不同[3]。

表4 《越南藥典》、《日本藥局方》和《中國藥典》收載的當歸、地黃、乾薑、山茱萸和馬錢子炮製方法的比較

品名	越南藥典	日本藥局方	中國藥典
當歸 Radix Angelicae Sinensis (stir-baked with wine)	酒精（含40%乙醇）炒製，每當歸片100公斤，用酒精（含40%乙醇）10公斤	熱水灼	黃酒炒製，每當歸片100公斤，用黃酒10公斤
地黃 Radix Rehmanniae	酒和薑蒸製或乙醇蒸製或清蒸	清蒸或不蒸	黃酒燉或清蒸（單列熟地黃項）
乾薑 Rhizoma Zingiberis	除去雜質，洗淨，日照或低溫乾燥	熱水灼	除去雜質，洗淨，乾燥；製炭；砂燙炮製（單列炮薑項）
山茱萸 Fructus Corni (processed with wine)	酒製，每山茱萸10公斤，用0.6-1公升酒	無記載炮製內容	黃酒製，每山茱萸100公斤，用黃酒20公斤
馬錢子 Semen Strychni	砂炒至鼓起並顯深棕色或深栗色 麻油製馬錢子：取淨馬錢子，水或米泔水浸一天一夜，或反復水浸多次，直至變軟；除去外殼，切薄片；低溫乾燥後麻油浸一夜，取出，然後炒至黃色，放涼備用	無記載炮製內容	砂炒至鼓起並顯棕褐色或深棕色

(五) 炮製質控標準亟待加強

中藥的安全用藥與質量控制至為重要，而目前中藥炮製工藝的質量控制指標為另一薄弱環節。中藥炮製工藝過程往往依靠工人的經驗判斷，主觀性強，缺乏科學的質量評價客觀標準，如製川烏時“口嘗微有麻舌感時，取出”，製何首烏時“蒸至內外均呈棕褐色”等。

此外，中藥經過炮製後，其藥效也會發生相應變化，現行的《中國藥典》(2005年版)並沒有具體明確的炮製名稱。如中藥“附子”項下包含了“黑順片”、“白附片”、“淡附片”和“炮附片”四種炮製品；“大黃”項下包含“酒大黃”、“熟大黃”和“大黃炭”等，但它們的拉丁學名未加細分，統稱為“Preparata”。

(六) 研究進展

中藥炮製的主要目的是減毒增效，由於加熱以及使用酒、醋、藥汁等輔料處理，炮製前後化學成分將會不同。現代研究證實中藥炮製前後，一些成分含量增加或一些成分含量減少，或化學結構類型發生改變，或上述幾種變化同時發生。這些造成化學成分含量的變化，主要由於炮製過程中，化學成分的結構發生相互轉化導致。

例如附子，生附子主要含毒性的雙酯型二萜類生物鹼——烏頭鹼(aconitine)、中烏頭鹼(mesaconitine)和次烏頭鹼(hypaconitine)，經過炮製後，雙酯型生物鹼發生水解或分解，轉變為毒性低的苯甲酰單酯型生物鹼：苯甲酰烏頭原鹼(benzoylaconine)、苯甲酰中烏頭鹼(benzoylmesaconine)和苯甲酰次烏頭鹼(benzoylhypaconine)，從而降低毒性[25]。

如人參在蒸製過程中，丙二酸單酰基人參皂會因受熱水解脫去丙二酸，天然的原苷被水解為次級苷，部分天然S-構型的人參皂苷轉變為R-構型，從而產生紅參具有的特有成分[26]。

除化學成分結構發生轉化導致含量升高或降低外，也有由於在炮製過程中增加化學成分溶出率導致變化的，如酒製黃連有利於生物鹼成分的溶出[27]。

由於炮製後，化學成分發生了變化，中藥的功效和藥理活性亦隨之發生改變，對中藥炮製前後的藥理活性研究也是現代研究的重點。

除了對炮製前後的化學成分和藥理活性進行研究外，現代研究也對炮製工藝進行了探討，如最佳炮製工藝評價以及改進傳統炮製設備或方法。對中藥炮製傳統工藝的改進和創新有助於中藥飲片工業化生產。

三、前景展望

新版的2010年版《中國藥典》與2005年版不同點之一，是在藥材項下單列飲片質量標準，並將性味與歸經、功能與主治的內容從藥材項移到了飲片項下。儘管2010年版藥典收錄了439個飲片標準，絕大部分炮製品尚缺乏與藥材不同的質量評價指標，但已反映出單獨制定炮製品的質量標準的必要性。中藥炮製品的質量標準不同於藥材。中藥炮製品的質量標準不同於藥材。如前面所述可知原藥材經過炮製以後，其化學成分可產生多方面的變化，作為質量評價指標的化學成分與原藥材應有所不同。因此對炮製品的質量研究是亟待加強的研究方向。

中藥傳統炮製工藝隨着技術的不斷進步，傳統手工作坊的中藥炮製生產已經逐步改變，見圖8。炮製工藝的研究對於促進中藥炮製標準化提供了科學基礎，但也存在不足之處。現代研究在優化炮製工藝的時候，僅以一些中藥的指標性成分或藥理活性作為評價指標不能有效反映炮製工藝的合理性和可行性，建議以化學指紋圖譜結合藥理活性作為指標綜合評價。中藥炮製為中醫藥的一大特色，與保障中藥安全性與療效密切相關。規範中藥炮製工藝，建立中藥炮製的標準為當務之急。

總之，建立統一、科學的中藥炮製規範有助於中藥的質量控制，是中藥標準化的關鍵步驟之一[28]。

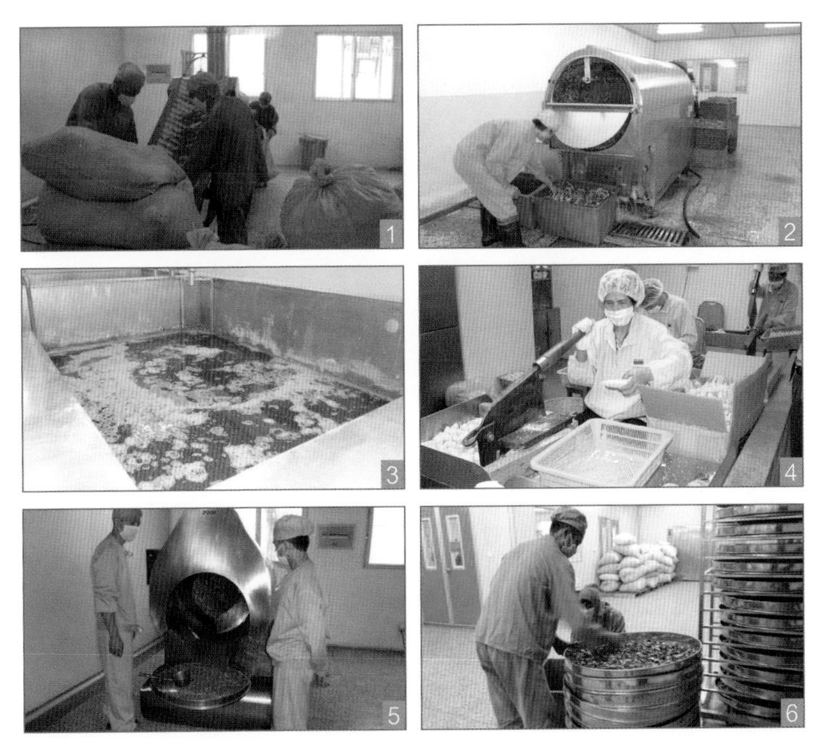

圖8　現代中藥炮製工藝圖(1：貯藏；2：淨選；3：浸泡；4：切製；5：炒製；6：蒸製)

註：

1. Zhao ZZ, Hu YN, Liang ZT, Yuen JPS, Jiang ZH, Leung KSY. Authentication is fundamental for standardization of Chinese medicines. Planta Medica. 2006, **72**(10): 865-874

2. 中華人民共和國藥典委員會．中華人民共和國藥典．北京：化學工業出版社．2005

3. Society of Japanese Pharmacopoeia. Japanese Pharamacopoeia (English Version).15th ed. Tokyo: Yakuji Nippo, Ltd. 2006

4. The United States Pharmacopeial Convention. The United States Pharmacopoeia / National Formulary 2007

5. British Pharmacopoeia Commission. British Pharmacopoeia 2007. Published by The Stationery Office on Behalf of the Medicines and Healthcare Products Regulatory Agency. 2006

6. European Pharmacopoeia Commission. European Pharmacopoeia 6th Edition. Published by The Directorate for the quality of Medicines & Healthcare of the Council of Europe. 2007

7. Zou JM, Wang LS. Analysis of the condition of processing of Chinese Materia Medica. Chinese Traditional and Herbal Drugs. 2005, **36**(4): 620-623

8. Chan TY, Tomlinson B, Tse LK, Chan JC, Chan WW, Critchley JA. Aconitine poisoning due to Chinese herbal medicines: a review. Veterinary and Human Toxicology. 1994, **36**(5): 452-455

9. Xia L, Bai LP, Yi L, Liu BB, Chu C, Liang ZT, Li P. Jiang ZH, Zhao ZZ, Authentication of the 31 species of toxic and potent Chinese Materia medica (T/PCMM) by microscopic technique, part 1: Three kinds of toxic and potent animal CMM. Microscopy Research Technique. 2007, **70**, 960-968

10. 王孝濤．關於對中藥炮製歷史沿革研究的看法．中國中藥雜誌．1992，**17**(4)：211-212

11. 劉宋．雷斅．雷公炮炙論(尚志鈞輯校)．合肥：安徽科學技術出版社．1991

12. 明．繆希雍．炮炙大法．北京：中國書店．1985

13. 清．張叡．修事指南．海口：海南出版社．2000

14. 鄭金生，裘儉．新浮現《補遺雷公炮製便覽》研究初報．中國藥學雜誌．2004，**39**(5)：389-391

15. 王孝濤．歷代中藥炮製法彙典(古代部分)．南昌：江西科學技術出版社．1998

16. 張賢哲、蔡貴花．中藥炮製學．台中：中國醫藥學院．1984

17. 明．李時珍．本草綱目．北京：人民衛生出版社． 1985：1288

18. 福建省衛生廳．福建省中藥炮製規範．福州：福建科學技術出版社．1988

19. 湖南省衛生廳．湖南省中藥材炮製規範(1983年版)．長沙：湖南科學技術出版社．2000

20. 廣西壯族自治區食品藥品監督管理局．廣西壯族自治區中藥飲片炮製規範．南寧：廣西科學技術出版社．2007

21. 安徽省食品藥品監督管理局．安徽省中藥飲片炮製規範-2005年版．合肥：安徽科學技術出版社．2006

22. Zhao ZZ. An Illustrated Chinese Materia Medica in Hong Kong. English version. Chung Hwa Book Co., (H.K.) Ltd. 2004

23. Korea Food and Drug Administration. The Korean Herbal Pharmacopoeia (English edition). 2002

24. Vietnamese Pharmacopoeia Commission Ministry of Health. Vietnamese Pharmacopoeia (3rd edition). 2005

25. 林文豐，張學蘭，王苓．烏頭炮製的現代研究．山東中醫藥大學學報．1999，**23**(4)：232-234

26. 李向高．人參加工原理研究新進展．中藥材．1990，**13**(2)：22-25

27. 樊冬麗，廖慶文，鄢丹，蕭小河，馬小軍．黃連不同炮製品中生物鹼類成分的比較研究．解放軍藥學學報．2006，**22**(4)：276-279

28. Zhao ZZ, Liang ZT, Chan K, Lu GH, Lee ELM, Chen HB, Li L. A Unique Issue in the Standardization of Chinese Materia Medica: Processing. Planta Medica. Submitted.

各論

- 植物類
- 動物類
- 礦物類

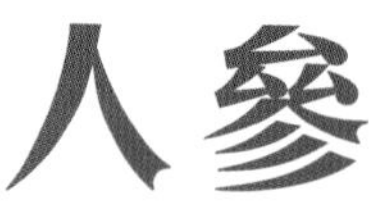

人參

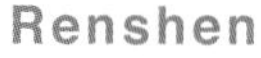

Renshen

學名：Radix et Rhizoma Ginseng

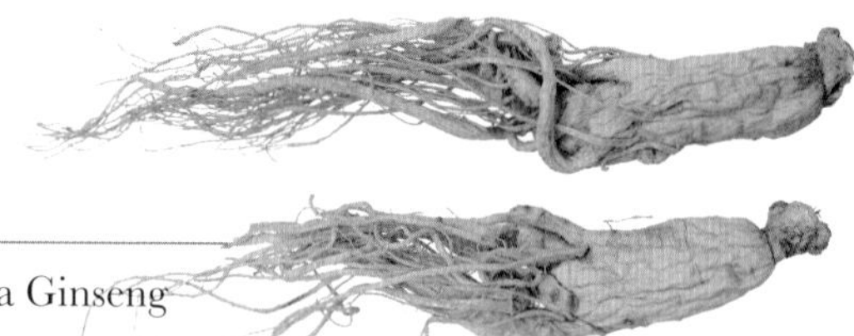

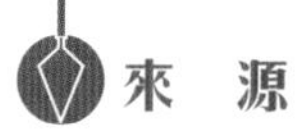

來　源　五加科植物人參 *Panax ginseng* C. A. Mey 的乾燥根及根莖。多於秋季採挖，洗淨經曬乾或烘乾。栽培的又稱“園參”；播種在山林狀態下自然生長的又稱“林下參”，習稱籽海。

性味功效　甘、微苦，平。大補元氣，復脈固脱，補脾益肺，生津，安神。

飲片比較

	製作方法	功效
生曬參	取原藥材，除去雜質，用時除去蘆頭，洗淨，潤透，切薄片，乾燥；或用時粉碎、搗碎。	生品｜偏於補氣生津，多用於氣陰不足、津傷口渴、消渴等證，以清補為佳。
紅參	取原藥材，洗淨，蒸製，乾燥為紅參；用時除去蘆頭，蒸軟後或稍浸後烤軟，切薄片，或用時粉碎、搗碎。	製品｜經蒸製後，味甘而厚，性偏溫，具有大補元氣，復脈固脱、益氣攝血，多用於氣血虧虛，脈微肢冷，氣不攝血，崩漏下血，心力衰竭，心原性休克，以溫補見長。

評注

人參在清洗過程中需特別注意不要刷破、刮掉外皮，據報導人參的皮部皂苷含量達8%，刷破後會導致有效成分的流失。傳統認為人參蘆頭有催吐作用，故入藥時需除去蘆頭，達到“去蘆者免吐”的炮製目的。

另有高麗紅參，為產自朝鮮或韓國的五加科植物人參*Panax ginseng* C. A. Mey的乾燥根及根莖蒸製後經增色增味定型後而成，其來源、炮製方法和作用均與國產紅參基本一致。

▼ 生曬參 | 體輕，質脆，有特異香氣，味微苦甘

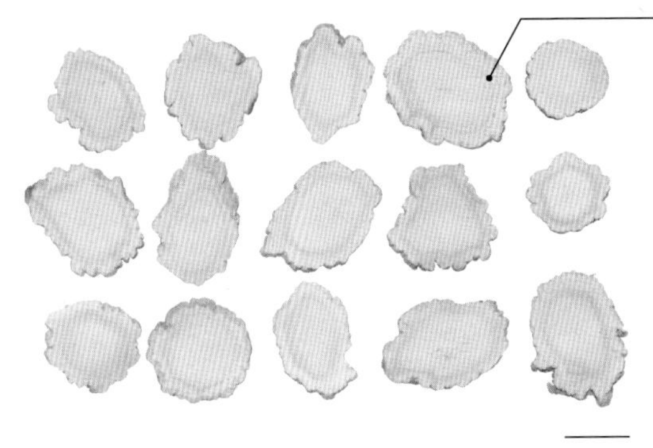

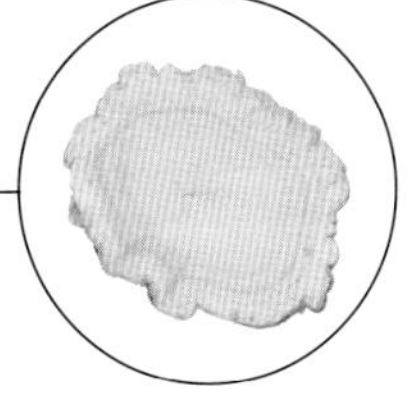

切面平坦，白色或灰白色，粉性，顯放射狀裂隙，習稱"菊花紋"

▼ 紅參 | 質硬而脆，氣微香，味甘，微苦

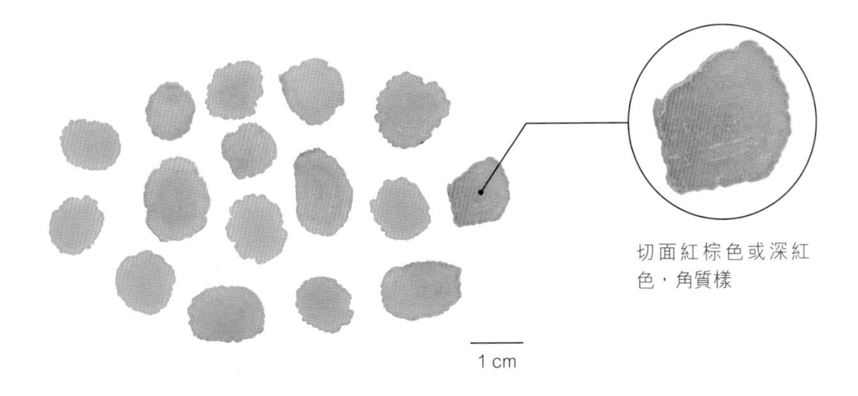

切面紅棕色或深紅色，角質樣

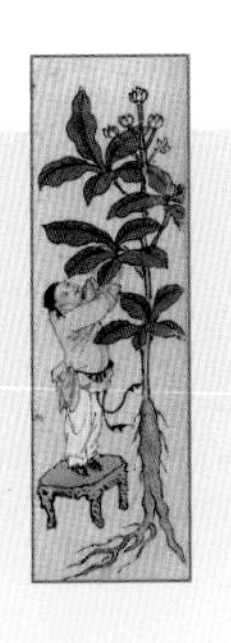

《補遺雷公炮製便覽》人參圖 ▶

《雷公炮炙論》："凡採得，陰乾，去四邊蘆頭並黑者，銼入藥中。"

三棱

Sanleng

學名：Rhizoma Sparganii

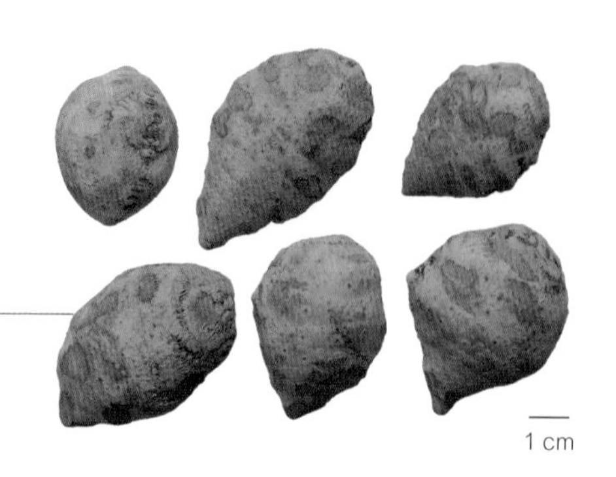

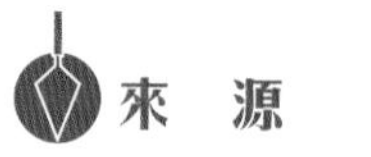

來　源　黑三棱科植物黑三棱 *Sparganium stoloniferum* Buch. -Ham. 的乾燥塊莖。冬季至次年春採挖，洗淨，削去外皮，曬乾。

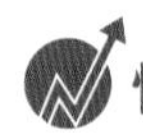

性味功效　辛、苦，平。破血行氣，消積止痛。

飲片比較

	製作方法	功效
三棱	取原藥材，除去雜質，大小分開，浸泡至六七成透時，悶潤至透，切薄片，乾燥。	**生品**｜為血中氣藥，破血行氣，消積之力較強，用於血滯經閉，產後瘀滯腹痛，癥瘕積聚，食積痰滯，脘腹脹痛，慢性肝炎或遷延性肝炎等證。
醋三棱	取淨三棱片，加醋拌勻，悶潤至醋被吸盡，置炒製容器中，文火炒乾，取出，放涼。每100公斤三棱片，用醋15公斤。	**製品**｜主入血分，增強破瘀散結，止痛的作用。用於淤滯經閉腹痛，癥瘕積聚，心腹疼痛，脅下脹痛等證。

評注

三棱質硬，傳統需浸泡、悶潤後才可切製，易導致有效成分損失，應注意防止，可選用一些較為現代的藥材軟化方法，如減壓冷浸法等。

三棱為血中氣藥，生品破血行氣、消積；醋製後主入血分，以破瘀散結和止痛見長，臨床應用需注意區別。

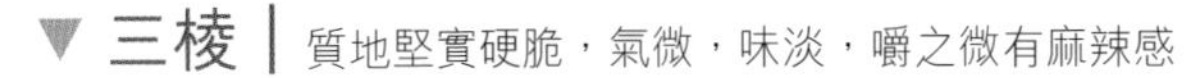

▼ 三棱 | 質地堅實硬脆，氣微，味淡，嚼之微有麻辣感

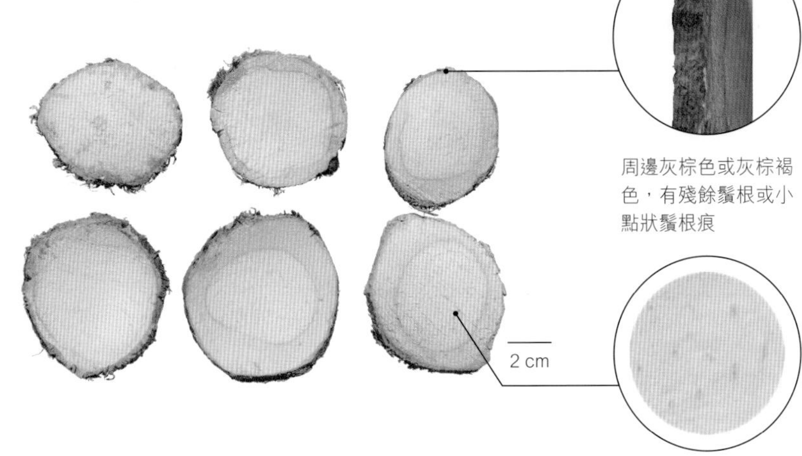

▼ 醋三棱 | 質地堅實硬脆，微有醋氣，味微酸

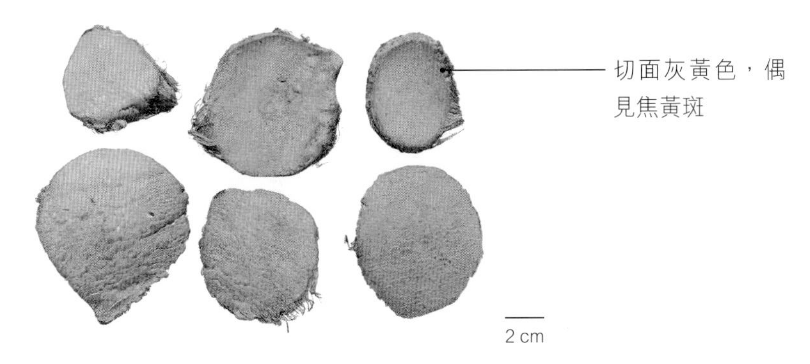

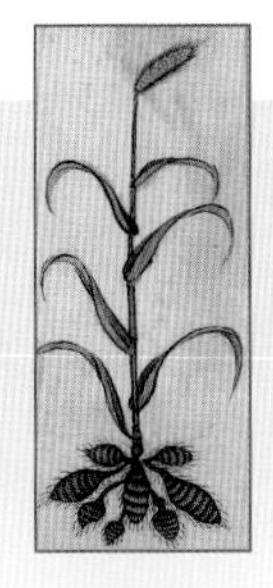

《補遺雷公炮製便覽》三棱圖 ▶

大黃

Dahuang

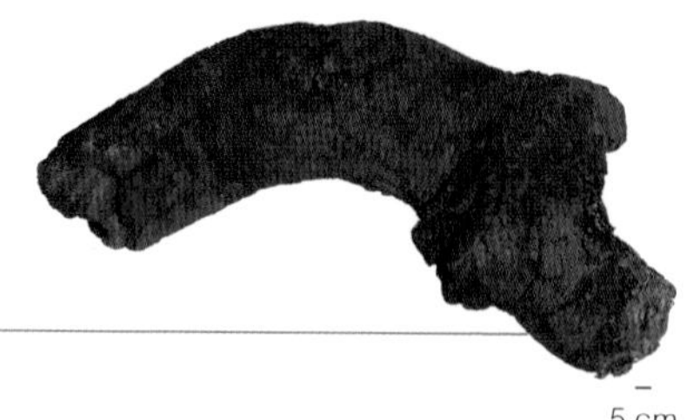

5 cm

學名：Radix et Rhizoma Rhei

來　源　蓼科植物藥用大黃 *Rheum officinale* Baill. 的乾燥根及根莖。秋末莖葉枯萎或次春發芽前採挖，除去細根，刮去外皮，切瓣或段，繩穿成串乾燥或直接乾燥。

性味功效　苦，寒。瀉熱通腸，涼血解毒，逐瘀通經。

飲片比較　大黃、酒大黃、熟大黃、大黃炭

	製作方法	功效
大黃	取原藥材，除去雜質，洗淨，潤透，切厚片或塊，晾乾。	苦寒，沉降，氣味重濁，走而不守，直達下焦，瀉下作用峻烈，攻積導滯，瀉火解毒力強。用於實熱便秘，高熱，譫語發譖，吐血，衄血，濕熱黃疸，癰瘡腫毒，裏急後重，血瘀經閉，產後瘀阻腹痛，癥瘕積聚，跌打損傷；外治燒燙傷等證。
酒大黃	取大黃片或塊與黃酒拌勻，悶潤至酒被吸盡時，置炒製容器內，用文火炒乾，取出，放涼。每100公斤大黃片或塊，用黃酒10公斤。	瀉下作用稍緩，並借酒升提之性，引藥上行，以清上焦實熱為主。用於血熱妄行之吐血，衄血及火邪上炎所致的目赤腫痛。
大黃炭	取大黃片或塊，置炒製容器內，用武火炒至外表呈焦黑色，內焦褐色，噴淋適量清水，熄滅火星，取出，晾乾。	瀉下作用極微，並有止血作用。用於大腸有積滯的大便出血及熱邪傷絡，血不遯經之嘔血，咯血等證。

評注

《中國藥典》尚收載掌葉大黃 *Rheum palmatum* L.、唐古特大黃 *Rheum tanguticum* Maxim. ex Balf. 的乾燥根及根莖，亦作大黃藥用。

大黃不同的炮製工藝，使大黃的部分化學成分發生了量和質的改變，如熟大黃所含的結合蒽醌較生大黃降低3/4左右，而游離蒽醌只降低1/4左右。這種改變一方面降低了大黃"傷陰血"、"傷胃氣"等副作用，一方面也調整了藥效，使其適應不同的病證和病人。

	製作方法	功效
熟大黃	1. 取大黃片或塊，置蒸製容器內，用蒸氣加熱至大黃內外均呈黑色為度，取出，乾燥。 2. 取大黃片或塊，用黃酒拌勻，悶至酒被吸盡，置適宜容器內密封，隔水燉至大黃內外均呈黑色時，取出，乾燥。每100公斤大黃片或塊，用黃酒30公斤。	瀉下作用緩和，減輕腹痛之副作用，並增強活血祛瘀的作用。用於瘀血內停，腹部腫塊，月經停閉等證。

▼ **大黃** | 質輕，氣清香，味苦而微澀，嚼之黏牙

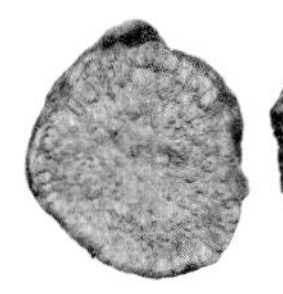
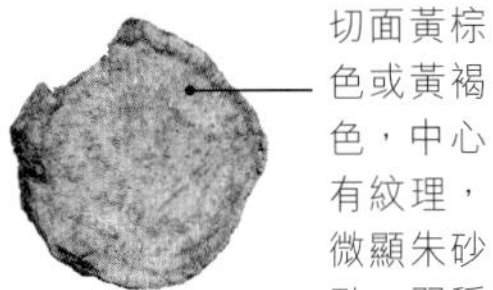

▼ **酒大黃** | 略有酒香氣，味苦

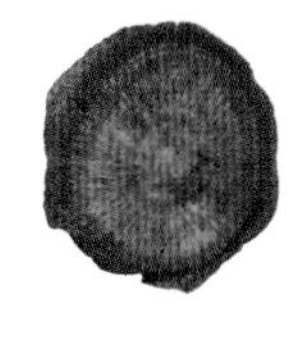
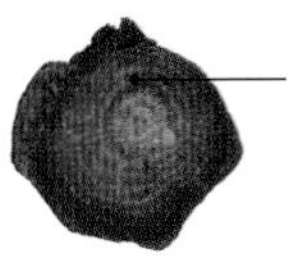

▼ **大黃炭** | 質輕而脆，味微苦

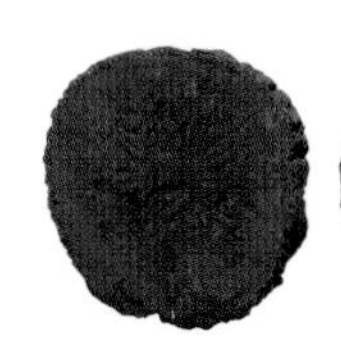
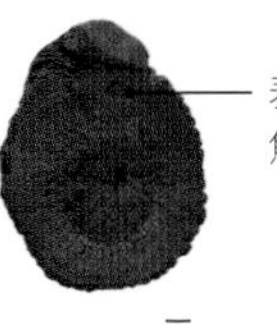

▼ **熟大黃** | 質堅實，味微苦，有特異芳香氣

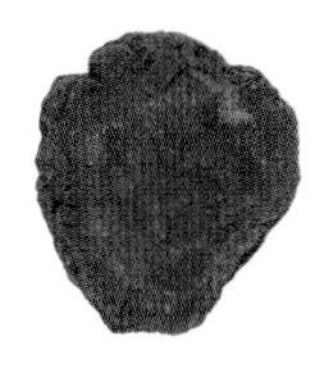
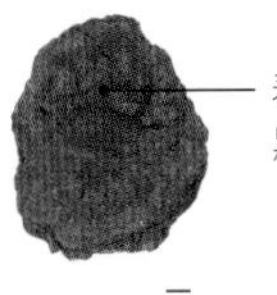

《補遺雷公炮製便覽》大黃炮製圖 ▶

《雷公炮炙論》:“凡使，細切，內文如水旋斑緊重，銼，蒸，從巳到未，曬乾，又灑臘水蒸，從未至亥，如何蒸七度，曬乾，卻灑薄蜜水，再蒸一伏時，其大黃擘如烏膏樣，於日中曬乾用之，為妙。”

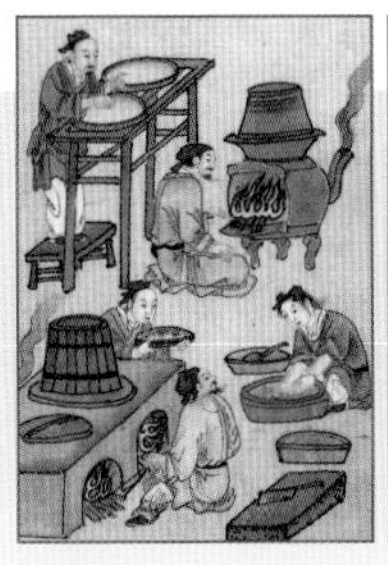
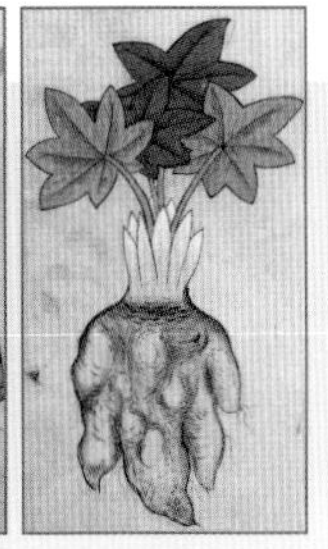

大薊

Daji

學名：Herba Cirsii Japonici

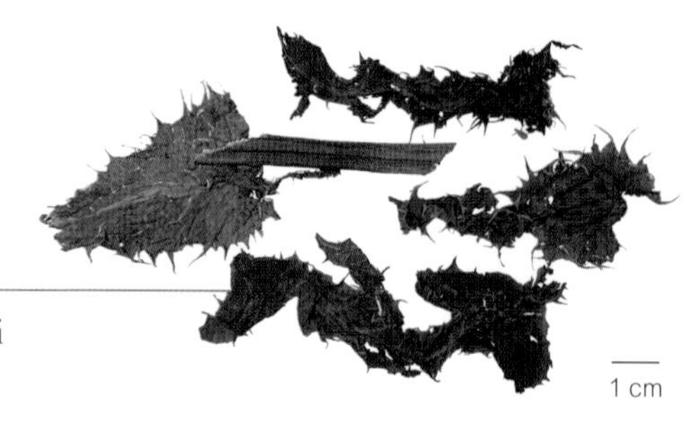

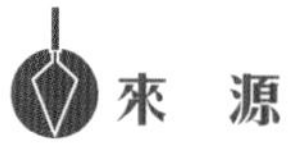

來　源　菊科植物薊 *Cirsium japonicum* Fisch. ex DC. 的乾燥地上部分。夏、秋二季花開時採割地上部分，除去雜質，曬乾。

性味功效　甘、苦，涼。涼血止血，祛瘀消腫。

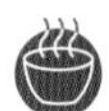

飲片比較

	製作方法	功效
大薊	取原藥材，除去雜質，搶水洗或潤軟後，切段，低溫乾燥，即得。	**生品**｜以涼血消腫力勝，常用於熱淋、癰腫瘡毒及熱邪偏盛出血證。
大薊炭	取大薊段，置炒製容器內，用武火炒至表面焦黑色，噴淋清水少許，取出，滅盡火星，取出晾涼。	**製品**｜涼性減弱，收斂止血作用增強，用於吐血、咯血、嘔血、嗽血等出血較急者。

評注

大薊、小薊在古代常混用，且藥用部位亦不統一，大薊炭為應用較早的炭藥，著名的止血方劑十灰散即含有大薊炭。

古代除生大薊、大薊炭入藥外，尚有取汁應用，近代的臨床研究亦顯示鮮根或鮮汁具有治療肺結核、高血壓、上消化道出血、乳腺炎等作用。

▼ 大薊 | 氣微，味淡

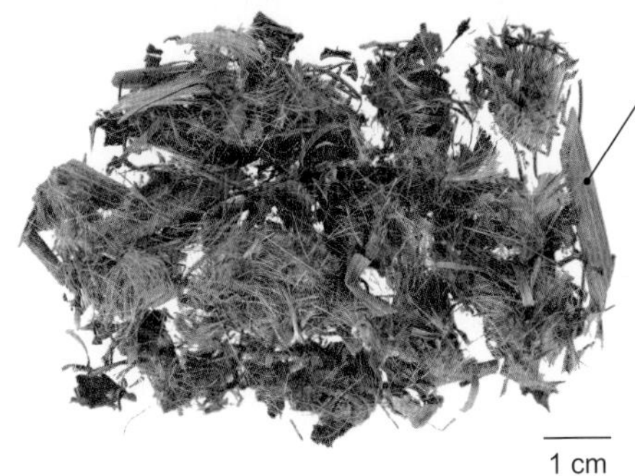

1 cm

莖表面有數條縱棱，髓部疏鬆或中空

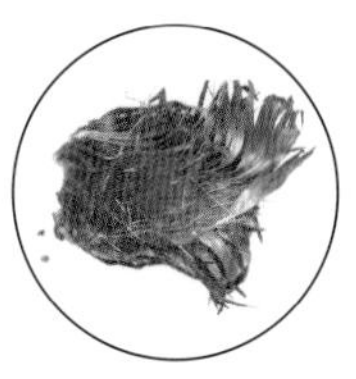

頭狀花序多破碎，灰白色羽狀冠毛散在

葉片褐綠，皺縮，多破碎，邊緣具不等長的針刺

▼ 大薊炭 | 質地疏脆，氣焦香，味苦

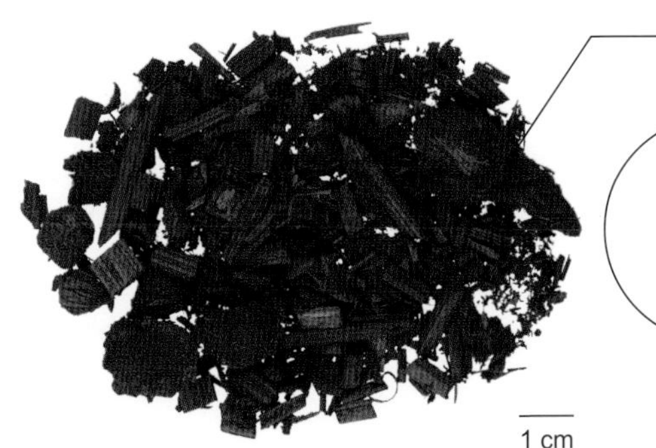

1 cm

外表黑色，可清晰分辨莖葉

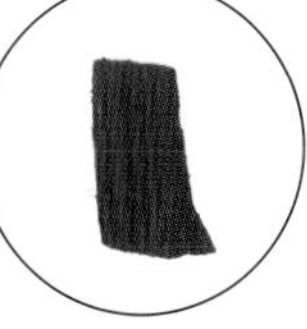

莖

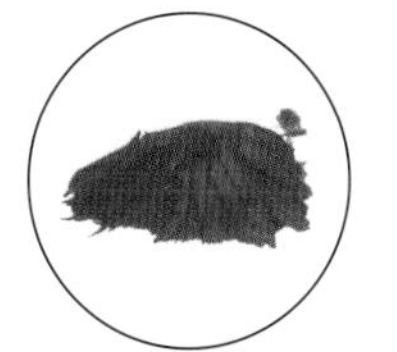

花序

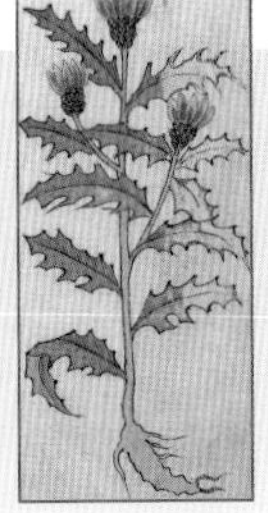

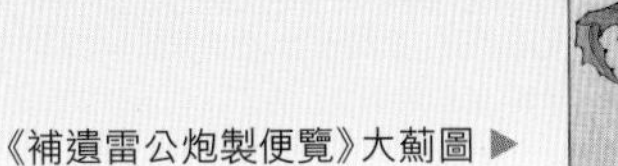

《補遺雷公炮製便覽》大薊圖 ▶

山茱萸

Shanzhuyu

學名：Fructus Corni

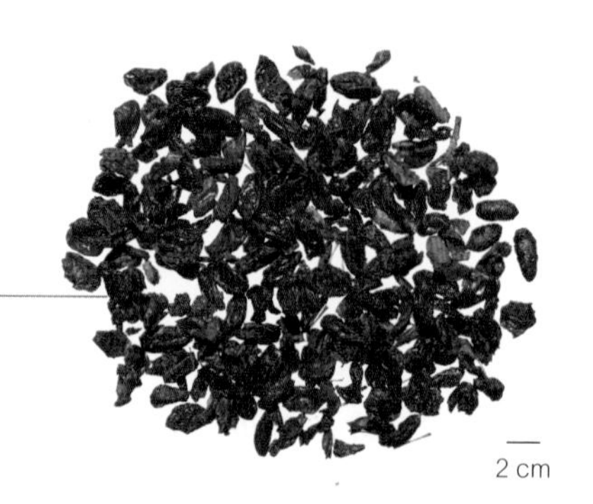

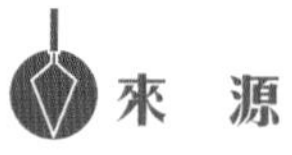

來　源　山茱萸科植物山茱萸 *Cornus officinalis* Sieb. et Zucc. 的乾燥成熟果肉。秋末冬初果皮變紅時採收果實，用文火烘或置沸水中略燙後，及時除去果核，乾燥。

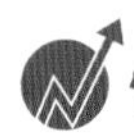

性味功效　酸、澀，微溫。補益肝腎，澀精固脱。

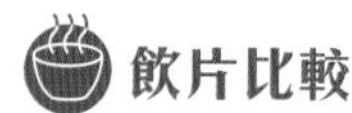

飲片比較

	製作方法	功效
山萸肉	取原藥材，除去雜質和殘留果核。	**生品**｜長於斂汗固脱。用於自汗或大汗不止，陰虛盜汗。
酒萸肉	取淨山萸肉，加黃酒拌勻，悶潤，待黃酒被吸盡，置密閉容器內隔水燉，或置蒸製容器內蒸，至酒吸盡，取出，乾燥。每100公斤山萸肉，用黃酒20公斤。	**製品**｜補肝腎作用增強，多入滋補劑。常用於眩暈耳鳴，陽痿遺精，尿頻，遺尿，月經過多或崩漏，腰部痠痛，脅肋疼痛，目暗不明等。

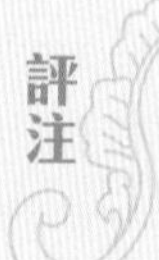

評注

山茱萸藥性平和，微溫不燥，陰虛陽虛皆可應用，雖為固澀之品，但斂正氣不斂邪氣，且能流通血脈；為了增加補肝腎的作用，臨床上除斂汗生用外，均以蒸用為主。

山茱萸需去核方可入藥，因“去核者免滑”，雖然歷代醫家提出過不同見解，但“核能滑精”和“取肉去核”的認識一直佔主導地位。現代研究也發現果核和果肉的成分和作用具有一定區別，且果核所佔重量大，不去核勢必影響藥的品質。

▼ 山萸肉 | 質柔軟，氣微，味酸、澀、微苦

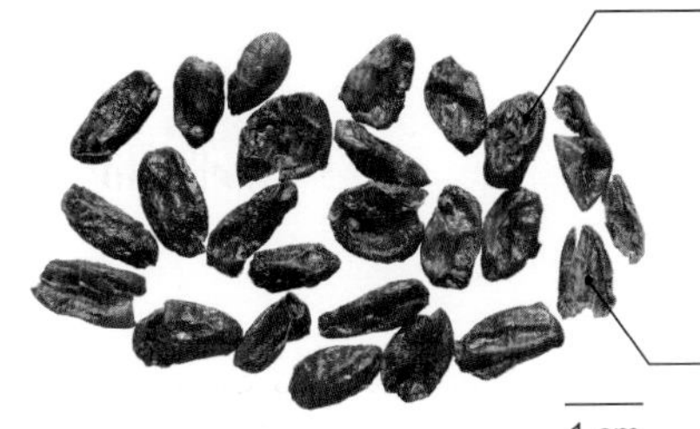

1 cm

不規則的片狀或囊狀，多破裂而皺縮，外表面紫紅色，略有光澤

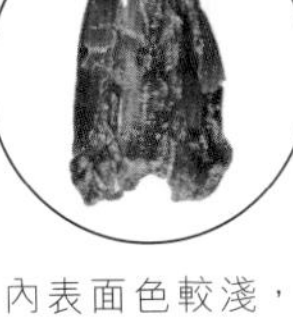

內表面色較淺，不光滑，對光透視有數條略突起的淡黃色縱皺紋

▼ 酒萸肉 | 質滋潤柔軟，微有酒氣

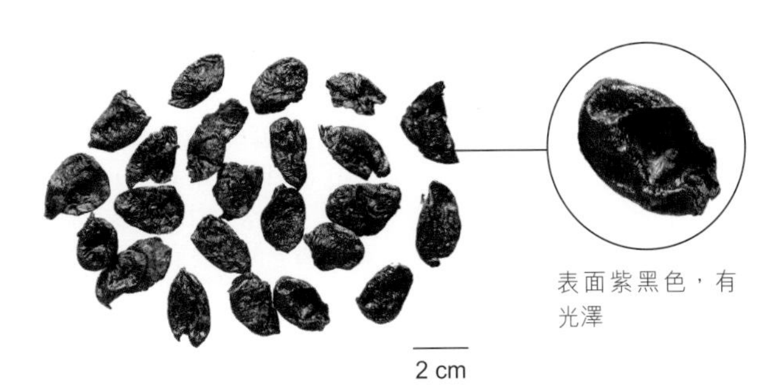

表面紫黑色，有光澤

2 cm

《補遺雷公炮製便覽》山茱萸炮製圖 ▶
《雷公炮炙論》："使山茱萸，須去內核。每修事去核了一斤，取肉皮用，只秤成四兩已來，緩火熬之，方用。"

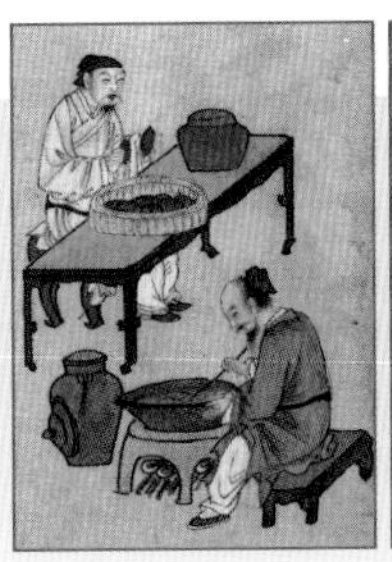

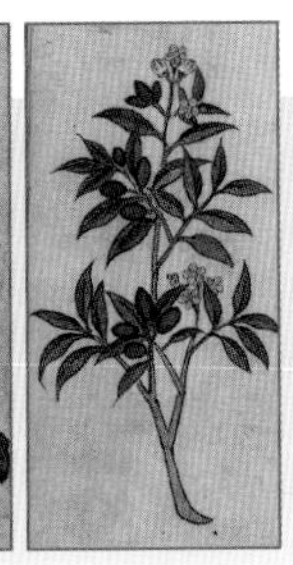

山楂

Shanzha

學名：Fructus Crataegi

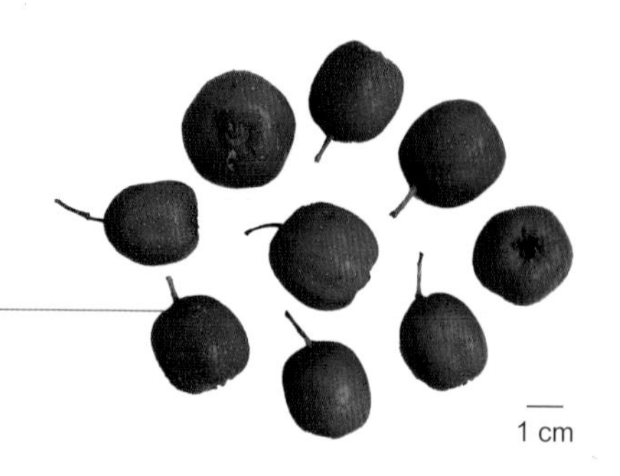

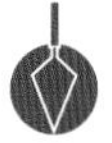

來　源　薔薇科植物山裏紅*Crataegus pinnatifida* Bge. var. *major* N. E. Br. 的乾燥成熟果實。秋季果實成熟時採收，切片，乾燥。

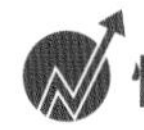

性味功效　酸、甘，微溫。消食健胃，行氣散瘀。

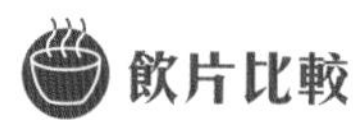

飲片比較

	製作方法	功效
山楂	取原藥材，除去雜質及脱落的核。	生品｜擅長活血化瘀，消食作用亦強。常用於血瘀經閉，產後瘀阻腹痛，疝氣疼痛以及高脂血症、高血壓病、冠心病等心血管疾病；亦用於食積停滯。
炒山楂	取淨山楂，置炒製容器內，用中火炒至色變深，取出，晾涼。	製品｜酸味減弱，可緩和對胃的刺激性，善於消食化積。常用於積食停滯，脾虛食滯。
焦山楂	取淨山楂，置炒製容器內，用中火炒至表面焦褐色，內部黃褐色，取出，晾涼。	製品｜不僅酸味減弱，並增加了苦味，長於消食止瀉。多用於食積腹瀉。

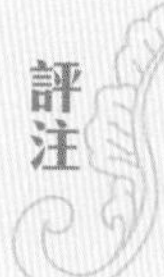

評注

《中國藥典》尚收載山楂 *Crataegus pinnatifida* Bge. 的乾燥成熟果實，亦作山楂藥用。

山楂中的總黃酮和總有機酸主要集中在果肉中，山楂核中含量甚微，而山楂核又佔整個藥材重量的40%左右，故去核入藥是合理的。

山楂臨床使用時，如治療心血管疾病，以生用為宜；對其他炮製品的使用則需靈活，如病人雖然瘀滯明顯，但兼有脾虛腹脹時，則宜選炒山楂，若更兼有泛酸現象者，則以焦山楂為宜，因生山楂雖然消積作用較強，但也克伐正氣，且酸性較強，對胃有一定刺激性；焦山楂雖然作用較緩，但無上述弊端。

▼ 山楂 | 氣微清香，味酸微甜

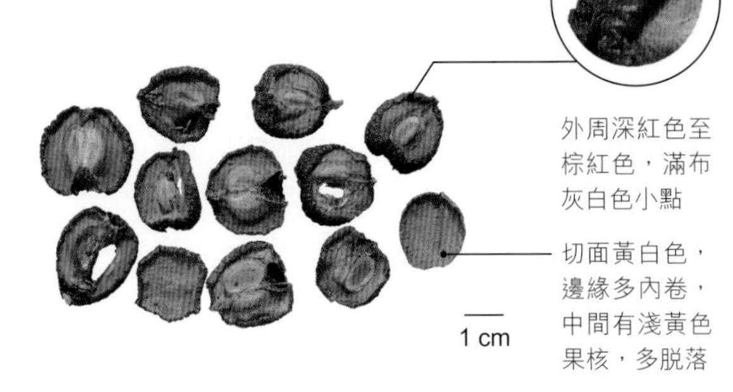

▼ 炒山楂 | 味酸微甜而苦

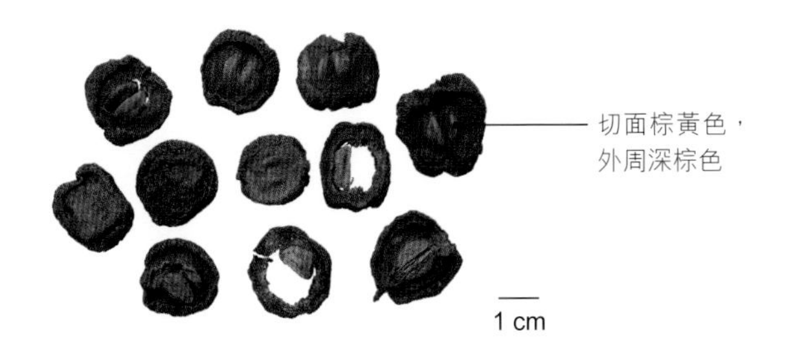

▼ 焦山楂 | 有焦香氣，味微酸而苦

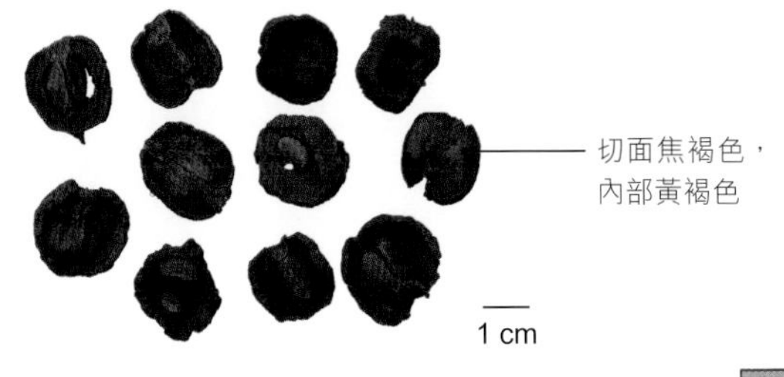

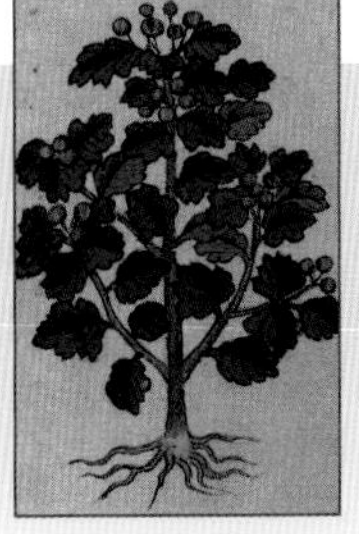

《補遺雷公炮製便覽》山楂圖 ▶

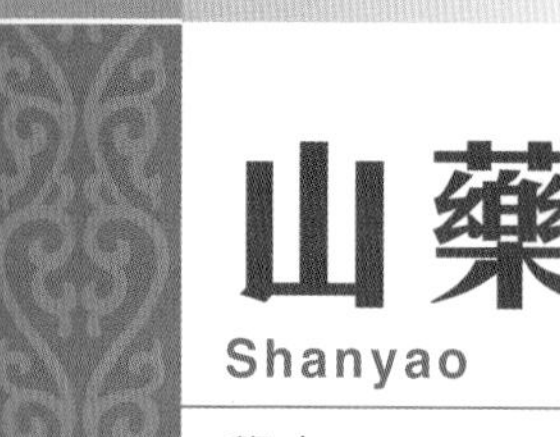

山藥

Shanyao

學名：Rhizoma Dioscoreae

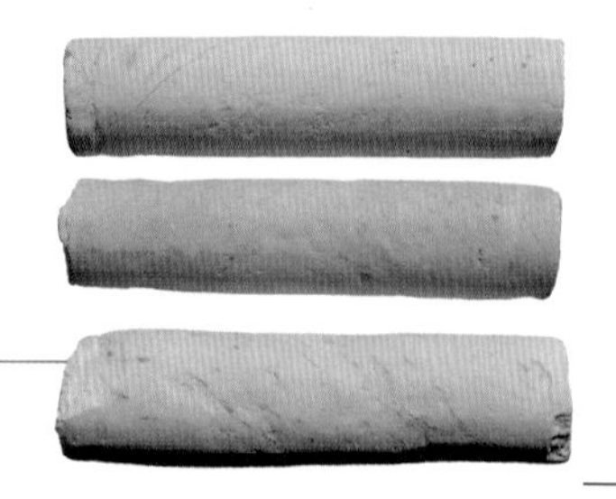

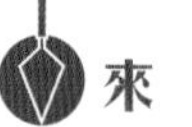

來　源　薯蕷科植物薯蕷 *Dioscorea opposita* Thunb. 的乾燥根莖。冬季莖葉枯萎後採挖，切去根頭，洗淨，除去外皮及鬚根，乾燥；也有選擇肥大順直的乾燥山藥，置清水中，浸至無乾心，悶透，切齊兩端，用木板搓成圓柱狀，曬乾，打光，習稱“光山藥”。

性味功效　甘，平。補脾養胃，生津益肺，補腎澀精。

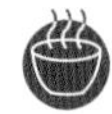

飲片比較

	製作方法	功效
山藥	取原藥材，除去雜質，大小分開，洗淨，潤透，切厚片，乾燥，篩去碎屑。	**生品**｜以補腎生精，益脾肺之陰為主。用於腎虛遺精，尿頻，肺虛咳喘，陰虛消渴等證。
麩炒山藥	取麥麩，撒在熱鍋中，加熱至冒煙時，加入淨山藥片，迅速翻動，用中火炒至表面呈黃色，取出，篩去麥麩，放涼。每100公斤山藥片，用麥麩10公斤。	**製品**｜以補脾健胃，益腎固精為主。用於脾虛泄瀉，久痢不止，尿頻，遺尿帶下等證。

評注

山藥臨床以生用為主，廣泛應用於脾胃虛弱、肺虛咳喘、陰虛消渴和肝腎陰虛等證的方劑配伍，如六味地黃丸、金匱腎氣丸等，而在脾虛久瀉、泄瀉便溏時才偶用麩炒山藥。山藥具有很好的保健作用，故鮮山藥亦可直接食用或榨汁飲用。

由於現代市場過於注重飲片的外觀，導致山藥一般都經過硫磺薰製，以求達到漂白、防蟲等目的，但過量的硫磺必然會影響到山藥飲片的內在品質，因此這一方法值得商榷。

▼ 山藥 | 質地堅脆，粉性，無臭，味淡、微酸，嚼之微黏

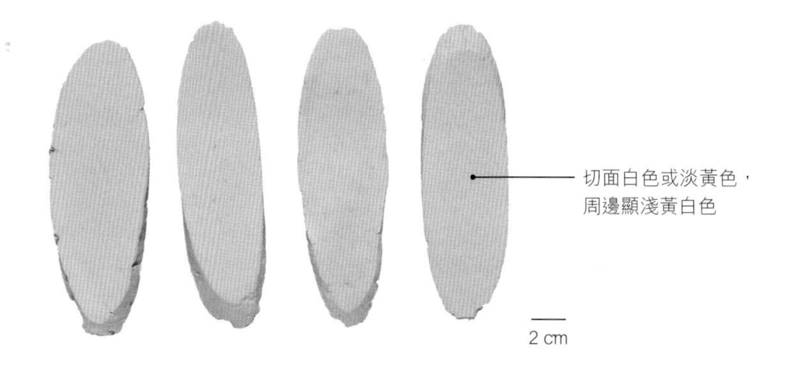

▼ 麩炒山藥 | 質地堅脆，粉性，略具焦香氣

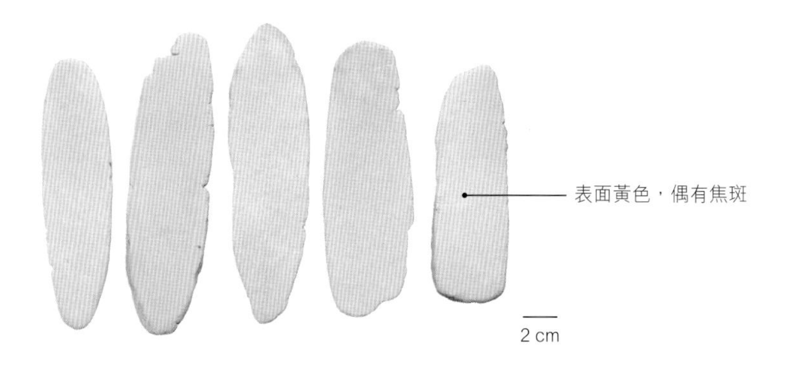

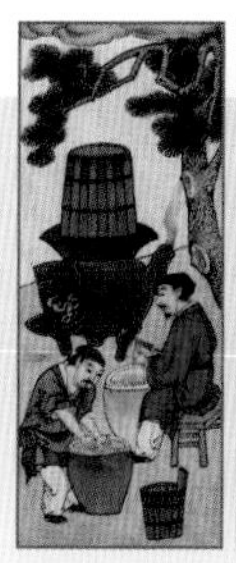
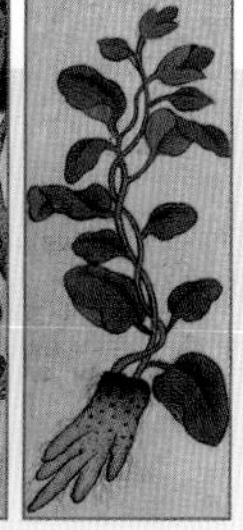

《補遺雷公炮製便覽》薯蕷炮製圖 ▶
《雷公炮炙論》："若採得，用銅刀削去上赤皮，洗去涎，蒸用。"

川木香

Chuanmuxiang

學名：Radix Vladimiriae

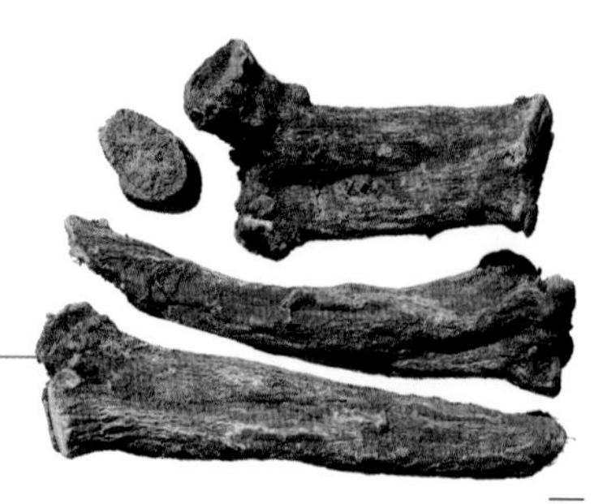

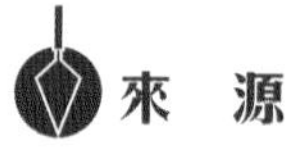

來　源　菊科植物川木香 *Vladimiria souliei*（Franch.）Ling 的乾燥根。秋季採挖，除去鬚根、泥沙及根頭上的膠狀物，乾燥。

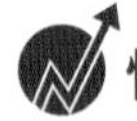

性味功效　辛、苦，溫。行氣止痛。

飲片比較

	製作方法	功效
川木香	除去雜質及“油頭”，洗淨，潤透，切厚片，乾燥。	**生品**丨氣芳香而辛散溫通，擅長於調中宣滯，行氣止痛。用於脾胃氣滯所致的食積不化、脘腹脹痛，或用於脾運失常，導致肝失疏泄，證見脅肋脹痛等證。
煨川木香	取淨川木香片，在鐵絲匾中，用一層草紙，一層川木香片，間隔平鋪數層，置爐火旁或烘乾室內，烘煨至川木香中所含的揮發油滲至紙上，取出，放涼。	**製品**丨增強實腸止瀉的作用，多用於脾虛泄瀉、腸鳴腹痛等證。

評注

《中國藥典》尚收載灰毛川木香 *Vladimiria souliei*（Franch.）Ling var. *cinerea* Ling 的乾燥根，亦作川木香藥用。

川木香的主要活性成分為揮發油，其中尤以烯醇類及內酯類化合物為主。其生品為治療脘腹氣滯脹痛之證常用藥，煨製後，揮發油成分在減少的同時，物理化學性質也發生了一定的變化，主要用於各種泄瀉。

藥理實驗證實，煨製川木香的抑制腸管蠕動作用顯著增強。

▼ 川木香 | 體較輕，質硬脆，氣微香，味苦，嚼之黏牙

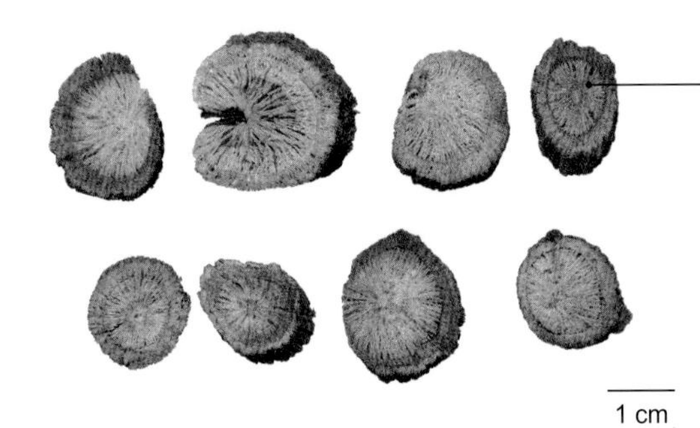

▼ 煨川木香 | 香氣減弱

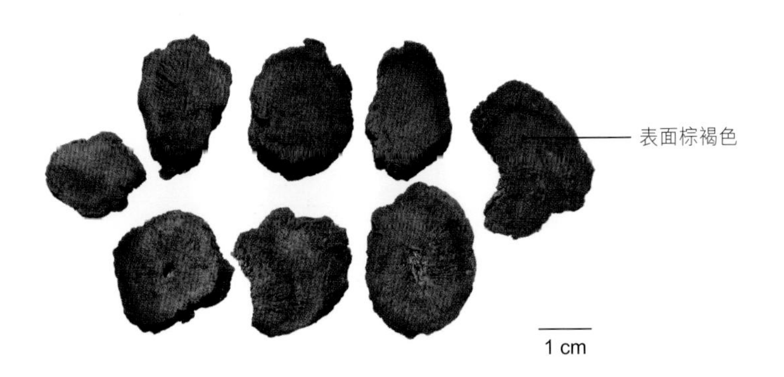

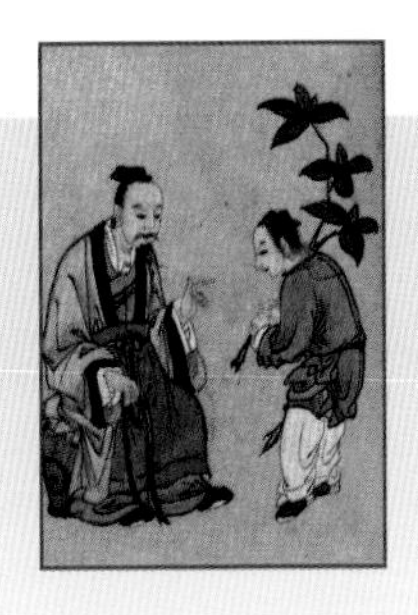

《補遺雷公炮製便覽》木香圖 ▶

《雷公炮炙論》記載："凡使，其香是蘆蔓根條，左盤旋。採得二十九日，方硬如朽枯硬碎。其有蘆頭丁蓋子色青者，是木香神也 。"

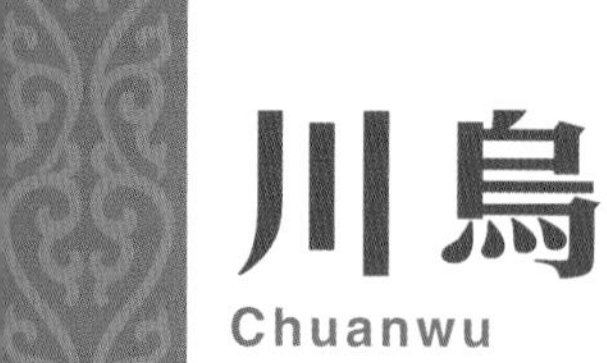

川烏

Chuanwu

學名：Radix Aconiti

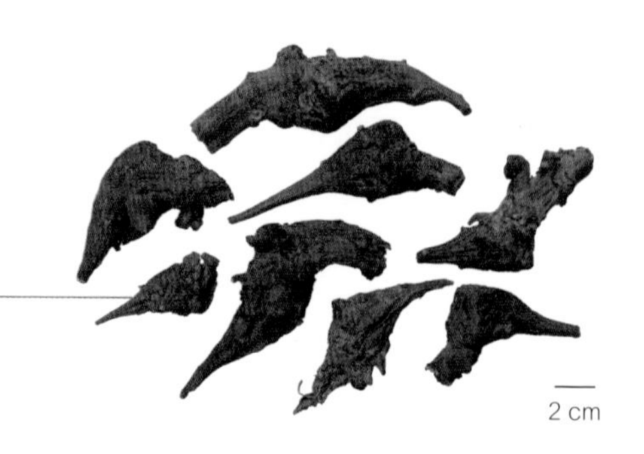

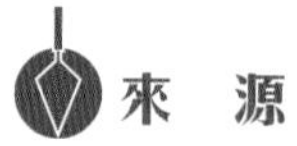

來　源　毛茛科植物烏頭 *Aconitum carmichaeli* Debx. 的乾燥母根。6月下旬至8月上旬採挖，除去子根、鬚根及泥沙，曬乾。

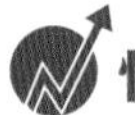

性味功效　辛、苦，熱，有大毒。祛風除濕，溫經止痛。

飲片比較

	製作方法	功效
川烏	取原藥材，除去雜質。用時搗碎。	生品｜有大毒，多外用，以溫經止痛為主。用於風冷牙痛，頭風頭痛，腰腳冷痛，疥癬，癰腫，麻醉止痛等證。
製川烏	取川烏，大小個分開，用水浸至內無乾心，取出，加水煮沸4~6小時(或蒸6~8小時)至取大個及實心者切開內無白心，口嘗微有麻舌感時，取出，晾至六成乾，切片，乾燥。	製品｜毒性降低，可供內服。用於風寒濕痹，肢體疼痛，麻木不仁，心腹冷痛，寒疝腹痛，陰疽腫痛。

評注

生川烏被列入香港常見毒劇中藥31種名單。

川烏炮製目的是降低毒性，通過現代研究發現川烏的毒性源自雙酯型烏頭鹼，川烏通過炮製，使極毒的雙酯型烏頭鹼 C_8 位上的乙酰基分解，得到相應的苯甲酰單酯鹼，其毒性為雙酯型烏頭鹼的1/50~1/100；再進一步將 C_{14} 位上的苯甲酰基或分解，得到烏頭原鹼，其毒性僅為雙酯型烏頭鹼的1/2000~1/4000。炮製過程中的加熱、加水和加壓處理就是促進其水解反應的手段。

▼ 川烏 | 質堅實，味辛辣、麻舌

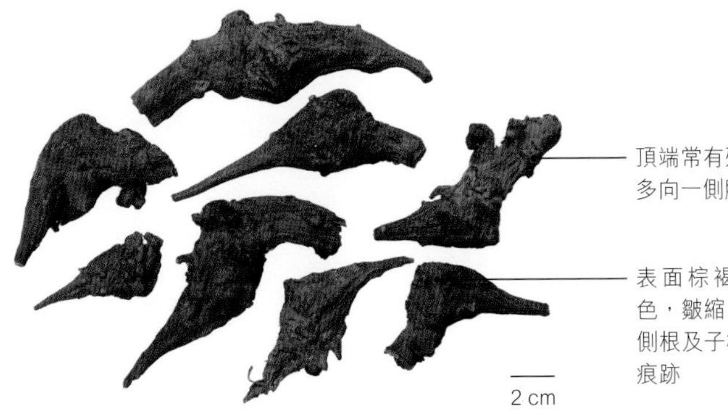

頂端常有殘莖，中部多向一側膨大

表面棕褐色或灰棕色，皺縮，有小瘤狀側根及子根脫離後的痕跡

▼ 製川烏 | 體輕，質脆，味微有麻舌感

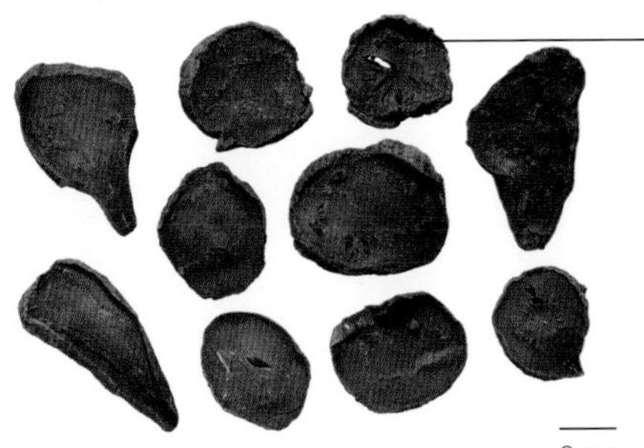

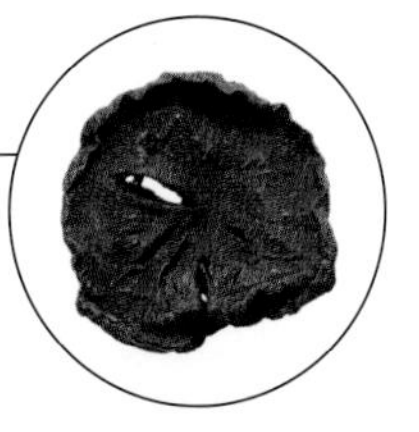

切面黃褐色至黑褐色，有灰棕色形成層環紋，常有裂隙

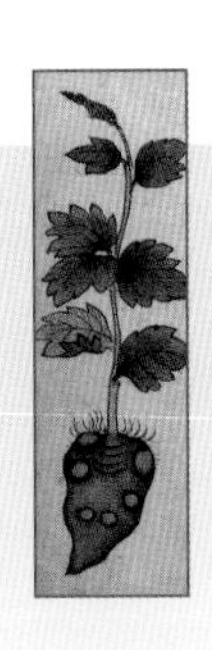

《補遺雷公炮製便覽》烏頭圖 ▶

丹參

Danshen

學名：Radix et Rhizoma Salviae Miltiorrhizae

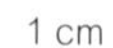

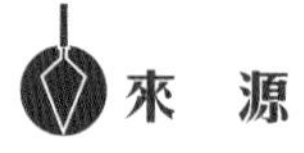

來　源　唇形科植物丹參 *Salvia miltiorrhiza* Bge. 的乾燥根及根莖。春、秋二季採挖，除去泥沙，乾燥。

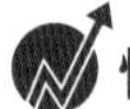

性味功效　苦，微寒。祛瘀止痛，活血通經，清心除煩。

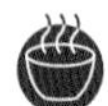

飲片比較

	製作方法	功效
丹參	取原藥材，除去雜質及殘莖，洗淨，潤透，切厚片，乾燥。	**生品**｜祛瘀止痛，清心除煩力強，因其性偏寒涼，故多用於血熱瘀滯所致的瘡癰，產後瘀滯疼痛，經閉腹痛，心腹疼痛及肢體疼痛等證。
酒丹參	取丹參片，加黃酒拌勻，悶潤至酒被吸盡後，置炒製容器內，用文火炒至紫褐色，微有焦斑，取出，放涼。每100公斤丹參片，用黃酒10公斤。	**製品**｜寒涼之性緩和，活血祛瘀、調經之功增強，並能通行血脈，善調婦女月經不勻。多用於月經不調，血滯經閉，惡露不下，心胸疼痛，癥瘕積聚等證。

評注

丹參中有二類活性成分，一類是脂溶性成分，如丹參酮類、丹參內酯等；一類是水溶性成分，如丹參素、丹參酸類，均有較強的心血管藥理作用。有研究顯示，丹參酒製後，水溶性酚酸類成分的含量顯著提高，有助於增強活血調經、鎮痛作用。

▼ 丹參｜質硬而脆，氣微，味微苦澀

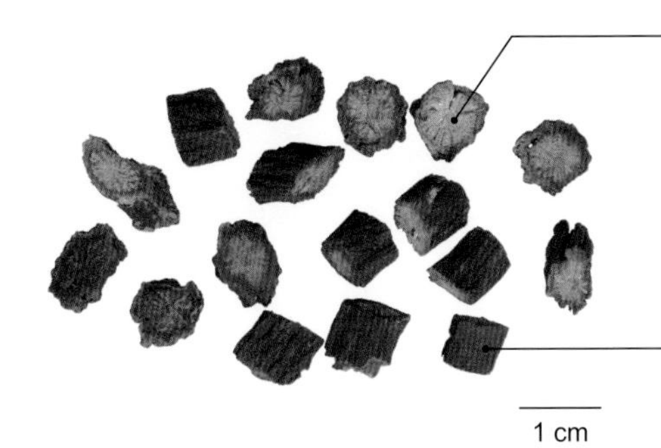

切面紅黃色至黃棕色，散在黃白色筋脈點，呈放射狀排列

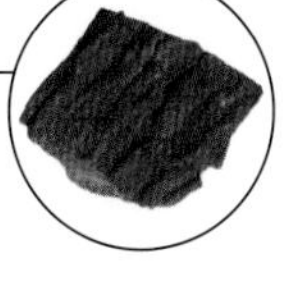

周邊外表暗棕紅色，粗糙，具縱皺紋

▼ 酒丹參｜有酒香氣，味微苦澀

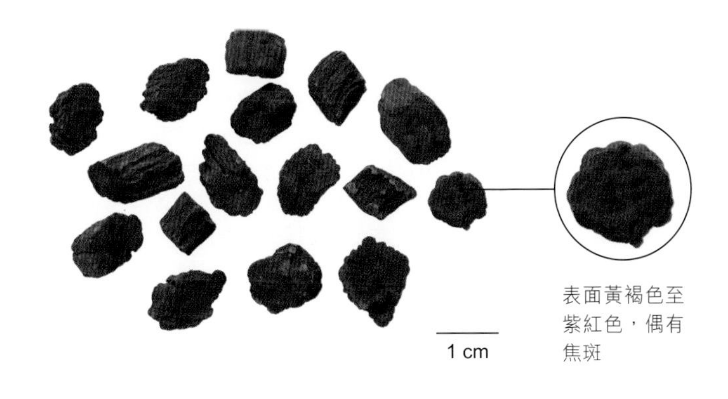

表面黃褐色至紫紅色，偶有焦斑

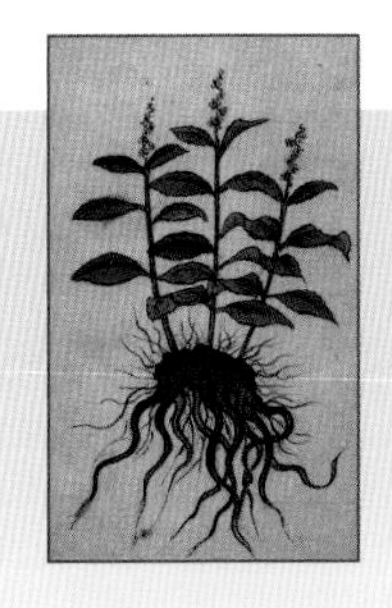

《補遺雷公炮製便覽》丹參圖 ▶

五味子

Wuweizi

學名：Fructus Schisandrae Chiner

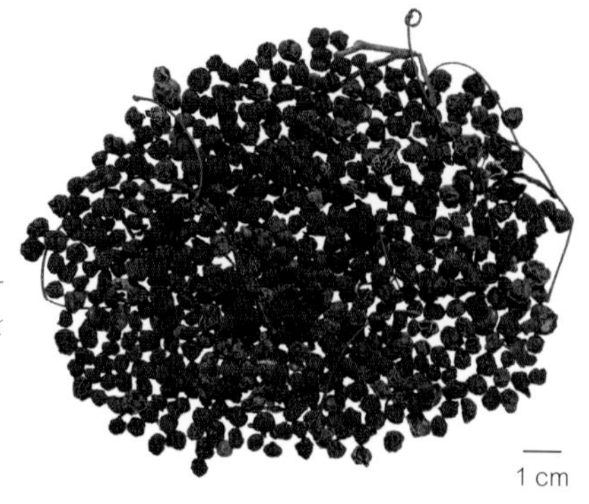

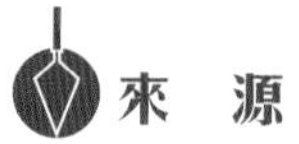

來　源　木蘭科植物五味子 *Schisandra chinensis*（Turcz.）Baill. 乾燥成熟果實。習稱“北五味子”。秋季果實成熟時採摘，曬乾或蒸後曬乾，除去果梗及雜質。

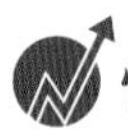

性味功效　酸、甘，溫。收斂固澀，益氣生津，補腎寧心。

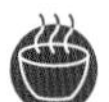

飲片比較

	製作方法	功效
五味子	取原藥材，除去雜質。用時搗碎。	生品｜長於斂肺止咳，生津斂汗。用於咳喘，體虛多汗，津傷口渴；亦能澀精止瀉。
醋五味子	取淨五味子，加醋攪拌勻，置適宜容器內，密閉，蒸至黑色，取出，乾燥，用時搗碎。每100公斤五味子，用醋20公斤。	製品｜酸澀收斂功能增強、故澀精止瀉作用更強。多用於遺精滑泄，久瀉不止；亦可用於久咳肺虛耗散者。

評注

五味子因“五味俱全”而得名，炮製後揮發油減少，種子內的木脂素成分含量增高，與古人強調“入藥不去核”的觀點相合。

生五味子和醋五味子的功用基本一致，只是醋製品收斂作用更強，更適合久病滑脫不禁或肺氣耗散的純虛之證；生品適當配伍可用於外感咳嗽，而醋製品則不宜。在古代也有“入補藥熟用，入嗽藥生用”的說法。

▼ 五味子 | 味酸，種子破碎後，有香氣

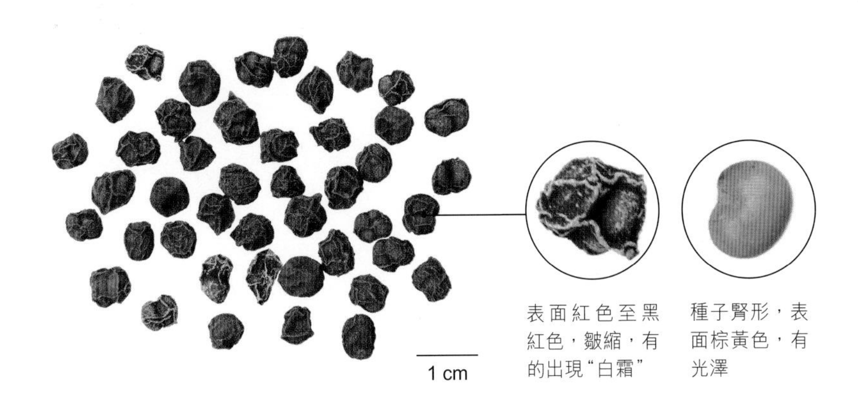

▼ 醋五味子 | 果肉柔軟，有黏性，微具醋氣

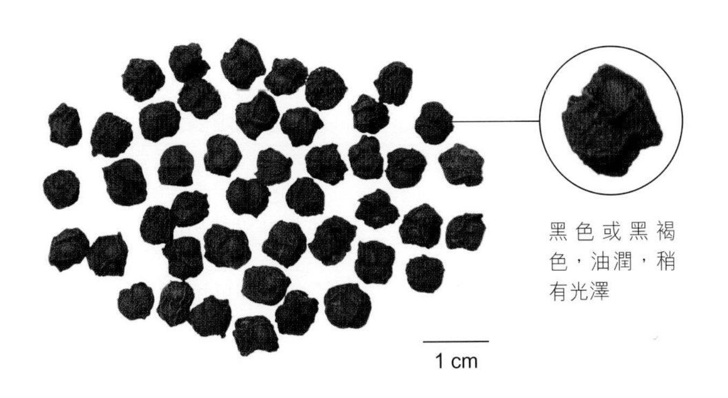

《補遺雷公炮製便覽》五味子圖 ▶

《雷公炮炙論》:“凡用，以銅刀劈作兩片，用蜜浸，蒸，從巳至申，卻以漿水浸一宿，焙乾用。”

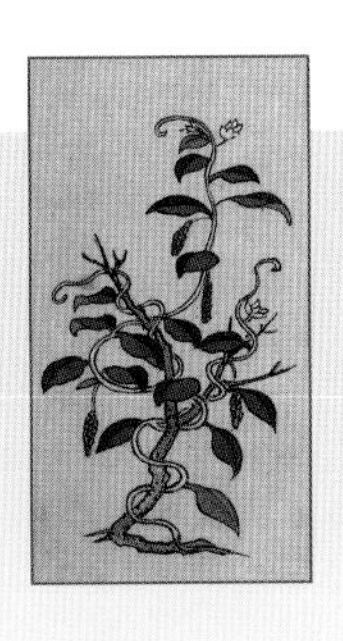

天南星

Tiannanxing

學名：Rhizoma Arisaematis

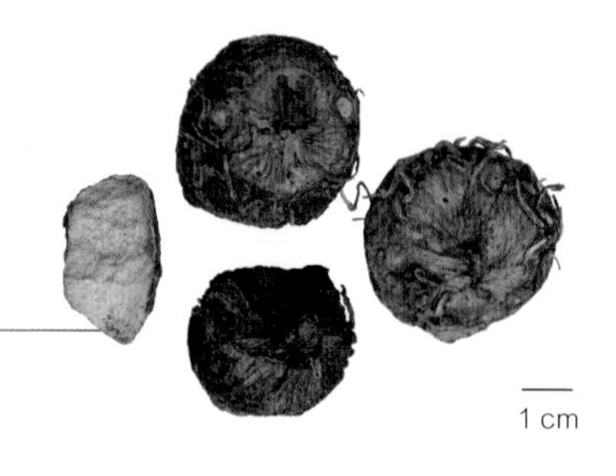

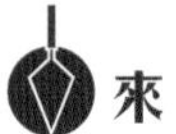

來　源　天南星科植物天南星 *Arisaema erubescens*（Wall.）Schott 的乾燥塊莖。秋、冬二季莖葉枯萎時採挖，除去鬚根及外皮，乾燥。

性味功效　苦，辛，溫；有毒。燥濕化痰，祛風止痙，散結消腫。

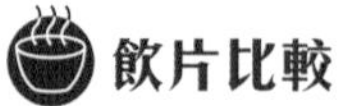

飲片比較

	製作方法	功效
天南星	取原藥材，除去雜質，洗淨，乾燥。	**生品**｜辛溫燥烈，有毒，多外用，以消腫散結力勝，用於癰疽、瘰鬁等證；內服以祛風止痙為主，多用於破傷風等證。
製天南星	取淨天南星，按大小分別用水浸泡，每日換水2~3次，如起白沫時，換水後加白礬（每100公斤天南星，加白礬2公斤），泡一日後，再進行換水，至切開口嘗微有麻舌感時取出。將生薑片、白礬置鍋內加適量水煮沸後，倒入天南星共煮至無乾心時取出，除去薑片，晾至四至六成乾，切薄片，乾燥。每100公斤天南星，用生薑、白礬各12.5公斤。	**製品**｜毒性降低，燥濕化痰作用增強。用於頑痰咳嗽，胸膈脹悶，痰阻眩暈等證。

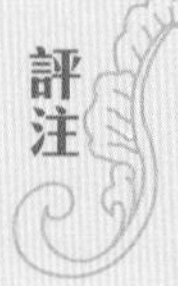

評注

生天南星被列入香港常見毒劇中藥31種名單。《中國藥典》尚收載異葉天南星 *Arisaema heterophyllum* Bl. 或東北天南星 *Arisaema amurense* Maxim. 的乾燥塊莖，亦作天南星藥用。

天南星古代炮製方法繁多，有薑製、醋製、煨製和石灰製、藥汁製等五十多種，應用最多的輔料為薑、膽汁、白礬、皂角、甘草等，因白礬的去麻作用明顯優於其他輔料，故白礬常作為炮製天南星的首選輔料。

現代沿用的還有用製天南星粉和膽汁製成的膽南星，除可降低毒性外，還可緩和燥烈之性，使藥性由溫轉涼，味由辛轉苦，功能由溫化寒痰轉化為清化熱痰。

▼ 天南星｜質堅硬，不易破碎，氣微辛，味麻辣

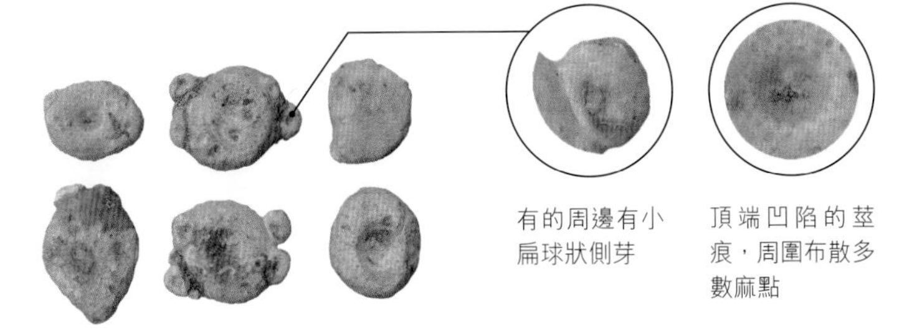

有的周邊有小扁球狀側芽

頂端凹陷的莖痕，周圍布散多數麻點

1 cm

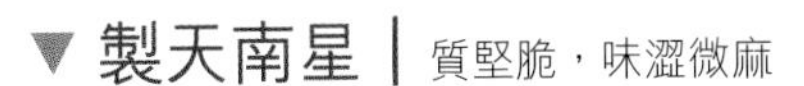

▼ 製天南星｜質堅脆，味澀微麻

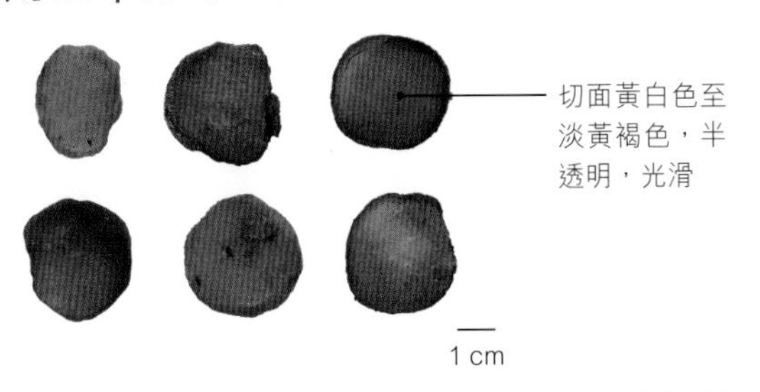

切面黃白色至淡黃褐色，半透明，光滑

1 cm

▼ 膽南星｜質堅實，有特異的腥氣，味苦

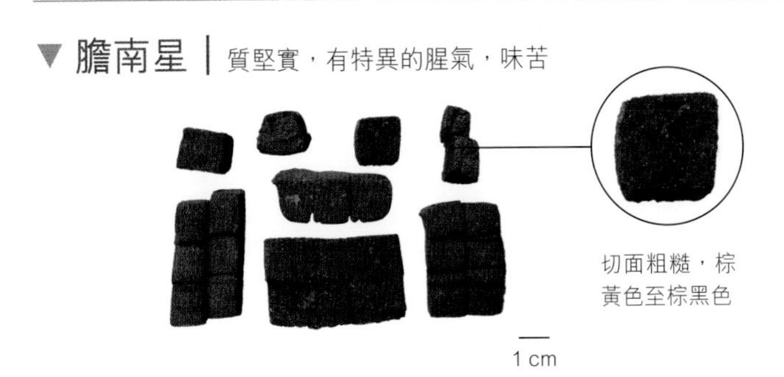

切面粗糙，棕黃色至棕黑色

1 cm

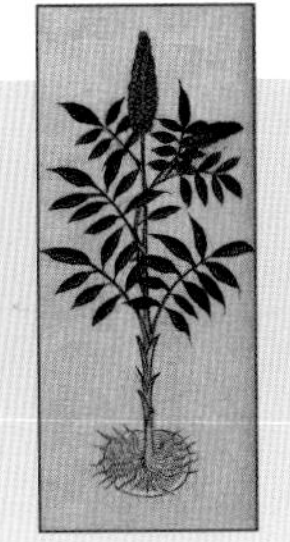

《本草品彙精要》天南星圖 ▶

巴豆

Badou

學名：Fructus Crotonis

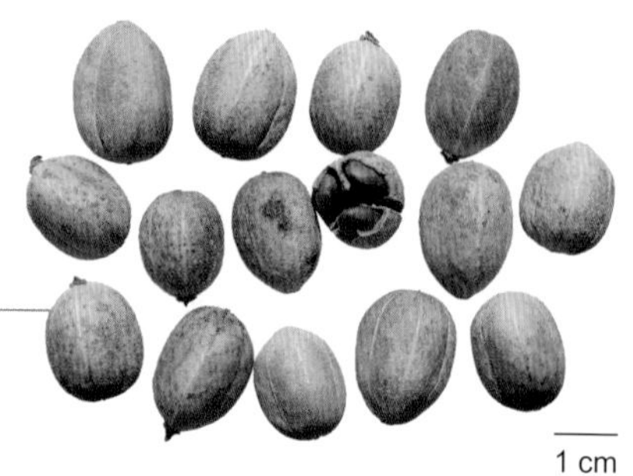

1 cm

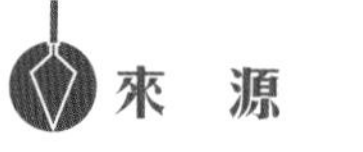

來　源　大戟科植物巴豆 *Croton tiglium* L. 的乾燥成熟果實。秋季果實成熟時採收，堆置2~3天，攤開，乾燥。

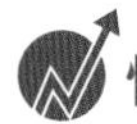

性味功效　辛，熱；有大毒。具峻下積滯，逐水消腫，豁痰利咽，蝕瘡的功效。

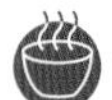

飲片比較

	製作方法	功效
巴豆	取原藥材，除去雜質，浸濕後用稠米湯或稠麵湯拌勻，置日光下暴曬或烘乾後去外殼，取仁。	生品｜毒性強烈，僅供外用蝕瘡。用於疥癬，疣痣，預防白喉。
巴豆霜	1. 取生巴豆仁，碾碎如泥，裏層用紙，外層用布包嚴，蒸熱，壓榨除去大部分油脂，至脂肪油含量為18.0%-20.0%，取出碾細，過篩。 2. 取生巴豆仁碾細後，測定脂肪油含量，加適量的澱粉，混勻，使脂肪油含量為18.0%~20.0%。	製品｜瀉下作用緩和，毒性降低。多用於寒積便秘，乳食停滯，喉痹。

評注

生巴豆被列入香港常見毒劇中藥31種名單。

巴豆為溫下藥的代表，具有毒性，故歷代對巴豆的炮製都很重視。現代研究發現巴豆的毒性主要來源於所含的巴豆油和毒性球蛋白，成人口服巴豆油20滴即會中毒致死。《中國藥典》規定巴豆霜的含油量為18%~20%。

現行的兩種製霜方法仍有不足之處，傳統製霜法含油量不易控製，稀釋法製霜因未經加熱處理，毒性仍較大。

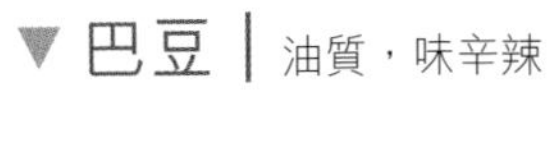

▼ 巴豆 | 油質，味辛辣

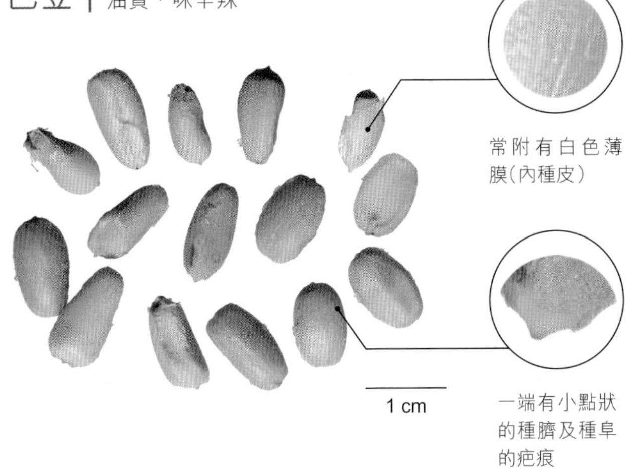

▼ 巴豆霜 | 顯油性，無臭，味辛辣

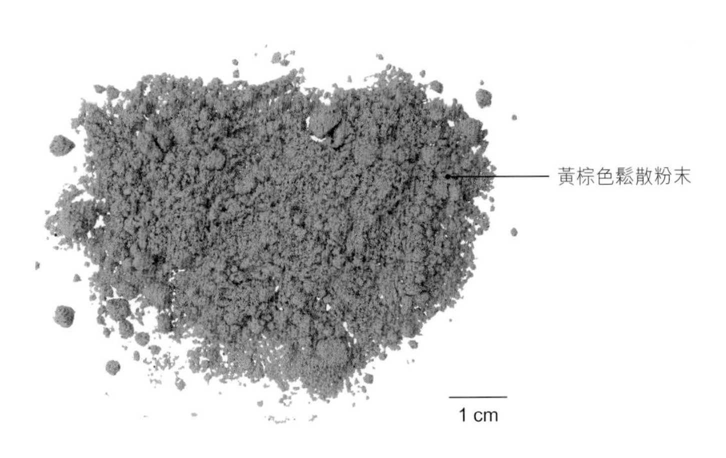

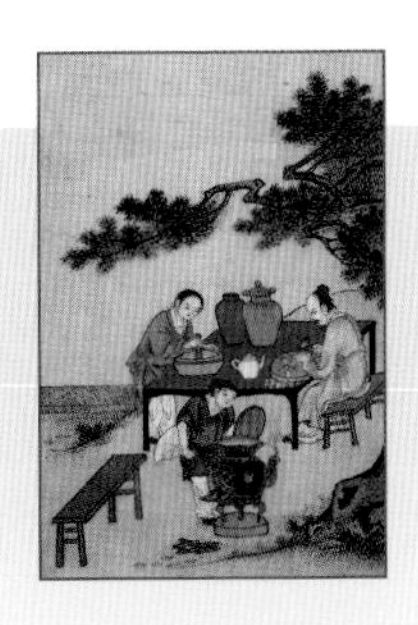

《補遺雷公炮製便覽》巴豆炮製圖 ▶

《雷公炮炙論》："凡修事巴豆，敲碎，以麻油並酒等，可煮巴豆了研膏後用。每修事一兩，以酒、麻油各七合，盡為度。"

巴戟天

Bajitian

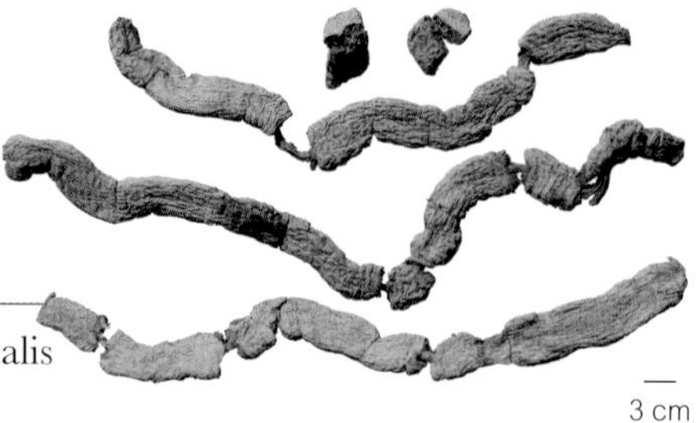

學名：Radix Morindae Officinalis

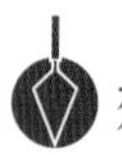

來　源　茜草科植物巴戟天 *Morinda officinalis* How. 的乾燥根。全年均可採挖，洗淨，除去鬚根，曬至六七成乾，輕輕捶扁，曬乾。

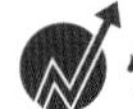

性味功效　甘、辛，微溫。補腎陽，強筋骨，祛風濕。

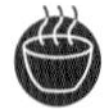

飲片比較

	製作方法	功效
巴戟肉	取原藥材，置蒸製容器內，加熱蒸透，趁熱除去木心，切段，乾燥。	生品｜味辛而溫，以補肝腎祛風濕力勝，適用於腎虛而兼有風濕之證，多用於風冷腰痛，步行艱難，腳氣水腫，肌肉萎縮無力等證。
鹽巴戟天	取原藥材，用鹽水拌勻，置蒸製容器內，加熱蒸透，趁熱除去木心，切段，乾燥。每100公斤巴戟天，用食鹽2公斤。	製品｜功專入腎，且溫而不燥，增強補腎助陽的作用，久服無傷陰之弊。常用於腎中元陽不足，陽痿早泄，腰膝酸軟無力，宮冷不孕，小便頻數等證。
製巴戟天	取甘草，粉碎，加水煎湯，去渣，加入原藥材拌勻，置適宜的容器內，加熱煮透並使甘草液基本煮乾為度，趁熱除去木心，切段，乾燥。每巴戟天100公斤，用甘草6公斤。	製品｜味甘，增強補益作用，多用於脾腎虧損，胸中短氣，腰腳疼痛，身重無力等證。

評注

巴戟天傳統入藥要求去除根的木心部分，其目的是“去心免煩”，即避免病人煩躁。現代研究發現，其根的木心部分和根皮的化學成分有一定的差異，如微量元素鋅、鐵、錳含量較高，而有毒的鉛在木心中含量較高。巴戟天的木心是否“令人煩躁”或具其他副作用，還有待於進一步的研究和探討。

▼ 巴戟天 | 質韌肉厚，味甘，微澀

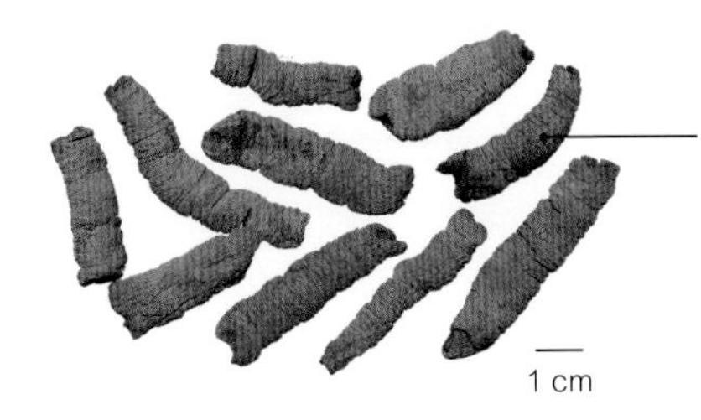

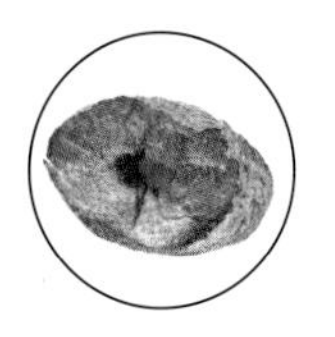

切面淡紫色，中空

▼ 鹽巴戟天 | 質較軟韌肉厚，氣微，味甘微鹹

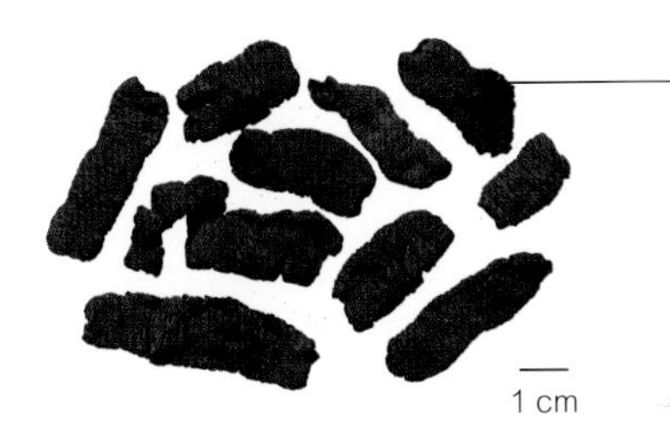

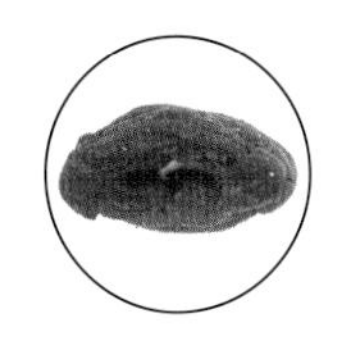

切面紫褐色，中空

▼ 製巴戟天 | 質較軟韌肉厚，氣微，味甘

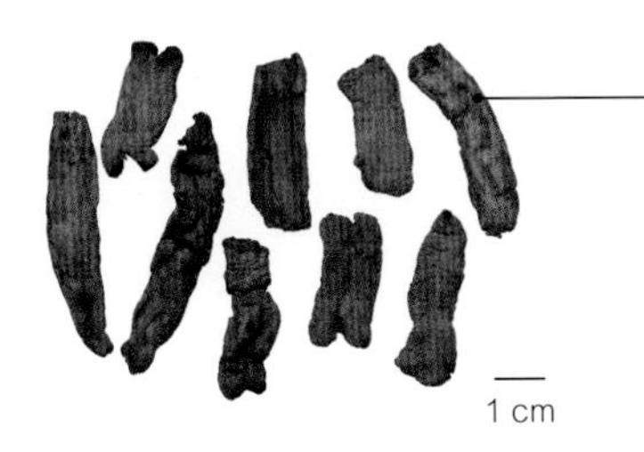

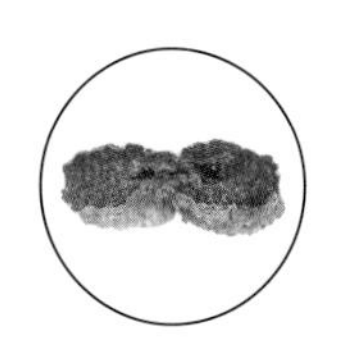

切面紫色，中空

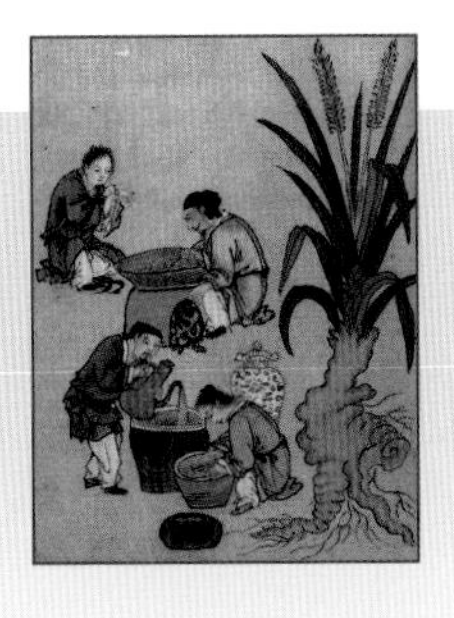

《補遺雷公炮製便覽》巴戟天炮製圖 ▶

《雷公炮炙論》："凡使，須用枸杞子湯浸一宿，待稍軟，漉出，卻以酒浸一伏時，又漉出，同菊花同熬令焦黃，去菊花，用布拭，令乾用。"

牛膝

Niuxi

學名：Radix Achyranthis Bidentatae

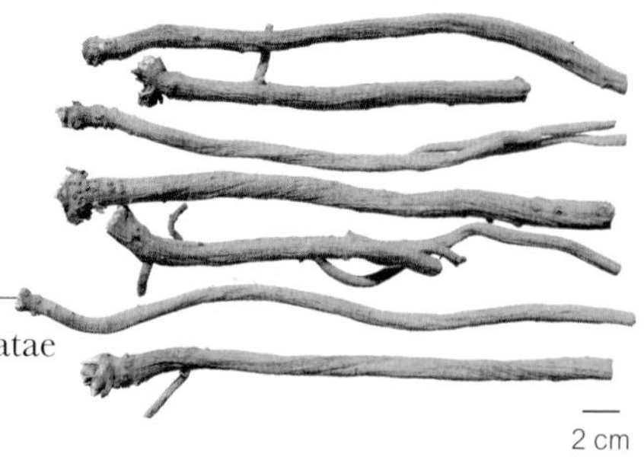

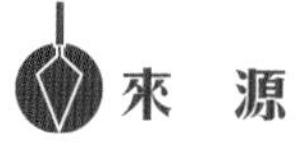

來　源　莧科植物牛膝 *Achyranthes bidentata* Bl. 的乾燥根。冬季莖葉枯萎時採挖，除去鬚根及泥沙，捆成小把，曬至乾皺後，將頂端切齊，曬乾。

性味功效　苦、酸，平。補肝腎，強筋骨，逐瘀通經，引血下行。

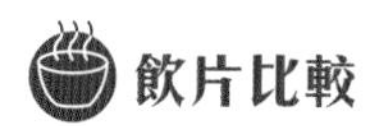

飲片比較

	製作方法	功效
牛膝	取原藥材，除去雜質，洗淨，潤透，除去殘留蘆頭，切段，曬乾。	生品｜長於活血祛瘀，引血下行。用於瘀血阻滯的月經不調，痛經、閉經、癥瘕、產後瘀阻腹痛、陰虛陽亢、頭目眩暈等證。
酒牛膝	取淨牛膝段，加黃酒拌勻，悶潤至酒被吸盡後，置炒製容器內，用文火炒乾，取出，放涼。每100公斤牛膝段，用黃酒10公斤。	製品｜增強活血祛瘀，通經止痛的作用。用於風濕痹痛，肢體活動不利等證。

評注　生牛膝兼有活血祛瘀和引血下行兩方面的作用，酒製後增強活血祛瘀的作用。另外還有用鹽水炮製牛膝的方法，通過鹽製可以增強引血下行、補肝腎、強筋骨的作用。

▼ 牛膝 | 氣微，味微甜而稍苦澀

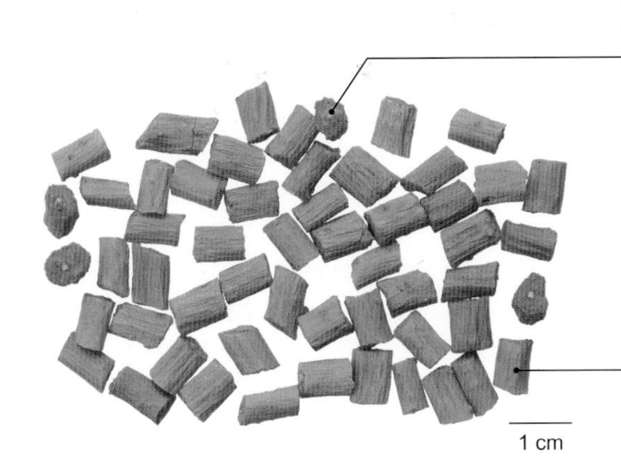

切面平坦，黃棕色，略呈角質樣而油潤，中心維管束木部較大，黃白色，外周散有多數筋脈點

外周灰黃色或淡棕色，有略扭曲而細微的縱皺紋、橫長皮孔及稀疏的細根痕

▼ 酒牛膝 | 質鬆，微有酒氣

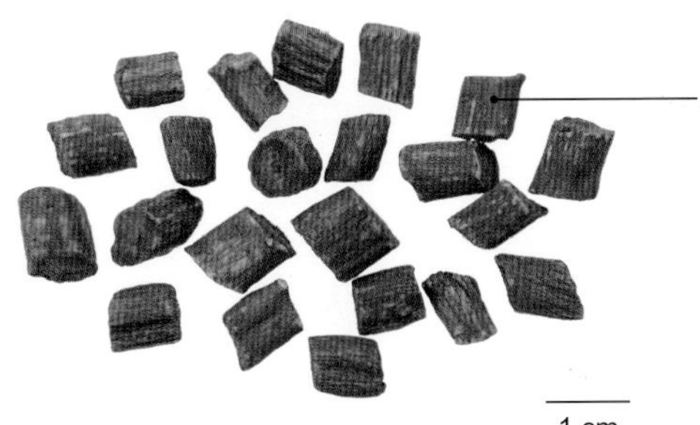

棕黃色，偶見焦斑

《補遺雷公炮製便覽》牛膝炮製圖 ▶

《雷公炮炙論》："凡使，去頭並塵土了，用黃精自然汁浸一宿，漉出，細銼，焙乾用之。"

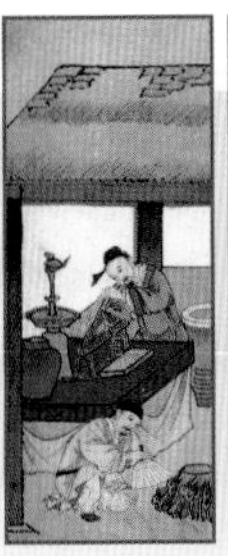

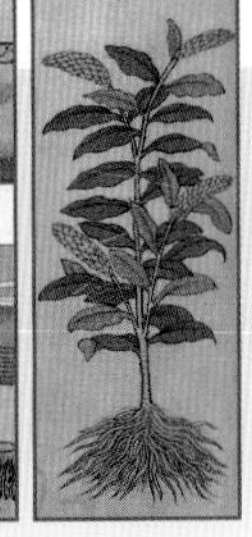

王不留行

Wangbuliuxing

學名：Semen Vaccariae

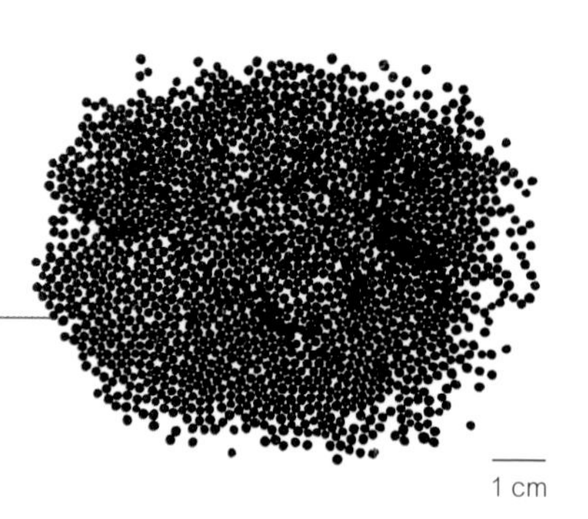

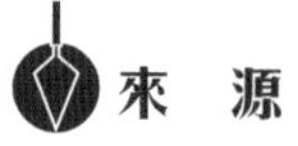

來　源　石竹科植物麥藍菜 *Vaccaria segetalis*（Neck.）Garcke的乾燥成熟種子。夏季果實成熟、果皮尚未開裂時採割植株，曬乾，打下種子，除去雜質，再曬乾。

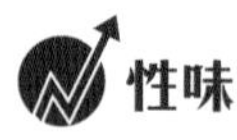

性味功效　苦，平。活血通經，下乳消腫。

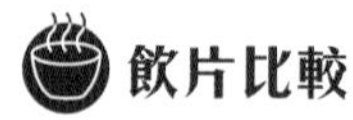

飲片比較

	製作方法	功效
王不留行	取原藥材，除去雜質，洗淨，乾燥。	**生品**｜長於消癰腫。用於乳癰，或其他瘡癰腫痛。
炒王不留行	取淨王不留行，置炒製容器內，用中火炒至大多數爆開白花，取出，晾涼。	**製品**｜有效成分易於煎出，且性偏溫，走散力較強，長於活血通經，下乳，利水通淋。用於產後乳汁不下，經閉，淋證，小便不利。

評注

"穿山甲、王不留，婦人吃了乳長流"這句俗語道出了王不留行有很好的通經催乳作用，但因其種子細小，種殼堅硬，不易搗碎，煎出效果差，故一般均用炒爆後的王不留行。

為提高王不留行炮製品的爆花率，除了用常規的清炒法外，還可以使用紅外線烘箱烘烤法、遠紅外輻射加熱法、微波法、膨化法等。

▼ 王不留行 | 質硬，無臭，味微苦澀

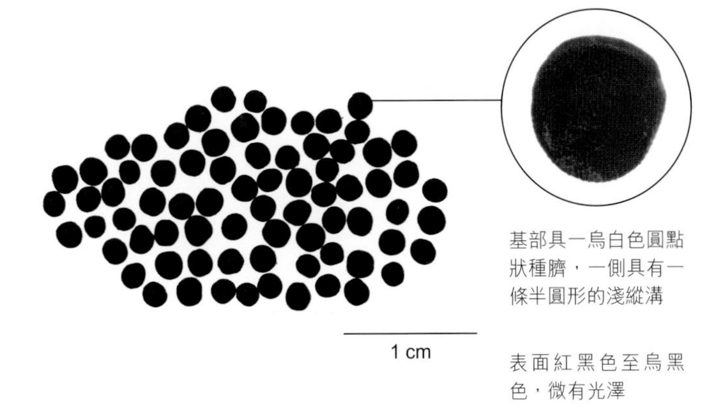

▼ 炒王不留行 | 質鬆脆，氣香

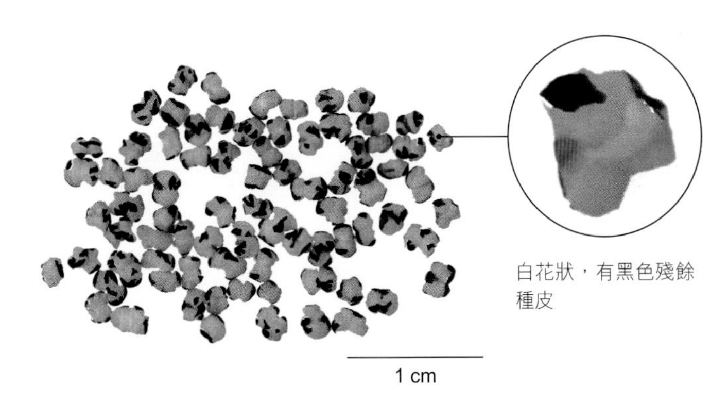

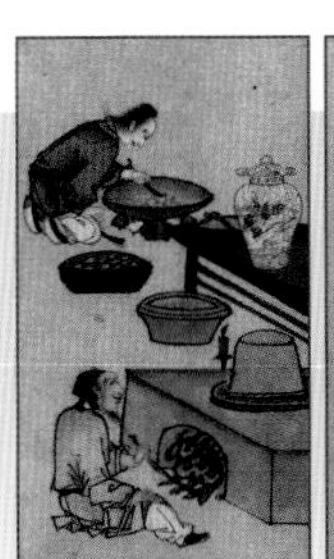
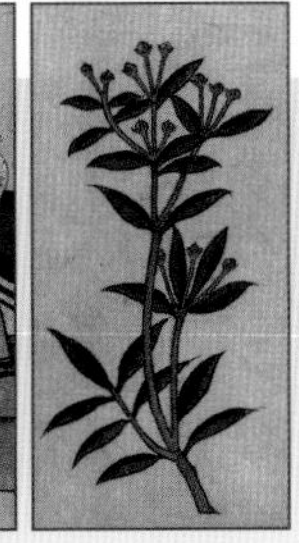

《補遺雷公炮製便覽》王不留行炮製圖 ▶
《雷公炮炙論》："凡採得拌渾蒸，從巳至未出，卻下漿水浸一宿，至明出，焙乾用之。"

半夏

Banxia

學名：Rhizoma Pinelliae

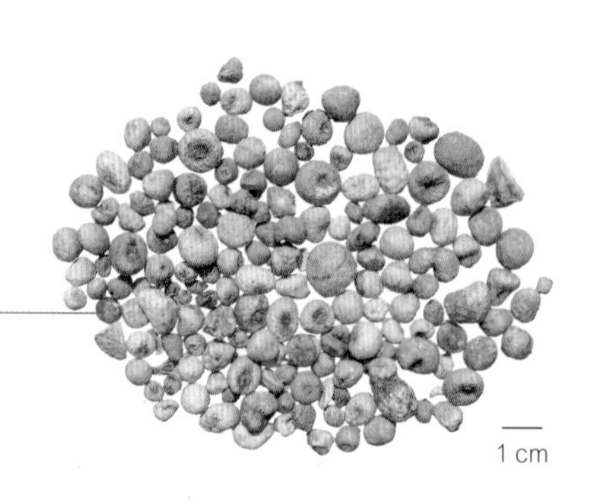

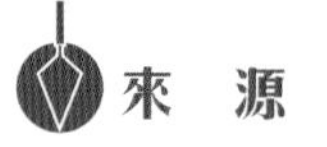

來　源　天南星科植物半夏 *Pinellia ternata*（Thunb.）Breit. 的乾燥塊莖。夏、秋二季採挖，洗淨，除去外皮及鬚根，曬乾。

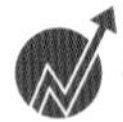

性味功效　辛，溫；有毒。燥濕化痰，降逆止嘔，消痞散結。

飲片比較　生半夏、清半夏、薑半夏、法半夏

	製作方法	功效
生半夏	取原藥材，除去雜質。用時搗碎。	有毒，能戟人喉嚨，使人嘔吐，咽喉腫痛，失音，不宜入丸散劑使用，但可隨方入煎劑使用，以化痰止咳，消腫散結為主，用於瘡癰腫毒，濕痰咳嗽等證。
法半夏	取生半夏，大小分開，分別用水浸泡至內無乾心，取出；另取甘草加適量水煎2次，合並煎液，倒入加適量水製成的石灰液中，攪勻，加入上述已浸透的半夏，浸泡，每日攪拌1~2次，並保持pH值12以上，至剖面黃色均勻，口嘗微有麻舌感，取出，洗淨，乾燥。每100公斤生半夏，用甘草15公斤，生石灰10公斤。	偏於祛寒痰，同時具有調脾和胃的作用，用於寒痰，濕痰，胃有痰濁不得臥等證。

評注

生半夏被列入香港常見毒劇中藥31種名單。

半夏為常用中藥，古代炮製法甚多，所涉及的輔料更是數不勝數。在宋代曾用陳皮、降香、草豆蔻、生薑等藥炮製後的半夏，能開胃健脾，燥濕化痰，並且細嚼後口覺甘香，而成為一種老少皆宜的風味小食。

但生半夏有毒，這一點古人也早已認識到，《黃帝內經》中的"半夏秫米湯"即要求用"治半夏"，現代研究發現生半夏的毒性主要表現為對黏膜的刺激，導致失音、嘔吐、水瀉等副作用，其毒性來源和炮製減毒的機理還未明確，有待進一步研究。

	製作方法	功效
清半夏	取生半夏，大小分開，用8%白礬溶液浸泡至內無乾心，口嘗微有麻舌感，取出，洗淨，切厚片，乾燥。每100公斤生半夏，用白礬20公斤。	長於化痰，以燥濕化痰為主，用於濕痰咳嗽，痰熱內結，風痰吐逆，痰涎凝聚，咯吐不出等證。
薑半夏	取生半夏，大小分開，用水浸泡至內無乾心時；另取生薑切片煎湯，加白礬與半夏共煮透，取出，晾至半乾，切薄片，乾燥。每100公斤生半夏，用生薑25公斤，白礬12.5公斤 。	擅於止嘔，以溫中化痰，降逆止嘔為主，用於痰飲嘔吐，胃脘痞滿，喉痹，瘰鬁等證。

▼ 生半夏｜質堅實，氣微，味辛辣、麻舌而刺喉

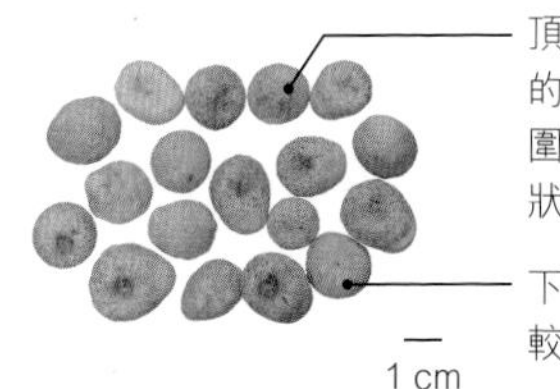

▼ 法半夏｜味淡，口嘗無麻舌感

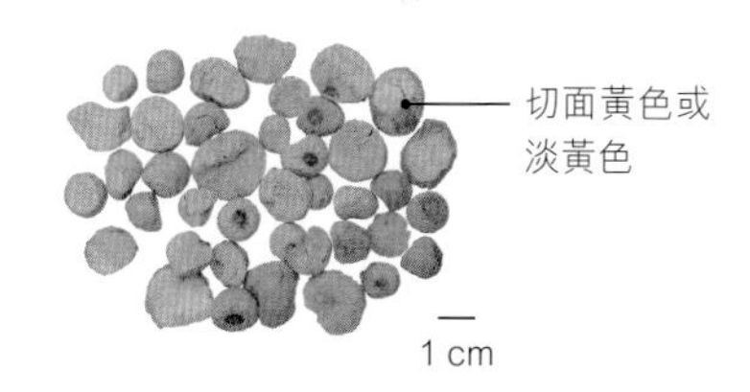

▼ 清半夏｜質脆，易折斷，氣微，味微澀、微有麻舌感

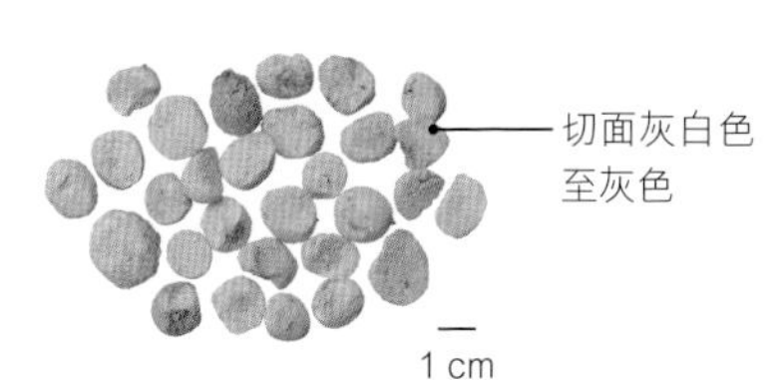

▼ 薑半夏｜質硬脆，氣微香，味淡、微有麻舌感，嚼之略黏牙

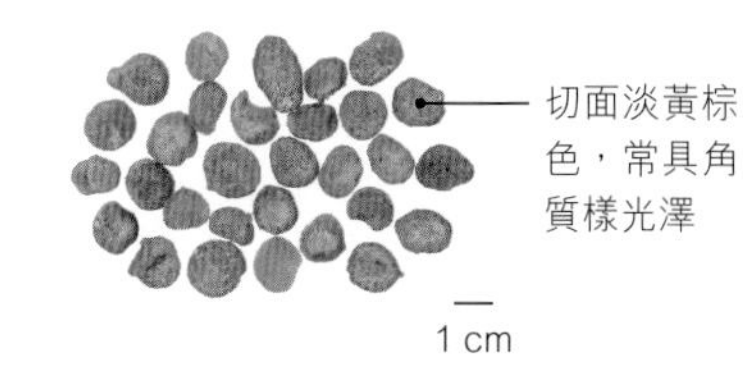

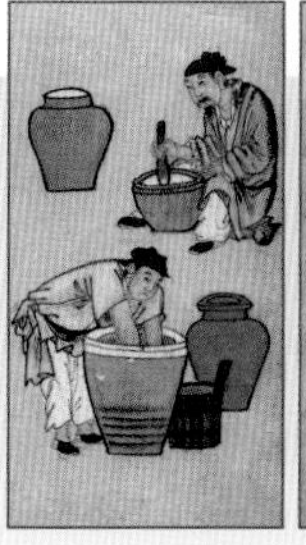
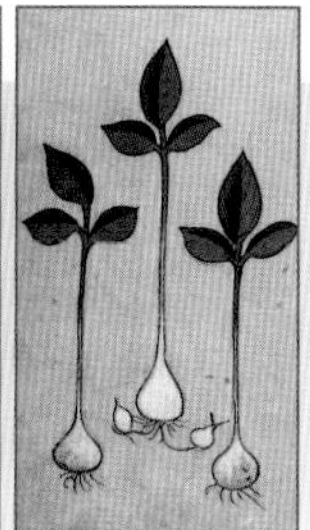

《補遺雷公炮製便覽》半夏炮製圖 ▶
《雷公炮炙論》："若修事半夏四兩，用搗了白芥子末二兩，頭醋六兩，二味攪令濁，將半夏投於中，洗三遍用之。"

瓜蔞子

Gualouzi

學名：Semen Trichosanthis

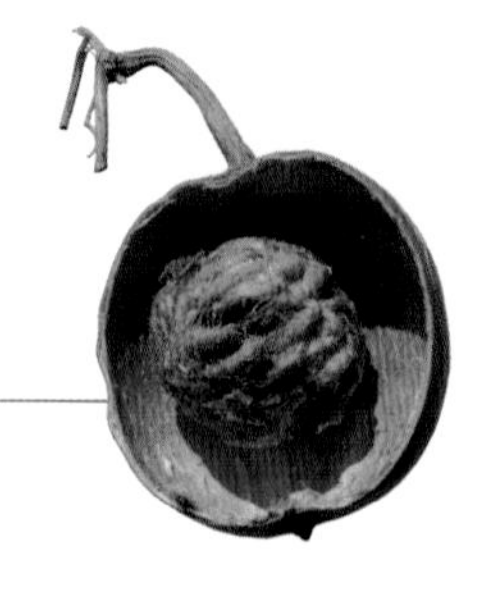

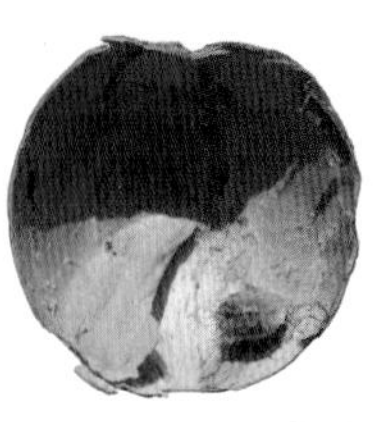

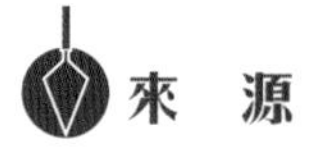

來　源　葫蘆科植物栝樓 *Trichosanthes kirilowii* Maxim. 的乾燥成熟種子。秋季採摘成熟果實，剖開，取出種子，洗淨，曬乾。

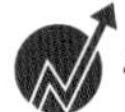

性味功效　甘，寒。潤肺化痰，滑腸通便。

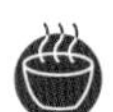

飲片比較

	製作方法	功效
瓜蔞子	取原藥材，除去雜質及乾癟的種子，洗淨，曬乾，用時搗碎。	**生品** | 寒滑之性明顯，長於清肺化痰，潤腸通便，常用於痰熱咳嗽，痰熱結胸，腸燥便秘。
炒瓜蔞子	取瓜蔞子，置炒製容器內，用文火炒至微鼓起，取出，晾涼。用時搗碎。	**製品** | 寒性減弱，能理肺化痰，用於痰濁咳嗽。

評注

《中國藥典》尚收載雙邊栝樓 *Trichosanthes rosthornii* Harms. 的乾燥成熟種子，亦作瓜蔞子藥用。

生瓜蔞子有油悶氣，有的病人服用劑量稍大，可引起噁心，炒後氣微香，可避免噁心的副作用，並能提高煎出效果。在臨床應用上，生品與炒製品功效差異不大，使用時區分並不太嚴格，但在肺、腸燥熱偏盛時，仍以生品為佳。

古代還有用蛤粉炒瓜蔞子的記載，從中醫角度分析，既能增強瓜蔞子化痰止咳作用，又能除去部分油脂，減輕或消除滑腸的副作用，有深入研究的必要。

▼ 瓜蔞子 | 富油性，氣微，味淡

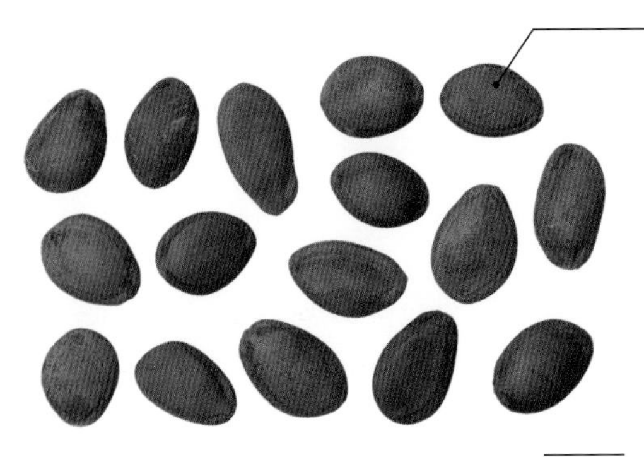

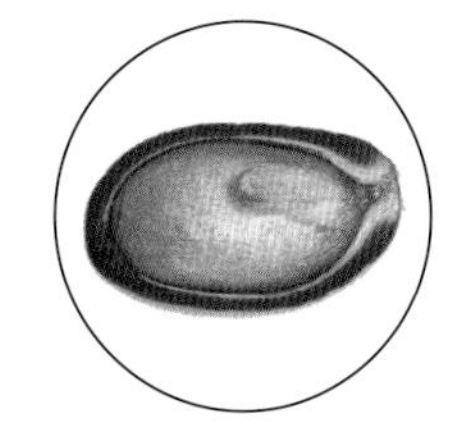

內種皮灰綠色，子葉黃白色

▼ 炒瓜蔞子 | 具香氣，味淡

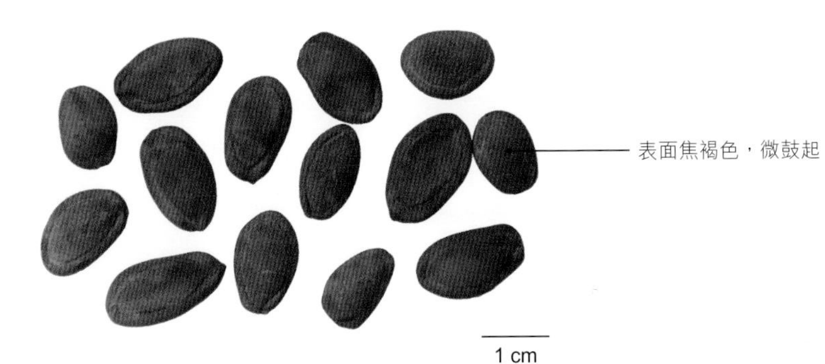

《補遺雷公炮製便覽》瓜蔞圖 ▶
《雷公炮炙論》記載："若修事，去上殼皮革膜並油了。"

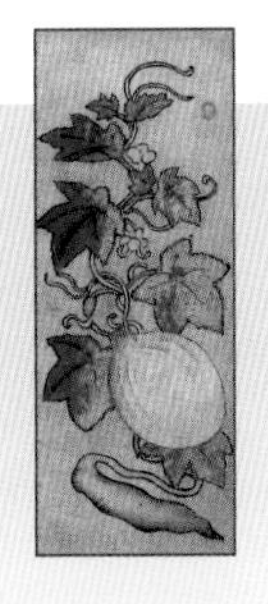

甘草

Gancao

學名：Radix et Rhizoma Glycyrrhizae

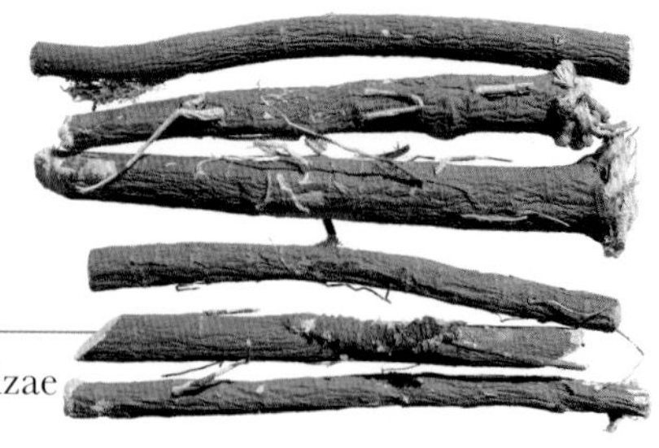

2 cm

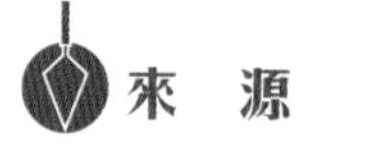

來　源　豆科植物甘草 *Glycyrrhiza uralensis* Fisch的乾燥根及根莖。春、秋二季採挖，除去鬚根，曬乾。

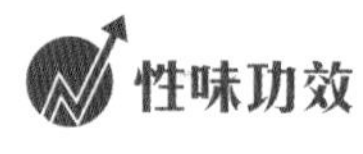

性味功效　甘、平。補脾益氣，清熱解毒，祛痰止咳，緩急止痛，調和諸藥。

飲片比較

	製作方法	功效
甘草	取原藥材，除去雜質，粗細大小分檔，洗淨撈出，潤透，切厚片，乾燥，篩去灰屑。	**生品**｜味甘偏涼，長於清熱解毒，祛痰止咳。用於肺熱咳嗽，痰黃，咽喉腫痛，癰疽瘡毒，食物中毒等證。
炙甘草	取煉蜜加沸水適量稀釋，淋入甘草片中拌勻，悶透，置炒製容器內用文火炒至黃色或深黃色，不黏手時取出，晾涼。每100公斤甘草片，用煉蜜25公斤。	**製品**｜味甘偏溫，以補脾和胃，益氣復脈力勝。用於脾胃虛弱，倦怠乏力，心動悸，脈結代等證。

評注

《中國藥典》尚收載脹果甘草 *Glycyrrhiza inflata* Bat. 或光果甘草 *Glycyrrhiza glabra* L. 的乾燥根及根莖，亦作甘草藥用。

生甘草和炙甘草雖然都有補脾益氣的功效，皆能適用於脾胃虛弱、倦怠乏力等證，但其功能與主治還是有所區別，生甘草側重於清熱解毒，祛痰止咳，緩急止痛等方面的應用，而炙甘草尤以益氣複脈為特長，適用於心動悸，脈結代等證。

甘草在炮製時要防止水溶性有效成分甘草甜素等的流失，特別是在軟化切片時，應避免在水中長時間浸泡。

▼ 甘草 | 質堅實，氣微，味甜而特殊

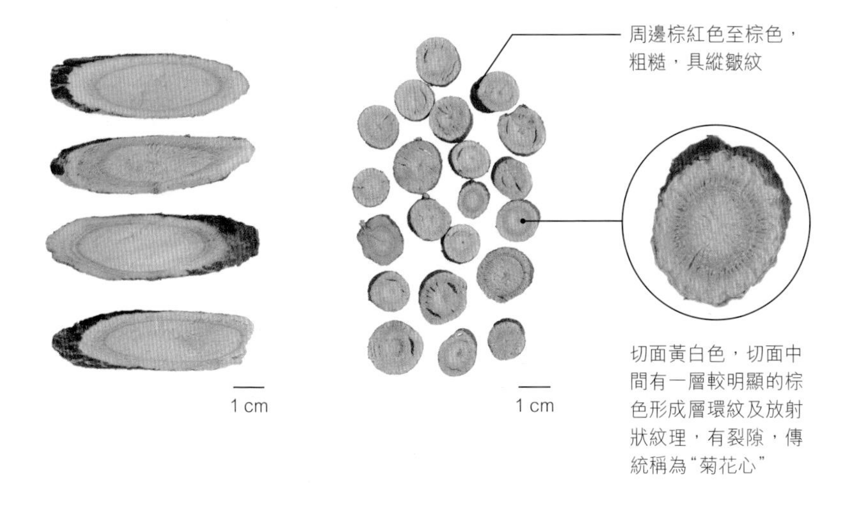

▼ 炙甘草 | 略帶黏性，具焦香氣，味甜

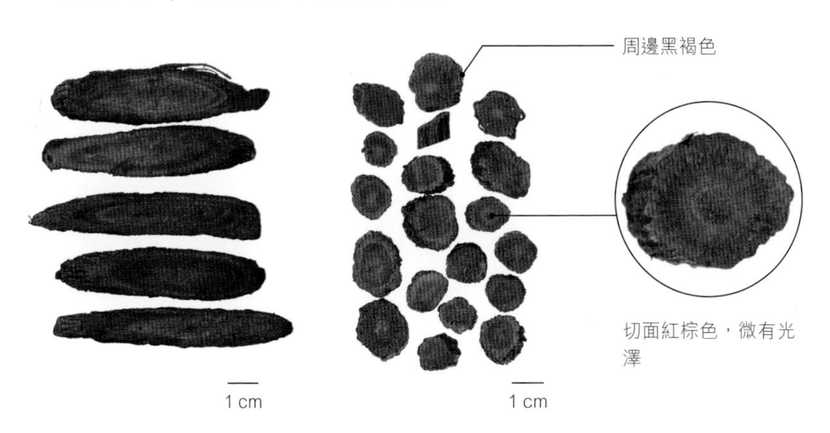

《補遺雷公炮製便覽》甘草炮製圖 ▶

《雷公炮炙論》:"凡使，須去頭尾尖處，其頭尾吐人。每斤皆長三寸，銼，劈破作六、七片，使瓷器中盛，用酒浸蒸，從巳至午，出，曝乾，細銼。使一斤，用酥七兩，塗上炙，酥盡為度。又先炮令內外赤黃用良。"

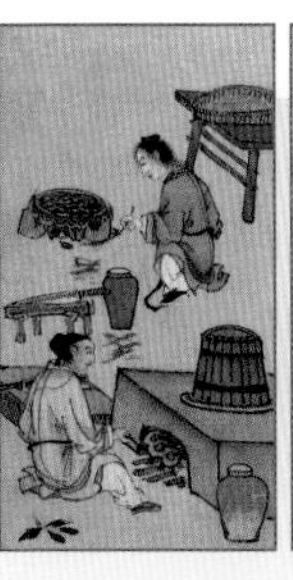

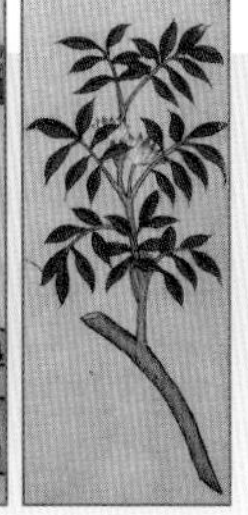

甘遂

Gansui

學名：Radix Kansui

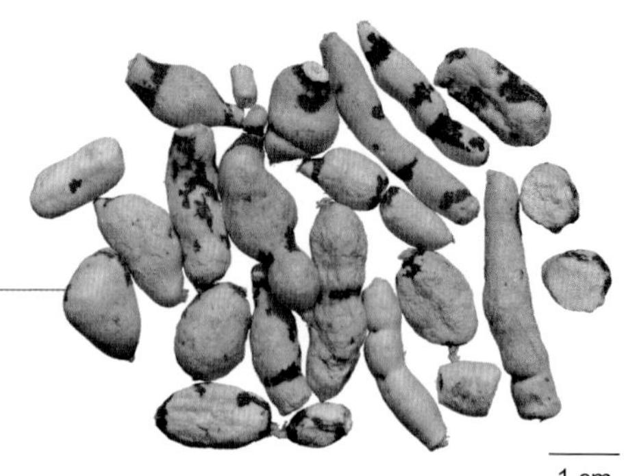

1 cm

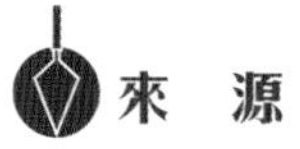

來　源　大戟科植物甘遂 *Euphorbia kansui* T. N. Liou ex T. P. Wang的乾燥塊根。春季開花前或秋末莖葉枯萎後採挖，撞去外皮，曬乾。

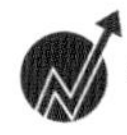

性味功效　苦，寒；有毒。瀉火逐飲。

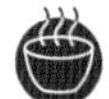

飲片比較

	製作方法	功效
甘遂	取原藥材，除去雜質，洗淨，曬乾。	**生品** | 有毒，藥力峻烈，臨床多入丸、散劑用，可用於癰疽瘡毒，胸腹積水，二便不通。
醋甘遂	取淨甘遂，加米醋拌勻，悶潤至醋被吸盡後，置炒製容器內用文火炒至微乾，取出，晾至半乾，切成厚片或短段，乾燥。每甘遂100公斤，用醋30公斤。	**製品** | 毒性減低，緩和瀉下作用，用於胸腹腫滿，痰飲積聚，氣逆咳喘，風痰癲癇，二便不利。

評注

生甘遂被列入香港常見毒劇中藥31種名單。

甘遂毒性主要表現為對消化系統、呼吸系統、肝腎功能的損害，另外還有致癌、致畸、致炎的副作用。故歷代出現了多種炮製方法，以達到減毒的目的，如豆腐製、面煨製、麩煨製、土炒、醋炙等，其中醋炙法由於解毒效果顯著，且簡便易行比較實用。

▼ 甘遂 | 質脆，氣微，味微甘而辣

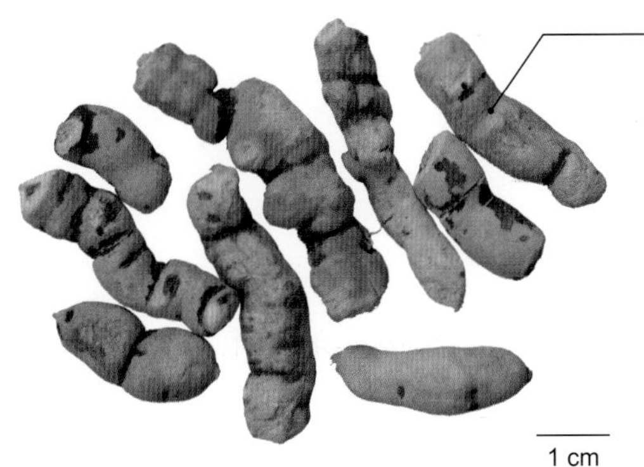

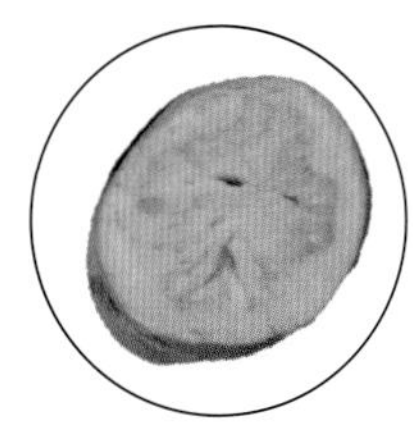

斷面粉性，白色，微呈放射狀紋理

▼ 醋甘遂 | 有醋香氣，味酸微辣

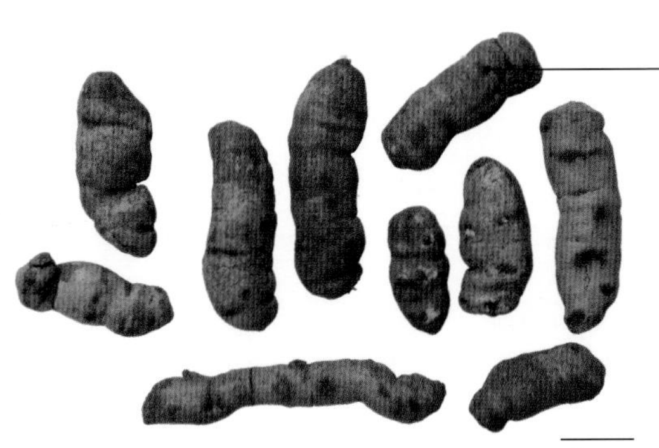

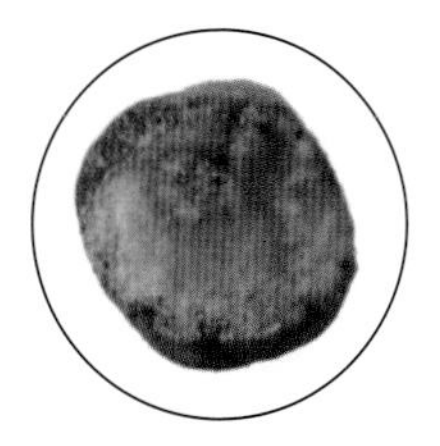

斷面深黃色

《補遺雷公炮製便覽》甘遂炮製圖 ▶

《雷公炮炙論》記載："凡採得後，去莖，於槐砧上細銼，用生甘草湯、小薺苨自然汁二味，攪浸三日，其水如墨汁，更漉出，用東流水淘六七次，令水清為度，漉出於土器中，熬令脆用之。"

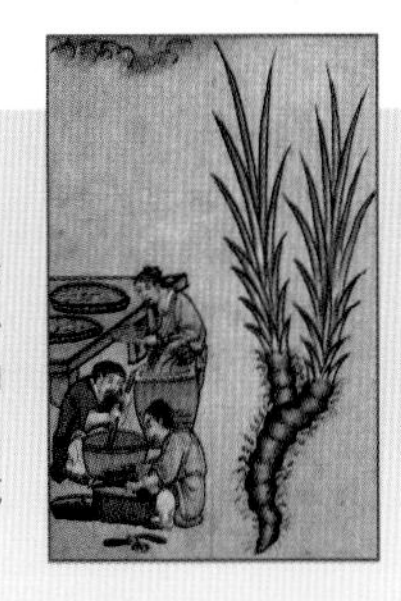

白朮

Baizhu

學名：Rhizoma Atractylodis Macrocephalae

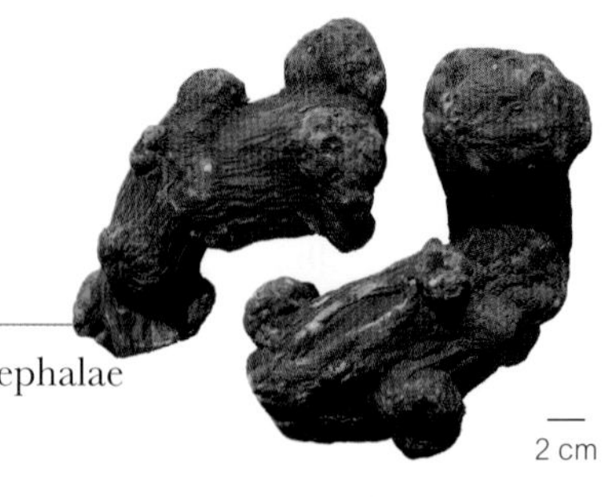

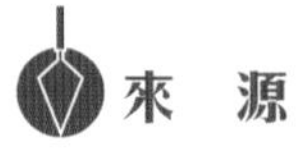

來　源　菊科植物白朮 *Atractylodes macrocephala* Koidz. 的乾燥根莖。冬季下部分枯黃、上部葉變脆時採挖，除去泥沙，烘乾或曬乾，再除去鬚根。

性味功效　苦、甘，溫。健脾益氣，燥濕利水，止汗，安胎。

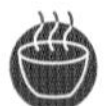

飲片比較

	製作方法	功效
白朮	取原藥材，除去雜質，用水潤透，切厚片，乾燥。	**生品**｜以健脾燥濕、利水消腫為主，用於痰飲，水腫，以及風濕痹痛等證。
土白朮	將灶心土置鍋內，用中火炒至土呈靈活狀態時，投入白朮片，炒至白朮表面均勻掛上土粉時，取出，篩去土粉，放涼。每100公斤白朮片，用灶心土20公斤。	**製品**｜借土氣助脾，補脾止瀉力勝，用於脾虛食少，泄瀉便溏等證。
炒白朮	將蜜炙麥麩撒入熱鍋內，中火加熱，待冒煙時加入白朮片，炒至黃褐色，取出，篩去麥麩，放涼。每100公斤白朮片，用蜜炙麥麩10公斤。	**製品**｜能緩和燥性，借麩入中，增強健脾作用，用於脾胃不和，運化失常，食少脹滿，倦怠乏力，表虛自汗，胎動不安等證。

評注

白朮和同屬的蒼朮古代為通用品，其療效相似，同時白朮也有和蒼朮類似的副作用——“燥性”。白朮中的燥性來源於其中所含的揮發油，故白朮常採用炒焦、土炒、麩炒的炮製方法，來降低揮發油含量，從而達到緩和“燥性”、減少對胃腸刺激的目的，同時還有芳香健脾開胃的作用。

白朮生用健脾燥濕、利水消腫；土炒增強止瀉；麩炒增強健脾，臨床使用要注意區分。

▼ 白朮 | 質堅實，氣清香，味甘，微辛，嚼之略帶黏性

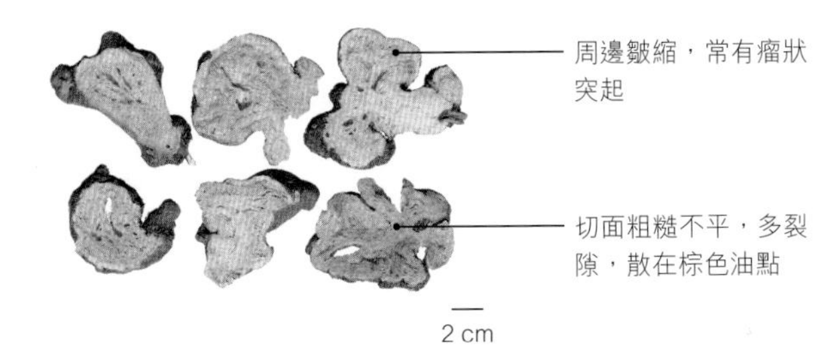

▼ 土白朮 | 質堅脆，有土香氣，味甘，微辛

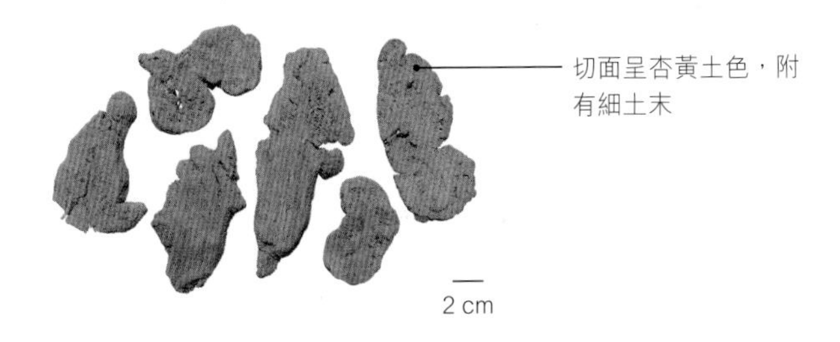

▼ 炒白朮 | 質堅脆，有焦香氣，味甘，微辛

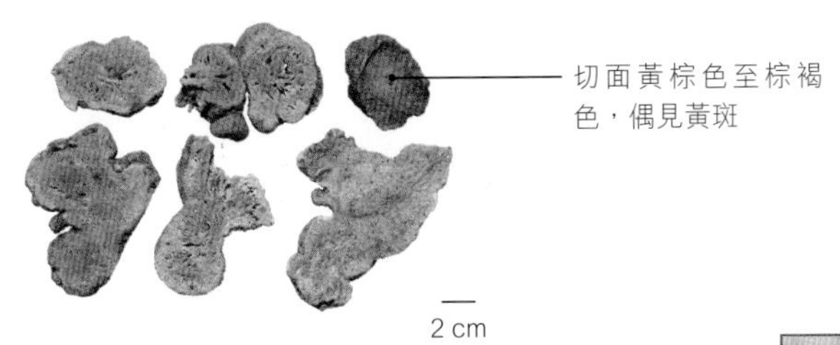

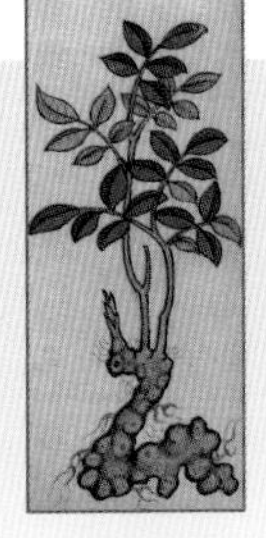

《補遺雷公炮製便覽》白朮圖 ▶

白芍

Baishao

學名：Radix Paeoniae Alba

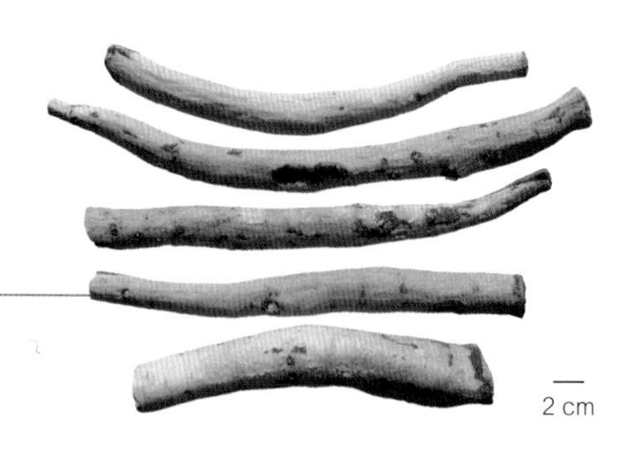

2 cm

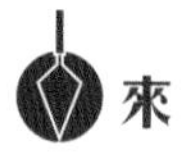

來　源　毛茛科植物芍藥 *Paeonia lactiflora* Pall. 的乾燥根。夏、秋二季採挖，洗淨，除去頭尾及細根，置沸水中煮後除去外皮或去皮後再煮，曬乾。

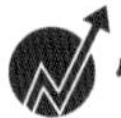

性味功效　苦、酸，微寒。平肝止痛，養血調經，斂陰止汗。

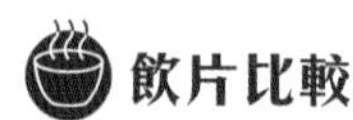

	製作方法	功效
白芍	取原藥材，洗淨，潤透，切薄片，乾燥。	**生品** ｜ 擅於養血斂陰，平抑肝陽。用於血虛月經不調，崩漏，頭痛，眩暈，耳鳴，煩躁易怒，以及自汗，盜汗等證。
炒白芍	取淨白芍片，置炒製容器內，用文火炒至微黃色，取出，放涼。	**製品** ｜ 性稍緩，以養陰斂血為主。用於肝旺脾虛之腸鳴腹痛，泄瀉，或瀉痢日久，腹痛喜按喜溫等證。
酒白芍	取淨白芍片，加黃酒拌勻，悶潤至酒被吸盡後，置炒製容器內，用文火炒至微黃色，取出，放涼。每100公斤白芍片，用黃酒10公斤。	**製品** ｜ 能降低酸寒之性，擅於和中緩急，止痛。用於脅肋疼痛，腹痛，產後腹痛尤須酒炙為好。

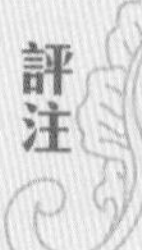

評注

生白芍具有很好的補血柔肝作用，傳統的補血第一方——四物湯中所用的即是生白芍，清炒和酒炙後，在降低白芍酸寒之性的同時，還可使作用變得專一。

白芍中所含的芍藥苷、丹皮酚等成分，屬水溶性成分，所以在去皮，軟化切片等步驟，要避免長時間與水接觸，防止有效成分隨水流失，導致飲片不合格。

白芍飲片是由栽培的芍藥 *Paeonia lactiflora* Pall. 加工而成，與其同種的野生品則加工成赤芍，具有活血化瘀的作用，臨床上使用要注意區分。

▼ 白芍 | 質堅脆，氣微，味微苦、酸

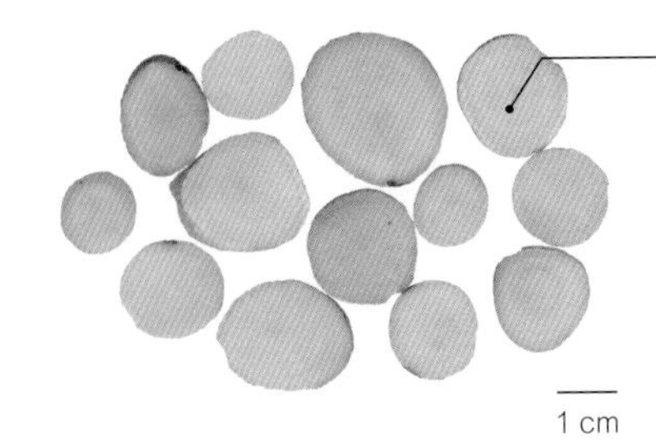

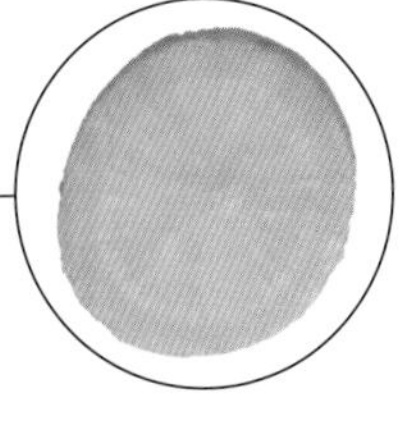

切面類白色或微帶棕紅色，角質樣，有明顯的環紋和放射狀紋理

▼ 炒白芍 | 質脆，有焦香氣，味微苦、酸

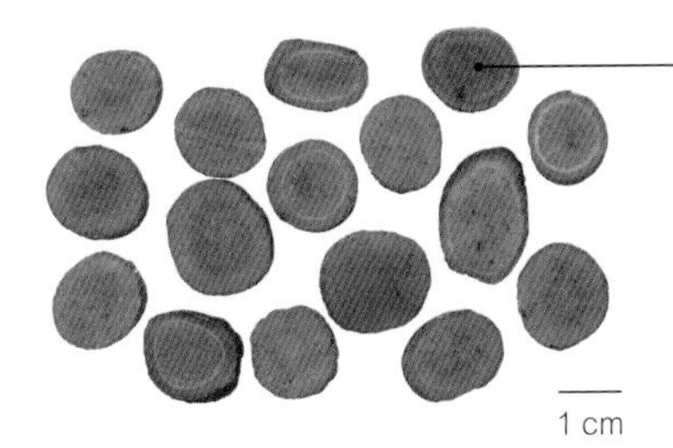

▼ 酒白芍 | 質脆，有酒氣，味微苦、酸

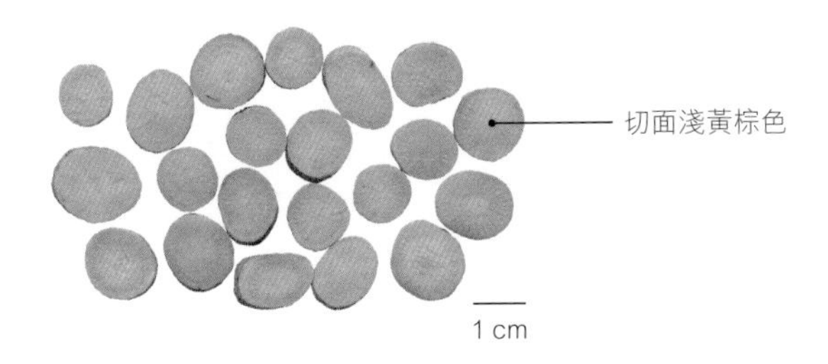

《補遺雷公炮製便覽》芍藥炮製圖 ▶

《雷公炮炙論》："凡採得後，於日中曬乾，以竹刀刮去粗皮並頭土了，銼之，將蜜水拌，蒸，從巳至未，曬乾用之。"

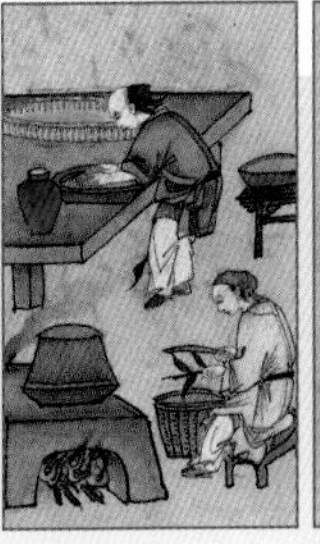

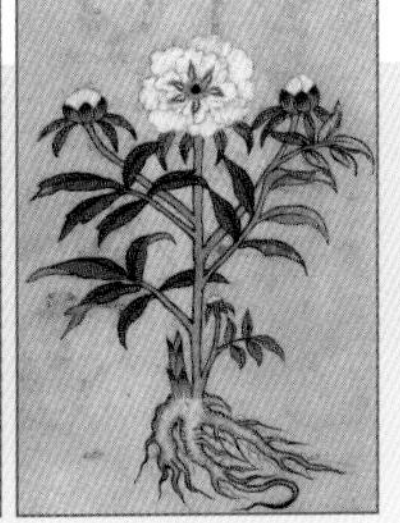

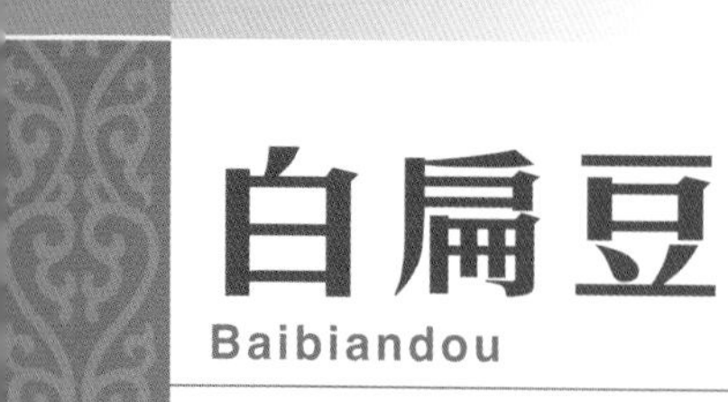

白扁豆

Baibiandou

學名：Semen Lablab Album

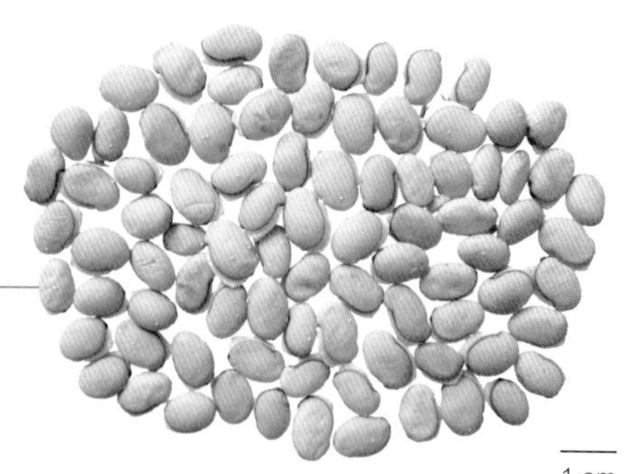

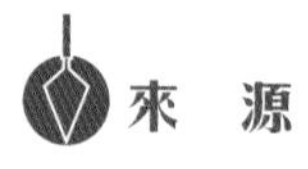

來　源　豆科植物扁豆 *Dolichos lablab* L. 的乾燥成熟種子。秋、冬二季採收成熟果實，曬乾，取出種子，再曬乾。

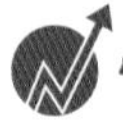

性味功效　甘、微溫。健脾化濕，和中消暑。

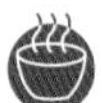

飲片比較

	製作方法	功效
白扁豆	取原藥材，除去雜質。用時搗碎。	**生品**｜長於消暑化濕。多用於暑濕內蘊，嘔吐泄瀉，或消渴飲水。
炒白扁豆	取淨白扁豆，置炒製容器內，用文火炒至微黃色，略帶焦斑，取出，晾涼，用時搗碎。	**製品**｜性溫微香，能啟脾和胃，長於健脾化濕。用於脾虛泄瀉，白帶過多。

評注

宋代的《博濟方》即有用炒法炮製白扁豆的記載，此法一直沿用至今，一般祛暑化濕慣用生白扁豆，補脾化濕慣用炒白扁豆。

近代臨床上還將白扁豆燀後扁豆衣和扁豆仁分別入藥。扁豆衣的作用與白扁豆相同，但力弱，無壅滯之弊，多作為輔助藥物，臨床上較少使用。

▼ 白扁豆｜質堅硬，種皮薄而脆，氣微，味淡，嚼之有豆腥氣

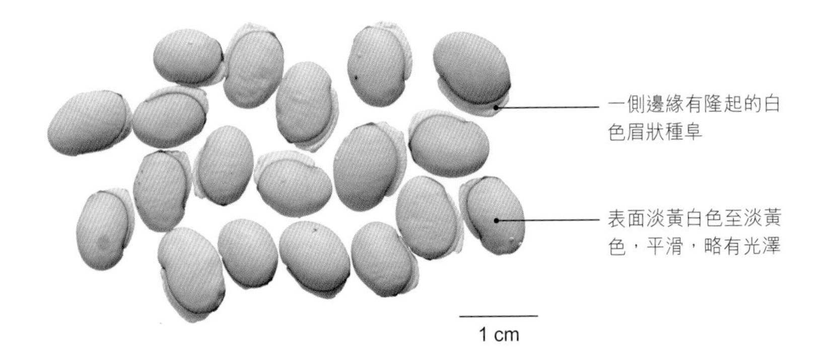

▼ 炒白扁豆｜質脆，有焦香氣，味淡

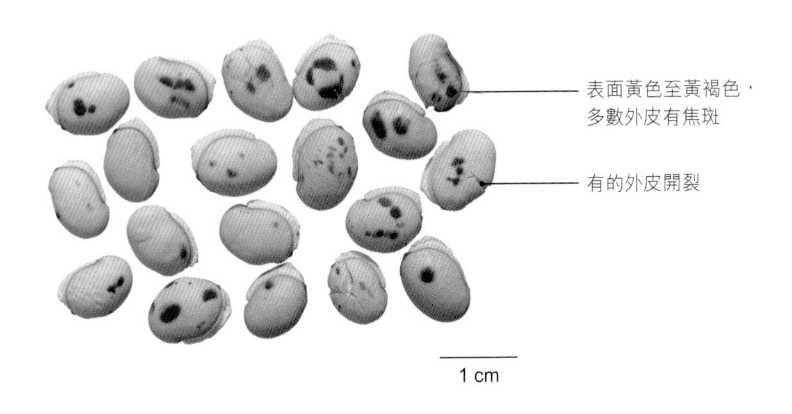

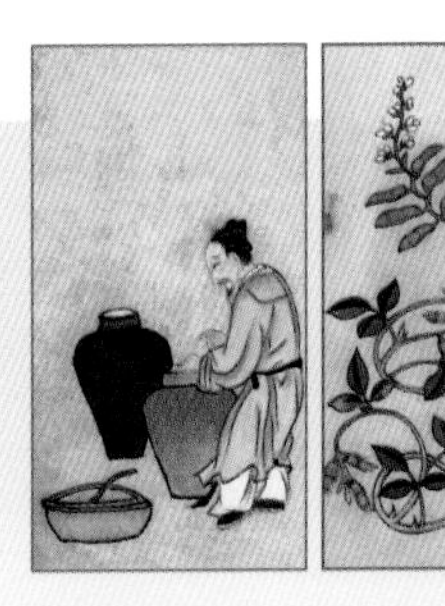
《補遺雷公炮製便覽》扁豆炮製圖 ▶

地黃

Dihuang

學名：Radix Rehmanniae

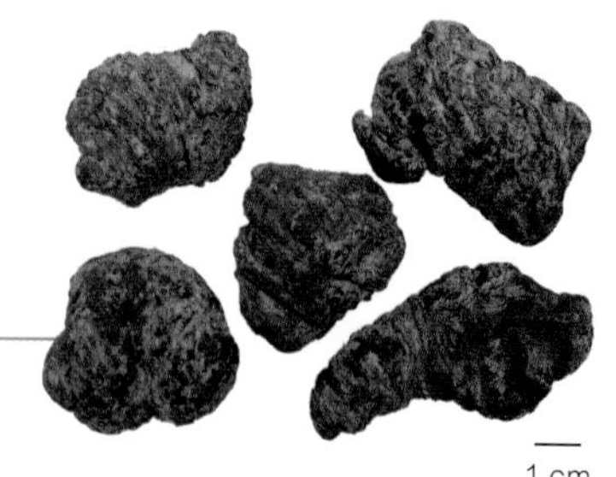

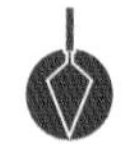

來　源　玄參科植物地黃 *Rehmannia glutinosa* Libosch. 的新鮮或乾燥塊根。秋季採挖，除去蘆頭、鬚根及泥沙，鮮用；或將地黃緩緩烘焙至約八成乾。前者習稱"鮮地黃"，後者習稱"生地黃"。

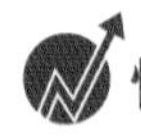

性味功效 見飲片比較項。

飲片比較

	製作方法	功效
鮮地黃	採挖後，除去蘆頭、鬚根，洗淨，鮮用。	**生品**｜甘，苦、寒，具清熱生津，涼血，止血的功能。用於熱病傷陰，舌絳煩渴，發斑發疹，吐血，衄血，咽喉腫痛。
生地黃	取生地黃藥材，除去雜質，洗淨，悶潤，切厚片，乾燥。	**製品**｜甘、寒，具清熱涼血，養陰，生津的功能；用於熱病舌絳煩渴，陰虛內熱，骨蒸勞熱，內熱消渴，吐血，衄血，發斑發疹。
熟地黃	1. 取生地黃藥材，加黃酒拌勻，燜潤，裝入銅罐或瓦罐中，密閉，隔水燉至黃酒被吸盡，顯烏黑色光澤，味轉甜，取出，曬至外皮黏液稍乾時，切厚片，乾燥。每100公斤生地黃藥材，用黃酒30~50公斤。 2. 取生地黃藥材，置蒸製容器內，加熱蒸至黑潤，取出，曬至八成乾時，切厚片，乾燥。	**製品**｜甘，微溫，具滋陰補血，益精填髓的功能。用於肝腎陰虛，腰膝酸軟，骨蒸潮熱，盜汗遺精，內熱消渴，血虛萎黃，心悸怔忡，月經不調，崩漏下血，眩暈，耳鳴，鬚髮早白。

評注

"黑如漆，亮如油，甜如飴"是熟地黃傳統的品質要求。將生地黃加工成熟地黃，不但外觀發生改變，藥性也發生顯著的變化。

生地黃性寒，具清熱涼血，養陰，生津的功能，製成熟地黃後，藥性由寒轉溫，功能由清轉補，具有滋陰補血、益精填髓的功能，且可借酒力行散，起到行藥勢、通血脈的作用，使之補而不膩。六味地黃丸所用即為熟地黃。

炮製對地黃中的化學成分影響十分明顯，如環烯醚萜及環烯醚萜苷的消失，苷類、梓醇的分解，多糖、低聚糖的轉化等，這些都可能是導致藥性改變的原因。

▼ 鮮地黃｜肉質，易斷。氣微，味微甜、微苦

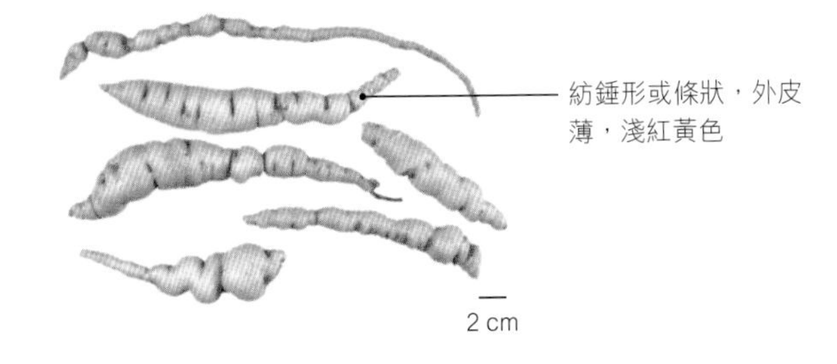

▼ 生地｜質柔韌，氣特異，味微甜、微苦

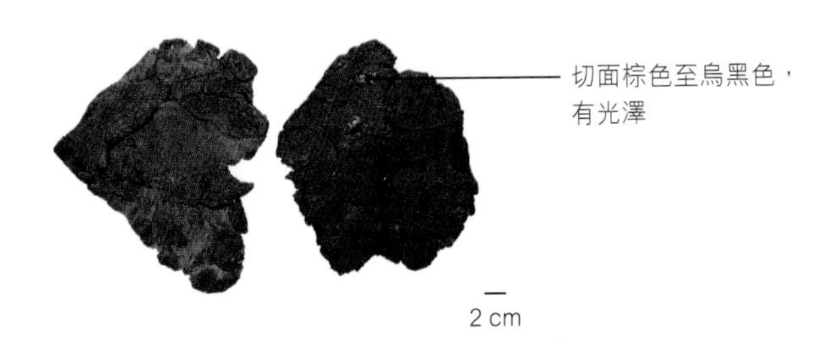

▼ 熟地｜質滋潤而柔軟，易黏連，味甜，或微有酒氣

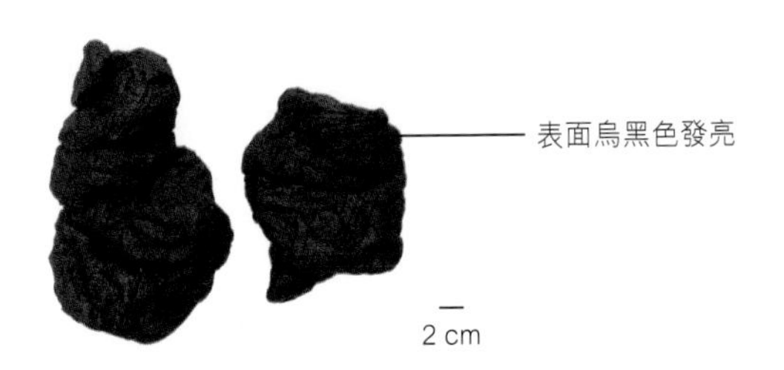

《補遺雷公炮製便覽》地黃炮製圖 ▶

《雷公炮炙論》："採生地黃，去白皮，瓷鍋上柳木甑蒸之，攤令氣歇，拌酒再蒸，又出令乾。勿令犯銅鐵器。"

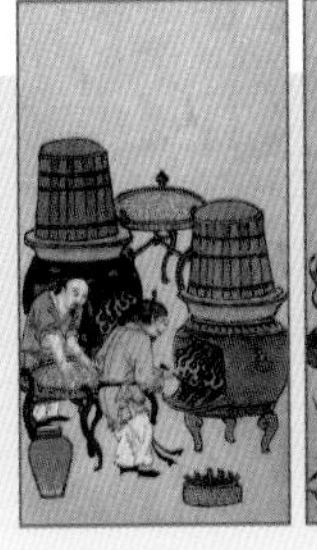

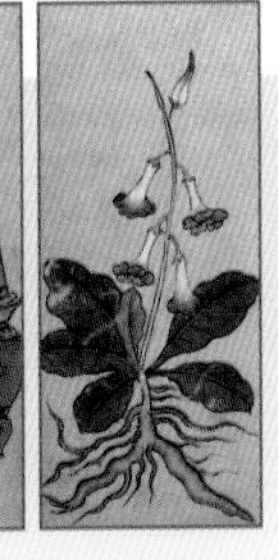

地榆

Diyu

學名：Radix Sanguisorbae

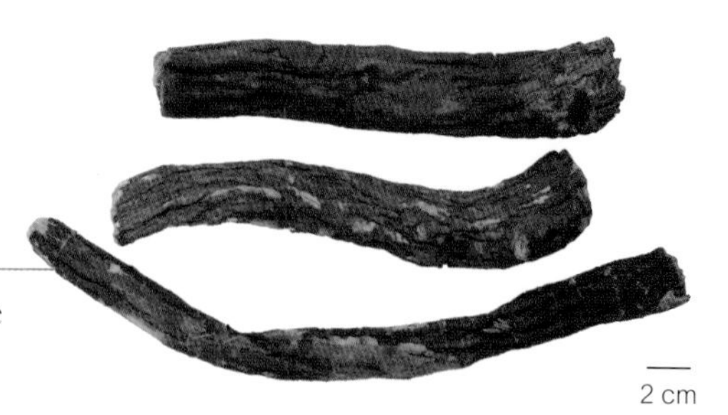

來　源

薔薇科植物地榆 *Sanguisorba officinalis* L. 的乾燥根。春季將發芽時或秋季植株枯萎後採挖，除去鬚根，洗淨，乾燥，或趁鮮切片，乾燥。

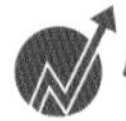

性味功效

苦、酸、澀，微寒。涼血止血，解毒斂瘡。

飲片比較

	製作方法	功效
地榆	取原藥材，除去雜質；未切片者，洗淨，除去殘基，潤透，切厚片，乾燥。	生品｜以涼血解毒為主。用於血痢經久不愈，燙傷，皮膚潰爛，濕疹，癰腫瘡毒等證。
地榆炭	取地榆片，置炒製容器內，用武火炒至表面焦黑色，內部棕褐色，噴淋清水少許，滅盡火星，取出，晾涼。	製品｜收斂止血力勝。用於便血，痔瘡出血，崩漏下血等，各種出血證均可選用。

評注

《中國藥典》尚收載長葉地榆 *Sanguisorba officinals* L. var. *longifolia* (Bert.) Yü et Li 的乾燥根，亦作地榆藥用，習稱"綿地榆"。

諺語"家有地榆皮，不怕燒脱皮；家有地榆炭，不怕皮燒爛"，説的是地榆有很好的治療燒傷、燙傷的作用，將地榆或地榆炭磨粉，麻油調敷，可使滲出液減少，疼痛減輕，癒合加速。

地榆還有止血作用，炒炭後鞣質類成分含量增加和微量元素鈣離子溶出亦增加，而前者有收斂止血作用，後者有促進血液凝固作用，增強了止血作用。

▼ 地榆 | 質堅，氣微，味微苦澀

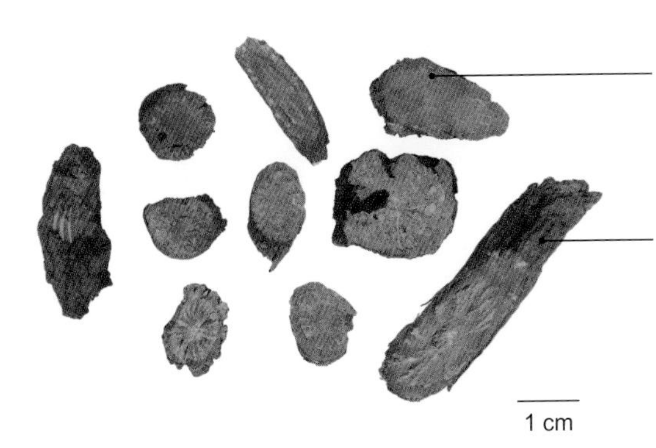

▼ 地榆炭 | 質脆，味較苦澀

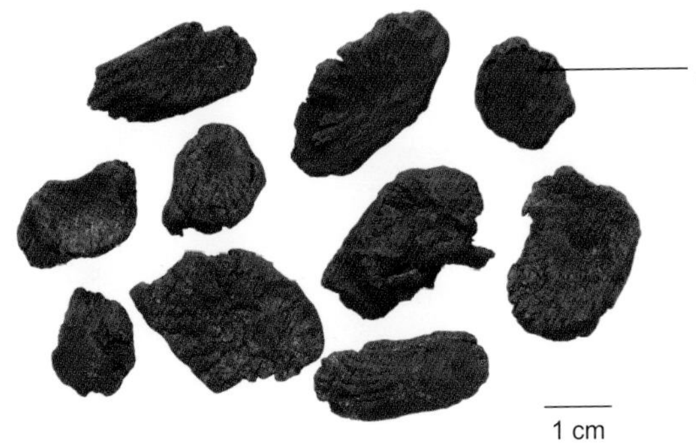

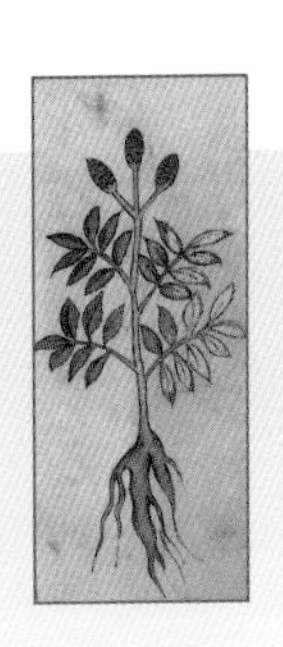

《補遺雷公炮製便覽》地榆圖 ▶

百合

Baihe

學名：Bulbus Lilii

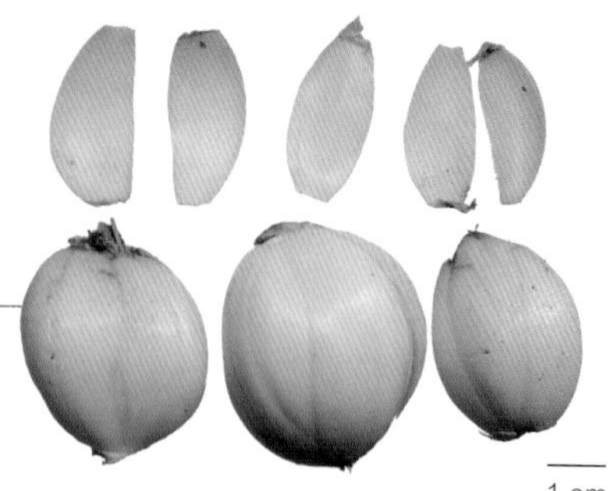

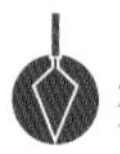
來　源　百合科植物卷丹 *Lilium lancifolium* Thunb. 的乾燥肉質鱗葉。秋季採挖，洗淨，剝取鱗葉，置沸水中略燙，乾燥。

性味功效　甘，寒。養陰潤肺，清心安神。

飲片比較

	製作方法	功效
百合	取原藥材，除去雜質。	**生品**｜以清心安神力勝。用於熱病後餘熱未清，虛煩驚悸，失眠多夢，精神恍惚。
蜜百合	取煉蜜加沸水適量稀釋，淋入淨百合中拌勻，悶透，置炒製容器內用文火炒至不黏手，取出，晾涼。每100公斤淨百合，用煉蜜5公斤。	**製品**｜潤肺止咳的作用增強，用於肺虛久咳，肺癆咳嗽，痰中帶血及肺陰虧損，虛火上炎等證。

評注

《中國藥典》尚收載百合 *Lilium brownii* F. E. Brown var. *viridulum* Baker 或細葉百合 *Lilium pumilum* DC. 的乾燥肉質鱗葉，亦作百合藥用。

百合具有很好的養陰清熱的作用，常用於陰虛內熱導致的一系列疾病，如和現今西醫的癔病，神經官能症類似的百合病就是因為主要以百合來治療而得名。煉蜜有"補脾氣、潤肺燥"之功，故蜜炙可協同增強百合的潤肺止咳作用。

藥食兩用的百合不但治病而且養生，夏、秋之季食用鮮百合可潤燥，由於其有清心安神的作用，還可改善睡眠。

▼ 百合 | 質堅實，粉性，味稍苦澀

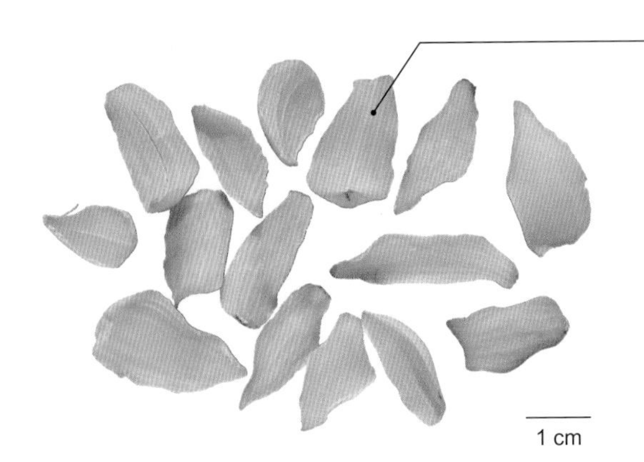

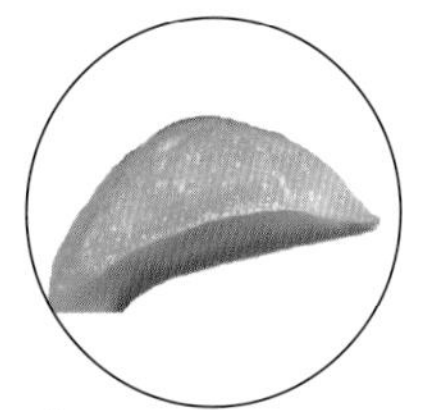

斷面較平坦，角質樣

▼ 蜜百合 | 略帶黏性。氣微，味甜

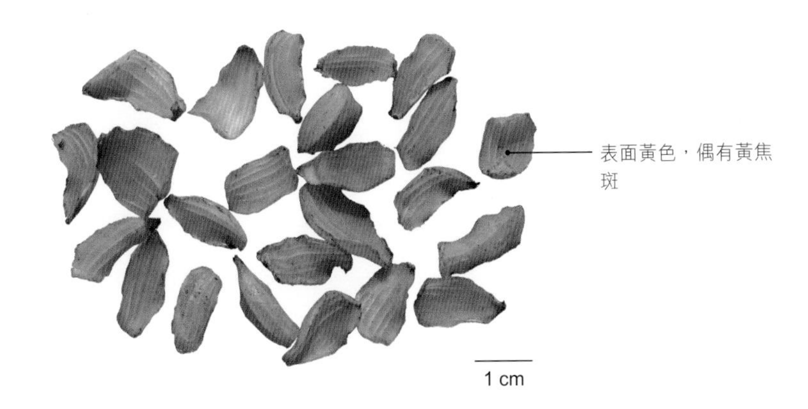

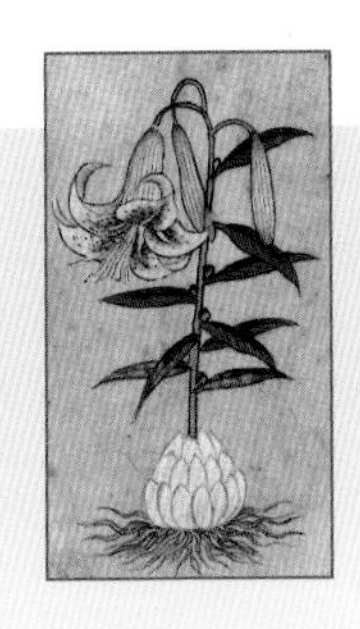

《補遺雷公炮製便覽》百合圖 ▶

百部

Baibu

學名：Radix Stemonae

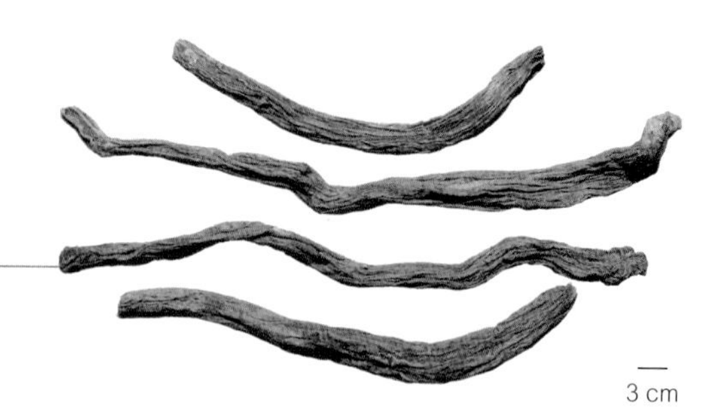

3 cm

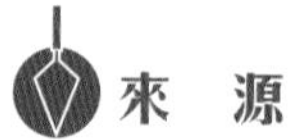

來　源　百部科植物直立百部 *Stemona sessilifolia*（Miq.）Miq. 的乾燥塊根。春、秋二季採挖，除去鬚根，洗淨，置沸水中略燙或蒸至無白心，取出，曬乾。

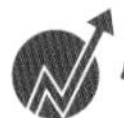

性味功效　甘、苦，微溫。潤肺下氣止咳，殺蟲。

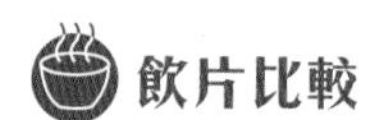

飲片比較

	製作方法	功效
百部	取原藥材，除去雜質，洗淨，潤透，切厚片，乾燥。	生品｜有小毒，對胃有一定刺激性，內服用量不宜過大，以止咳化痰，滅虱殺蟲見長。用於外感咳嗽，疥癬，滅頭蝨、體虱，驅蟯蟲等證。
蜜百部	取煉蜜加沸水適量稀釋，淋入百部片中拌勻，悶透，置炒製容器內用文火炒至不黏手時取出，晾涼。每100公斤百部片，用煉蜜12.5公斤。	製品｜可緩和對胃的刺激性，並增強潤肺止咳的作用。用於肺虛久咳，陰虛勞嗽，痰中帶血以及百日咳等證。

評注

《中國藥典》尚收載同屬植物蔓生百部 *Stemona japonica*（Bl.）Miq. 或對葉百部 *Stemona tuberosa* Lour. 的乾燥塊根，亦作百部藥用。

以蜂蜜來炮製百部主要有兩方面的目的，一是因為生百部對胃腸道有一定的刺激性，蜜炙後可以得到一定的緩解；二還可以通過蜂蜜來協同增強百部的止咳平喘作用。

現代研究也發現百部中所含的生物鹼同時具有中樞性和外周性的止咳作用，百部的提取物對頭蝨等也具有直接的殺滅作用。

▼ 百部 | 質柔潤，氣微、味甘、苦

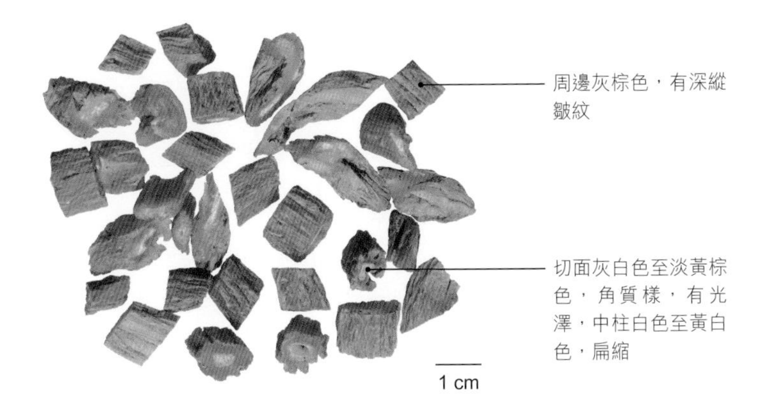

▼ 蜜百部 | 稍有黏性，氣微，味甘

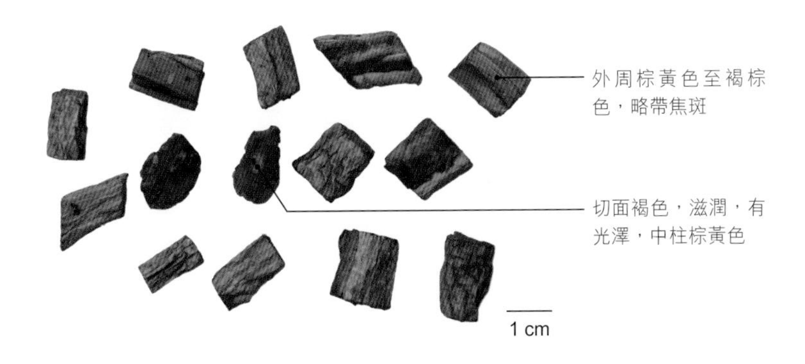

《補遺雷公炮製便覽》百部炮製圖 ▶

《雷公炮炙論》："凡使，採得後，用竹刀劈破，去心皮花，作數十條，於簷下懸，令風吹，待土乾後，卻用酒浸一宿，漉出焙乾，細銼用。"

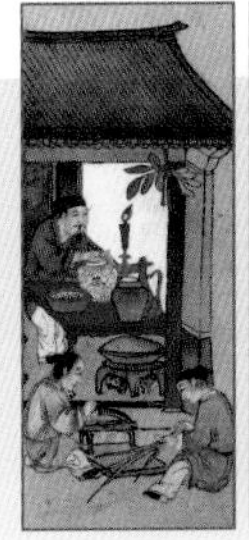

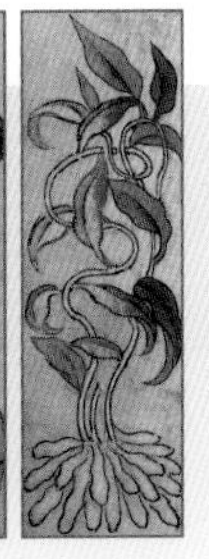

竹茹

Zhuru

學名：Caulis Bambusae in Taenia

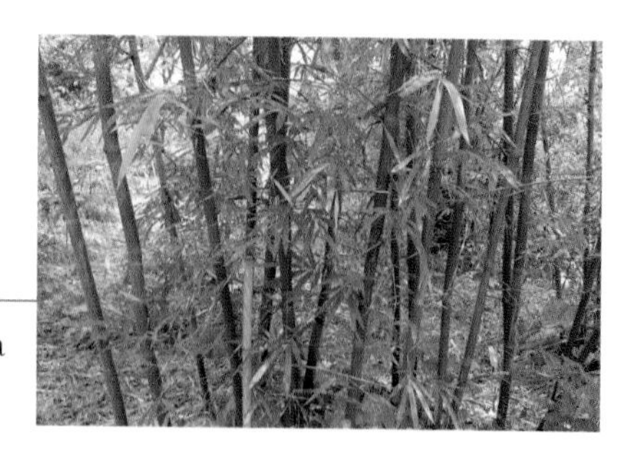

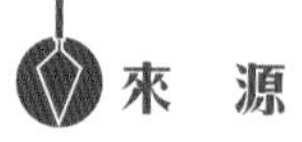

來　源　禾本科植物青稈竹 *Bambusa tuldoides* Munro 的莖稈的乾燥中間層。全年均可採製，取新鮮莖，除去外皮，將稍帶綠色的中間層刮成絲條，或削成薄片，捆扎成束，陰乾。前者稱“散竹茹”，後者稱“齊竹茹”。

性味功效　甘，微寒。清熱化痰，除煩止嘔。

飲片比較

	製作方法	功效
竹茹	取原藥材，除去雜質和硬皮，切段或揉成小團。	**生品**｜長於清熱化痰、除煩，多用於痰熱咳嗽或痰火內擾，心煩不安。
薑竹茹	取竹茹段或小團，加薑汁拌勻，悶潤至薑汁被吸盡後，置炒製容器內，用文火炒至黃色，取出晾涼。每100公斤竹茹，用生薑10公斤。	**製品**｜微寒之性緩和，降逆止嘔的作用增強，多用於噁心嘔吐。

評注

《中國藥典》尚收載大頭典竹 *Sinocalamus beecheyanus*（Munro）McClure var. *pubescens* P.F. Li 或淡竹 *Phyllostachys nigra*（Lodd.）Munro var. *henonis*（Mitf.）Stapf ex Rendle 的莖稈的乾燥中間層，以作為竹茹藥用。

竹茹含有生物鹼類、鞣質類、皂苷類、氨基酸類、有機酸類等多種成分。生竹茹清熱除煩的作用較強，現代藥理實驗亦證實，其對傷寒桿菌、枯草桿菌等多種細菌有較強的抗菌作用。竹茹用薑汁炙法炮製，主要是利用生薑的辛溫之性，來緩和竹茹的微寒之性，並且還可增強竹茹的化痰止嘔作用。

▼ 竹茹 | 體輕鬆，質柔韌，有彈性。氣微，味淡

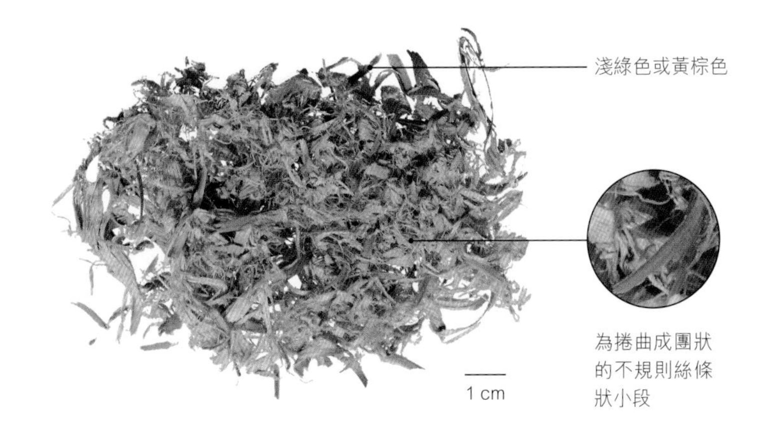

▼ 薑竹茹 | 味辛，有薑的氣味

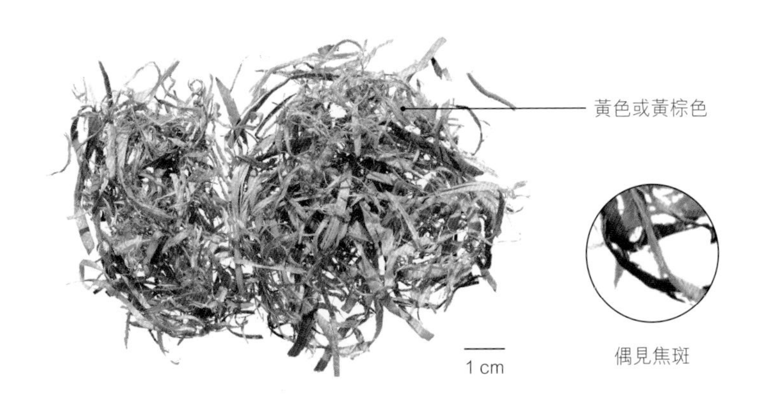

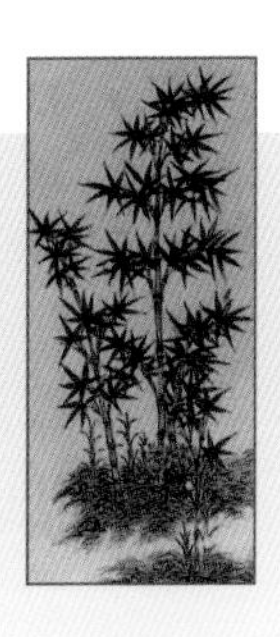
《本草品匯精要》淡竹圖 ▶

肉豆蔻

Roudoukou

學名：Semen Myristicae

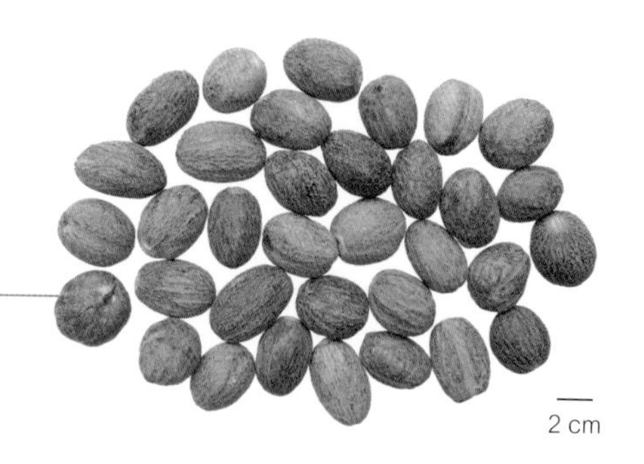

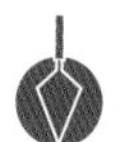
來　源　肉豆蔻科植物肉豆蔻 *Myristica fragrans* Houtt.的乾燥種仁。

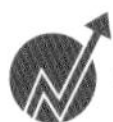
性味功效　辛，溫。溫中行氣，澀腸止瀉。

飲片比較

	製作方法	功效
肉豆蔻	取原藥材，除去雜質，洗淨，乾燥。	生品｜雖有消食止嘔之說，但因含大量油脂，有滑腸之弊，並具有較強的刺激性，故較少使用。
煨肉豆蔻	1. 取淨肉豆蔻，加入麩皮，麩煨溫度150~160℃，約15分鐘，至麩皮呈焦黃色，肉豆蔻呈棕褐色，表面有裂隙時取出，篩去麩皮，放涼。用時搗碎。每100公斤肉豆蔻，用麩皮40公斤。 2. 取淨肉豆蔻用麵粉加適量水拌勻，逐個包裹或用清水將肉豆蔻表面濕潤後，如水泛丸法裹麵粉3~4層，倒入已炒熱的滑石粉或沙中，拌炒至面皮呈焦黃色時，取出，過篩，剝去面皮，放涼。每100公斤肉豆蔻，用滑石粉50公斤。	製品｜固澀作用增強，常用於脾胃虛寒，久瀉不止，脘腹脹痛，食少嘔吐。

評注

肉豆蔻中含有大量的揮發油和脂肪油，其中一些成分如肉豆蔻醚具毒性，有致幻作用。經煨製後，揮發油顏色加深，比重、折光率、旋光度均有所改變，所含的肉豆蔻醚亦降低，故炮製能減毒。

煨製過程中的溫度和時間是影響炮製品質的主要因素，若溫度高、時間短，易造成"外焦內生"的現象，樣品中肉豆蔻醚的含量變化不大，説明炮製程度不夠。一般認為在170℃ ~190℃下煨20分鐘為宜。

▼ 肉豆蔻 | 氣味濃烈，味辛而微苦

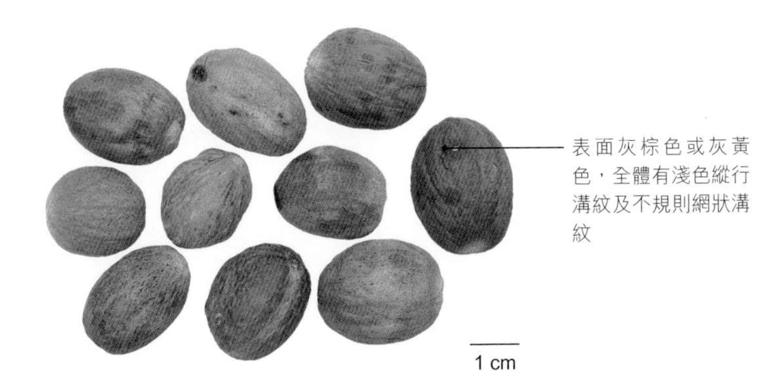

▼ 煨肉豆蔻 | 香氣更濃烈，味辛辣

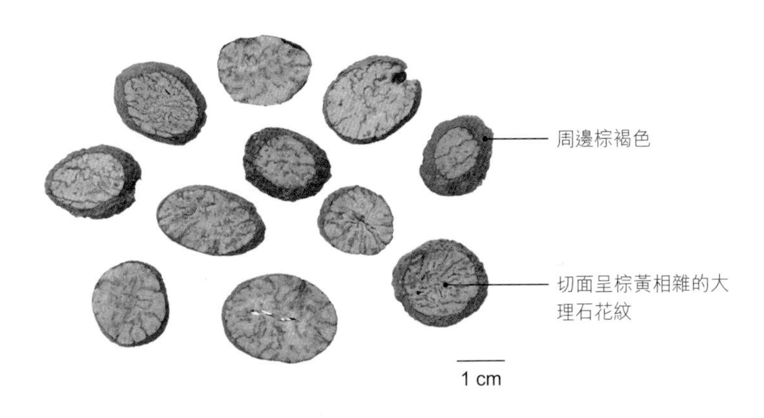

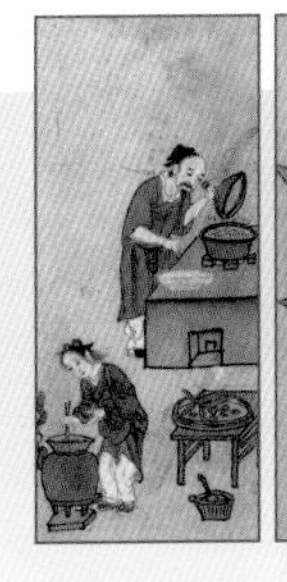
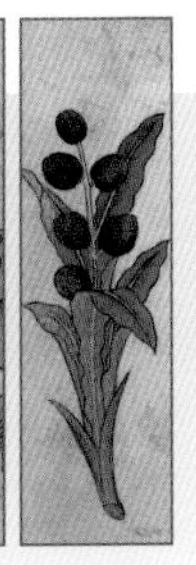

《補遺雷公炮製便覽》肉豆蔻炮製圖 ▶
《雷公炮炙論》記載："凡使，須以糯米作粉，使熱湯搜裹豆蔻，於煻灰中炮，待米團子焦黃熟，然後出，去米，其中有子取用。勿令犯銅。"

肉蓯蓉

Roucongrong

學名：Herba Cistanches

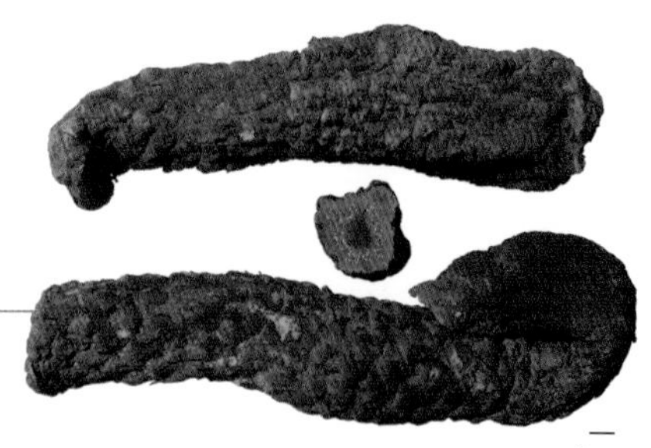

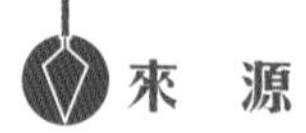

來　源　列當科植物肉蓯蓉 *Cistanche deserticola* Y. C. Ma 的乾燥帶鱗葉的肉質莖。多於春季苗未出土或剛出土時採挖，除去花序，切段，曬乾。

性味功效　甘、鹹，溫。補腎陽，益精血，潤腸通便。

飲片比較

	製作方法	功效
肉蓯蓉	取原藥材，除去雜質，洗淨，潤透，切厚片，乾燥。	生品｜以補腎止濁，滑腸通便力強。多用於腎氣不足，便秘，白濁。
酒蓯蓉	取淨肉蓯蓉片，加黃酒拌勻，置適宜的容器內，加熱燉或蒸至酒吸盡，表面顯黑色或黑棕色。每100公斤肉蓯蓉片，用黃酒20公斤。	製品｜補腎助陽作用增強。多用於陽痿，腰痛，不孕。

評注

《中國藥典》尚收載管花肉蓯蓉 *Cistanche tubulosa*（Schrenk）Wight 的乾燥帶鱗葉的肉質莖，亦作肉蓯蓉藥用。

肉蓯蓉始載於《神農本草經》，列為上品，南北朝始創酒酥製法炮製。現代沿用的酒製法始見於宋代。肉蓯蓉經過酒蒸製之後壯陽補益作用增強，潤下作用緩和，化學成分分析顯示其中所含的甜菜鹼含量顯著提高。

肉蓯蓉較為名貴，有"沙漠人參"的稱號，是保健產品的主要原料之一。由於被大量採挖，其數量已急劇減少，屬瀕危物種，需注意保護，積極進行人工繁殖。

▼ 肉蓯蓉 | 氣微，味甜、微苦

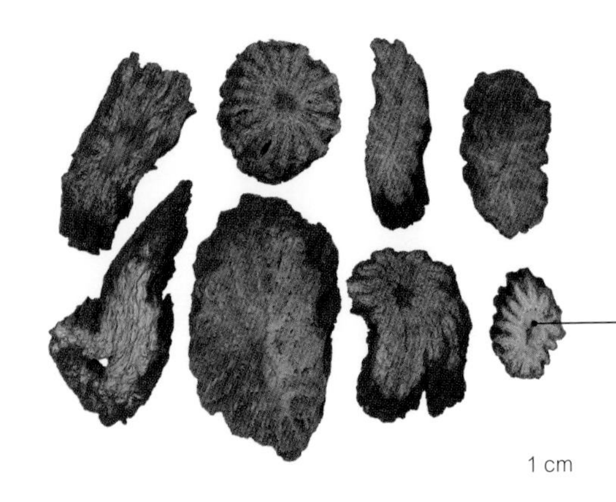

1 cm

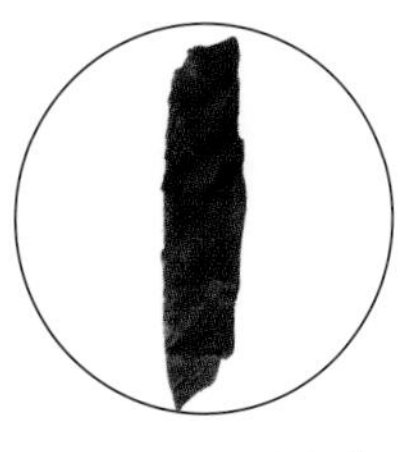

周邊棕褐色或灰棕色，有的可見肉質鱗葉

切面黃棕色至棕褐色，淡棕色"筋脈點"排列成波狀環紋

▼ 酒蓯蓉 | 質柔潤，味微甜，微有酒氣

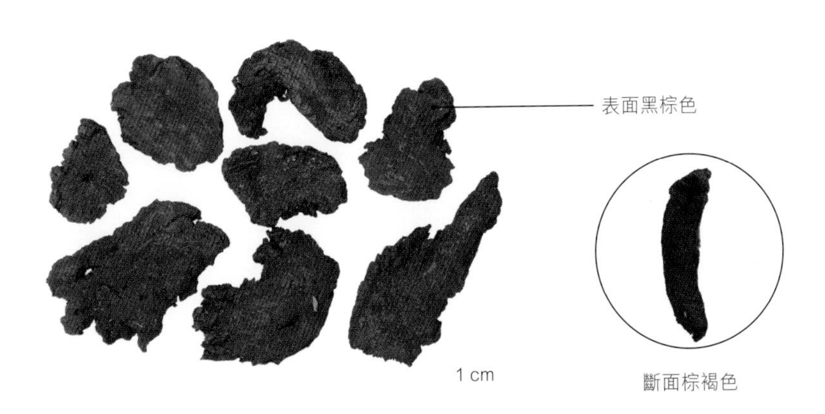

表面黑棕色

1 cm

斷面棕褐色

《補遺雷公炮製便覽》肉蓯蓉炮製圖 ▶

《雷公炮炙論》記載："凡使，先須用清酒浸一宿，至明，以棕刷刷去沙土浮甲盡，劈破中心，去白膜一重，如竹絲草樣。是此偏隔人心前氣不散，令人上氣不出。凡使用，先須酒浸，並刷草了，卻蒸，從午至酉，出，又用酥炙得所。"

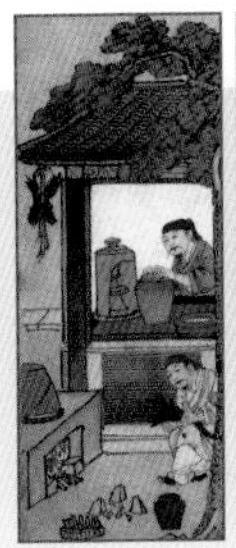

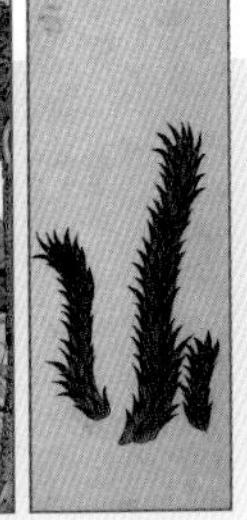

艾葉

Aiye

學名：Folium Artemisiae Argyi

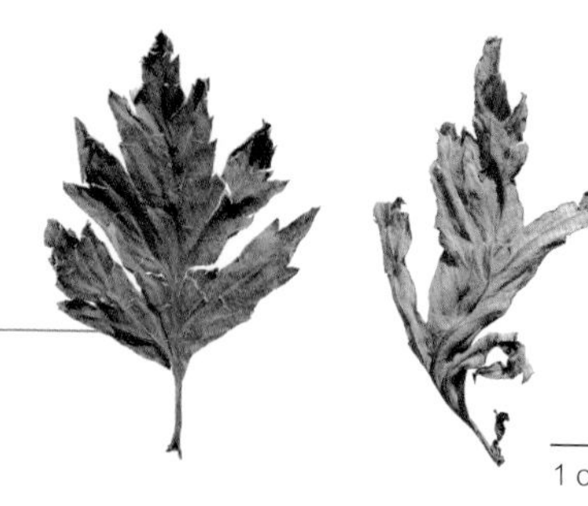

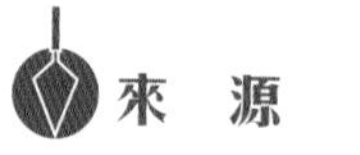

來　源

菊科植物艾 *Artemisia argyi* Levl. et Vant. 的乾燥葉。夏季花未開時採摘，除去雜質，曬乾。

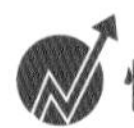

性味功效

辛、苦，溫；有小毒。散寒止痛，溫經止血。

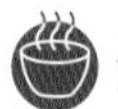

飲片比較

	製作方法	功效
艾葉	取原藥材，除去雜質及梗，篩去灰屑。	生品｜擅於理氣血，散風寒濕邪。多用於少腹冷痛，經寒不調，皮膚濕疹瘙癢。
艾絨	取淨艾葉，置適當容器內，搗成絨狀，篩去粉末，揀去葉脈、粗梗，備用。	製品｜功用與艾葉相似，藥力較優。同時還為中醫灸法裏艾條、艾炷的製備原料。
醋艾炭	取淨艾葉，置熱鍋內，用武火炒至表面焦黑色，噴醋，炒乾。每艾葉100公斤，用醋15公斤。	製品｜辛散之性大減，溫經止血力強。多用於虛寒性出血證。

評注

“清明插柳，端午插艾”，在端午節，中國人常將艾插於門眉。這是因為艾的莖、葉都含有揮發油，所產生的奇特芳香，可驅蚊蠅、蟲蟻，淨化空氣。在中醫藥裏艾葉的作用遠不止這些，還可溫經通脈，逐寒止痛；碾成絨後製成的艾柱，是針灸裏灸法的主要原料，故艾又稱灸草；製炭後還有溫經止血的作用。

但艾葉也有一定毒性，主要表現為中樞神經毒性和肝細胞代謝障礙，會招致子宮充血、出血，孕婦尤其要慎用。

▼ 艾葉 | 質柔軟，氣清香，味苦

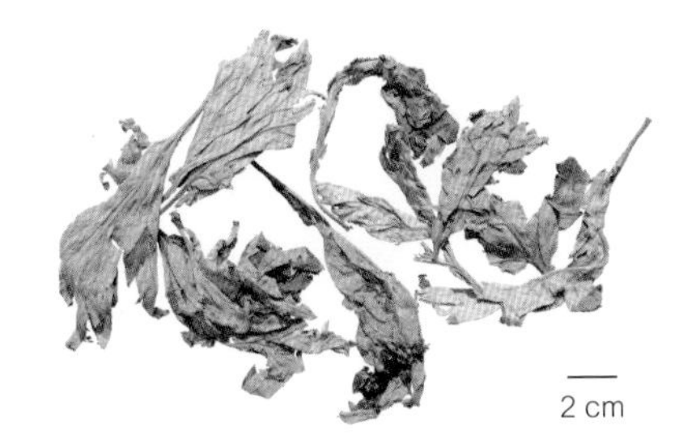
2 cm

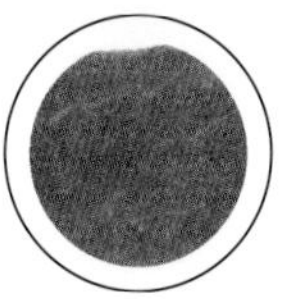
上表面灰綠色或深黃綠色，有稀疏的柔毛及腺點

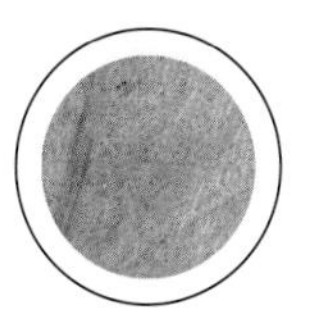
下表面密生灰白色絨毛

▼ 艾條和艾絨 | 質柔軟，氣清香，味苦

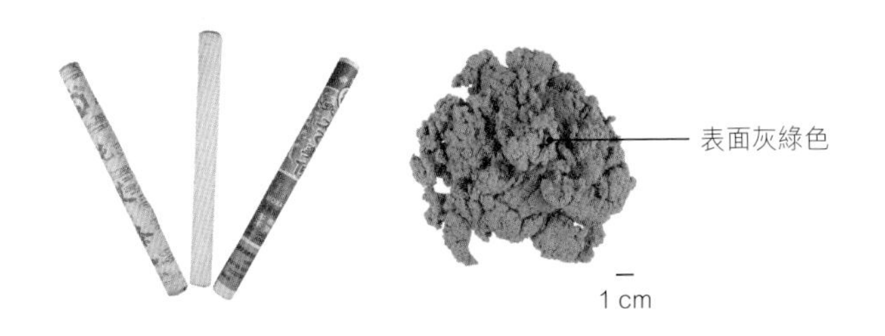
表面灰綠色
1 cm

▼ 醋艾炭 | 質輕柔，氣清香，味酸苦

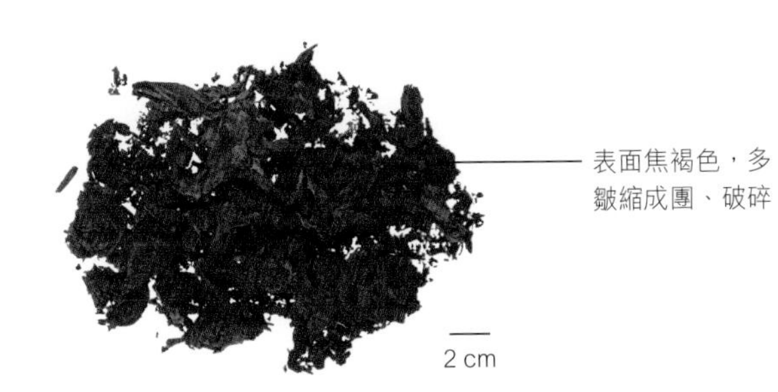
表面焦褐色，多皺縮成團、破碎
2 cm

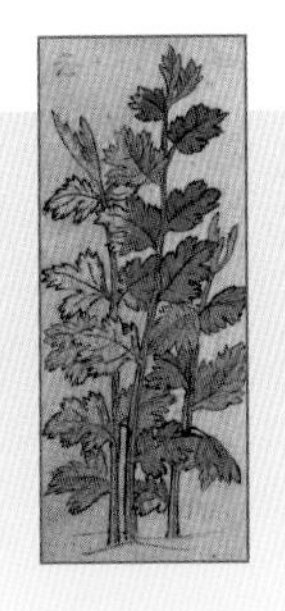
《補遺雷公炮製便覽》艾葉圖 ▶

何首烏

Heshouwu

學名：Radix Polygoni Multiflori

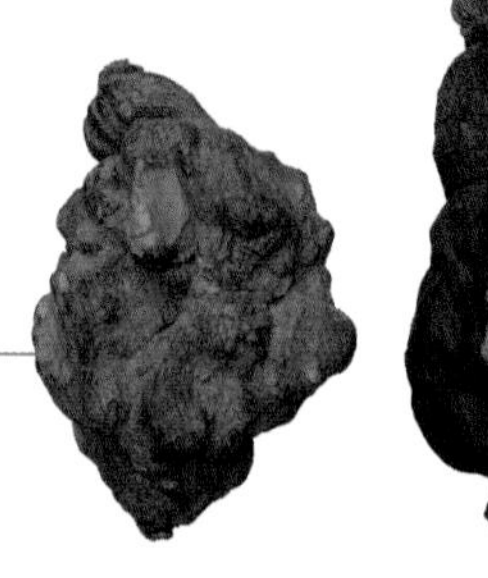
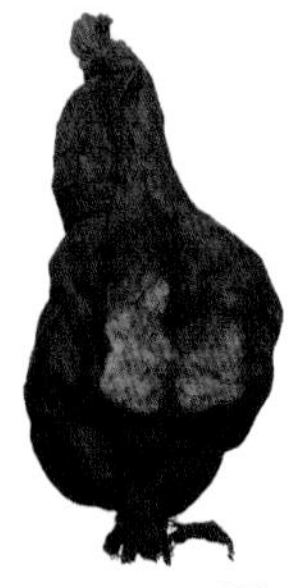
2 cm

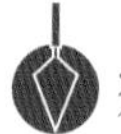

來　源　蓼科植物何首烏 *Polygonum multiflorum* Thunb. 的乾燥塊根。秋、冬二季葉枯萎時採挖，削去兩端，洗淨，個大的切成塊，乾燥。

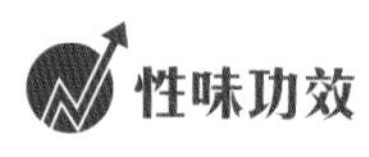

性味功效　苦、甘、澀，溫。具有補肝腎，益精血，潤腸通便，解毒消癰的功效。

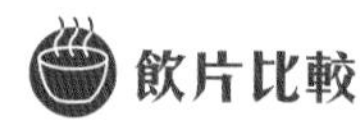

飲片比較

	製作方法	功效
何首烏	除去雜質，洗淨，稍浸，潤透，切厚片或塊，乾燥。	**生品**｜苦泄性平兼發散，具有解毒，消癰，潤腸通便的作用。用於瘰癧瘡癰，風疹瘙癢，腸燥便秘等。
製何首烏	取何首烏片或塊，用黑豆汁拌勻，置非鐵質蒸製容器內，密閉，燉至汁液被吸盡，或黑豆汁拌勻後蒸或直接清蒸至內外均呈棕褐色時，取出，乾燥。每100公斤何首烏片（塊），用黑豆10公斤。	**製品**｜味甘而厚則入陰，增強滋陰補腎，養肝益血，烏鬚髮，強筋骨的功能。用於血虛萎黃，眩暈耳鳴，鬚髮早白，腰膝酸軟，肢體麻木，崩漏帶下，久瘧體虛等。

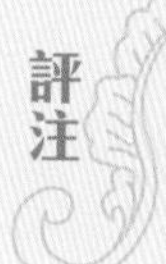

評注

何首烏具有補肝腎，烏鬚髮，強筋骨的作用，在中國有着數千年的使用歷史，何首烏的補益作用主要指的是製何首烏。

生何首烏由於含有蒽醌苷類成分，有滑腸致瀉的副作用，且有一定的毒性，故採用具有解毒作用的黑豆汁拌蒸，一方面使蒽醌苷類成分分解，緩和瀉下作用，另一方面還可消除毒性，使藥味由苦轉甘，藥效由泄轉補。

▼ 何首烏 | 質堅實，粉性，味稍苦澀

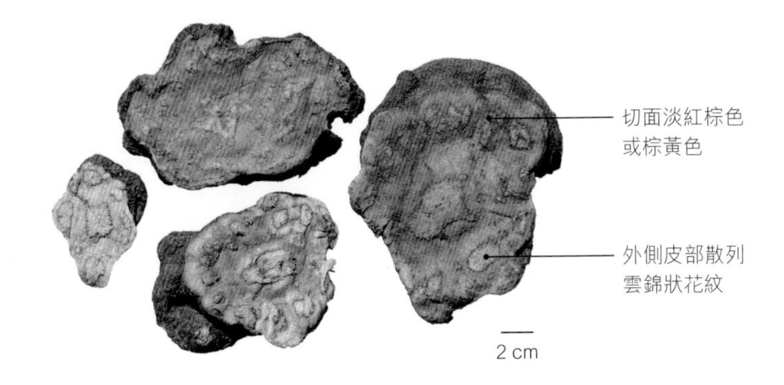

▼ 製何首烏 | 氣微，味微甘而苦澀

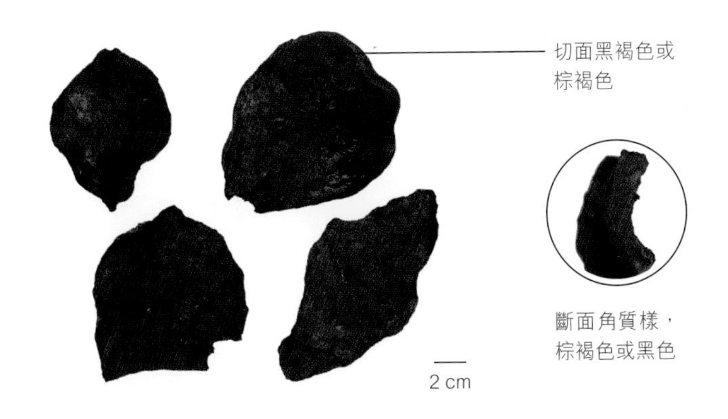

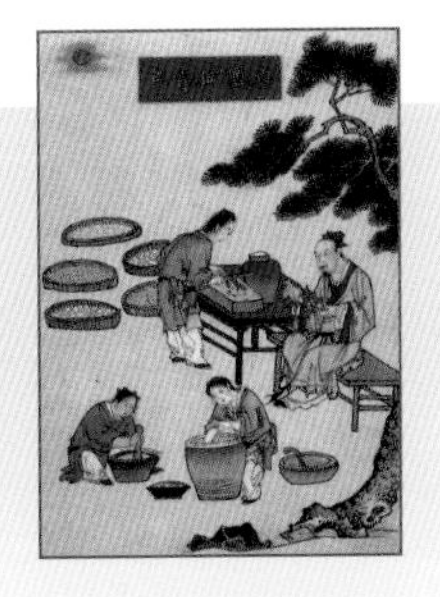

《補遺雷公炮製便覽》何首烏炮製圖 ▶
《雷公炮炙論》："春夏採，臨用之以苦竹刀切，米泔浸，經宿暴乾。"

吳茱萸

Wuzhuyu

學名：Fructus Evodiae

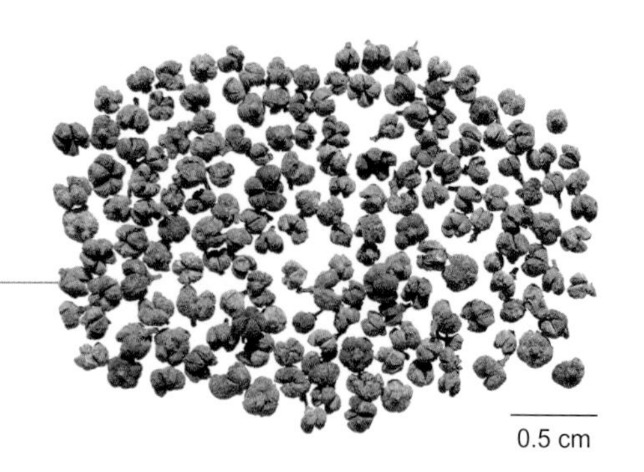

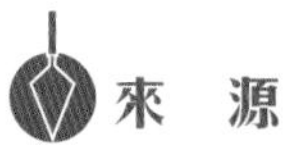

來　源

芸香科植物吳茱萸 *Evodia rutaecarpa*（Juss.）Benth. 的乾燥將近成熟果實。8~11月果實尚未開裂時，剪下果枝，曬乾或低溫乾燥，除去枝、葉、果梗等雜質。

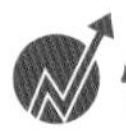

性味功效

辛、苦，熱；有小毒。散寒止痛，降逆止嘔，助陽止瀉。

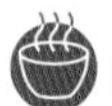

飲片比較

	製作方法	功效
吳茱萸	取原藥材，除去雜質。	生品｜多外用，長於祛寒燥濕，用於口瘡，高血壓症，濕疹，牙痛等。
製吳茱萸	取甘草片，加適量水，煎湯，去渣，加入淨吳茱萸拌勻，悶潤吸盡後，文火炒至微乾，取出，曬乾。每吳茱萸100公斤，用甘草6公斤。	製品｜毒性和燥性降低，常供內服，多用於厥陰頭痛，行經腹痛，脘腹冷痛，嘔吐吞酸，寒疝腹痛，寒濕腳氣，五更泄瀉。

評注

《中國藥典》尚收載石虎 *Evodia rutaecarpa*（Juss.）Benth. var. *officinalis*（Dode）Huang 或疏毛吳茱萸 *Evodia rutaecarpa*（Juss.）Benth. var. *bodinieri*（Dode）Huang 的乾燥將近成熟果實，亦作吳茱萸藥用。

“獨在異鄉為異客，每逢佳節倍思親。遙知兄弟登高處，遍插茱萸少一人。”這是唐朝詩人王維膾炙人口一首詩，其中的茱萸即是吳茱萸。吳茱萸為辛溫之品，氣味辛辣，有芳香辟穢的作用，雅號“辟邪翁”，古人常用來佩戴，達到健康防病的目的。但吳茱萸有小毒，生品主要是外用，炮製後方可內服，其中最常用的炮製方法即為甘草製，因為甘草既有較強的解毒作用，又能甘緩益氣，最適抑制吳茱萸過於辛熱走散，耗氣傷陰之弊。

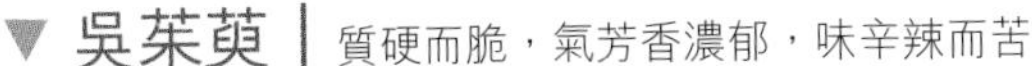

▼ 吳茱萸 | 質硬而脆，氣芳香濃郁，味辛辣而苦

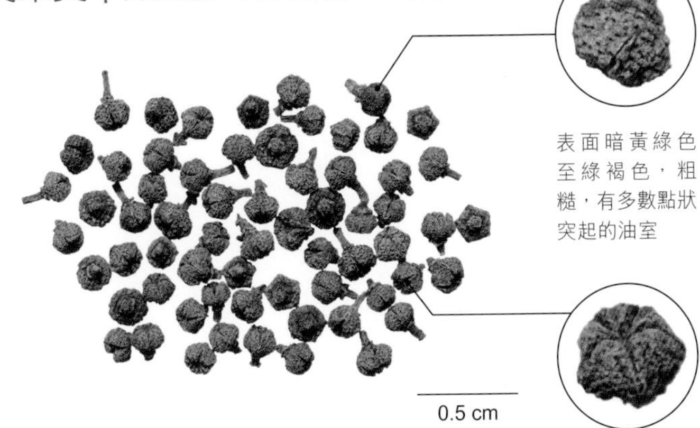

頂面稍下凹，呈
五角星狀裂隙

▼ 製吳茱萸 | 香氣減弱

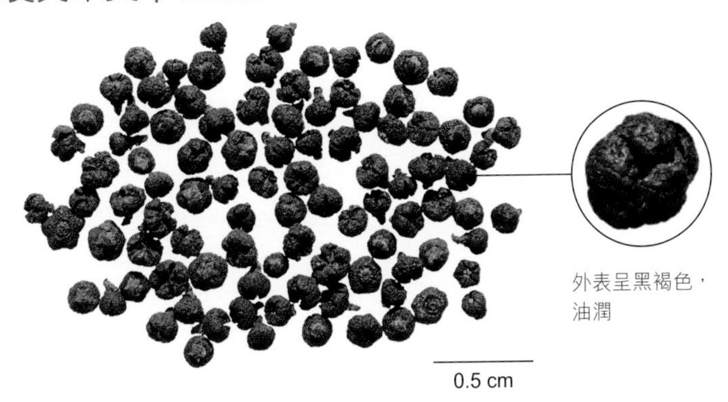

《補遺雷公炮製便覽》吳茱萸炮製圖 ▶

《雷公炮炙論》:“凡使，先去葉、核並雜物了，用大盆一口，使鹽水洗一百轉，自然無涎，日乾，任入丸散中用。修事十兩，用鹽二兩，研作末，投東流水四斗中，分作一百度洗，別有大效。若用醋煮，即先沸醋三十餘沸，後入茱萸，待醋盡，曬乾。每用十兩，使醋一鎰為度。”

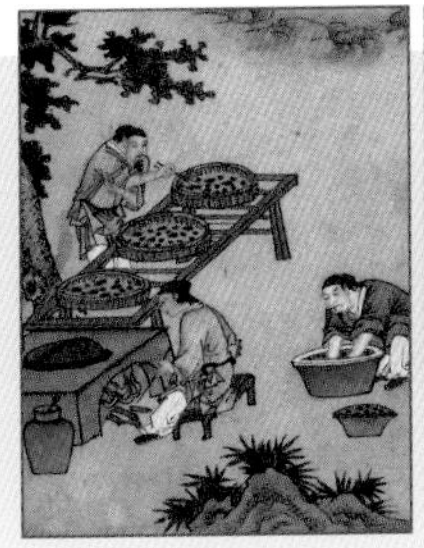

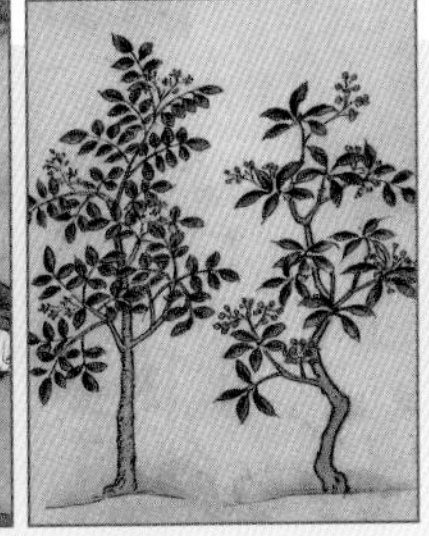

杜仲

Duzhong

學名：Cortex Eucommiae

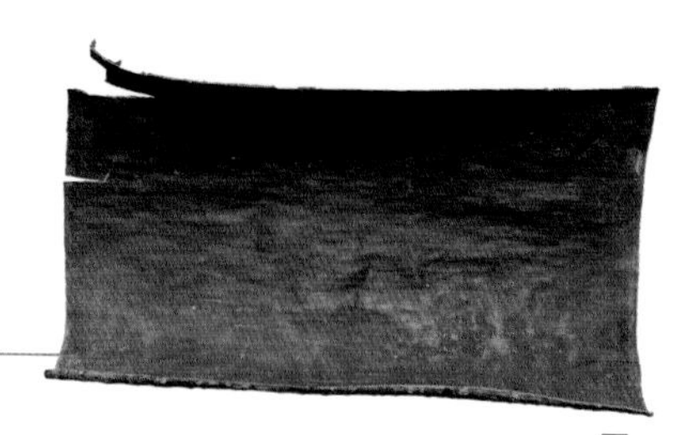

4 cm

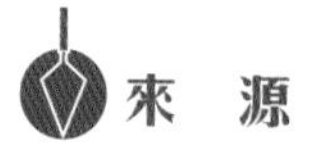

來　源　杜仲科植物杜仲 *Eucommia ulmoides* Oliv. 的乾燥樹皮。4~6月剝取，刮去粗皮，堆置“發汗”皮紫褐色，曬乾。

性味功效　甘，溫。補肝腎，強筋骨，安胎。

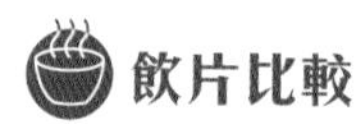

飲片比較

	製作方法	功效
杜仲	加工方法：取原藥材，除去雜質，刮去殘留粗皮，洗淨，切塊或絲，乾燥。	生品｜益肝補腎。多用於頭目暈眩，濕重腰痛。
鹽杜仲	炮製方法：取杜仲塊或絲，用鹽水拌勻，悶潤至鹽水被吸盡，用中火炒至斷絲、表面焦黑色，取出，晾涼。每100公斤杜仲塊或絲，用食鹽2公斤。	製品｜可直走下焦，增強補益肝腎的作用。用於腎虛腰痛，陽痿滑精，胎元不固等。

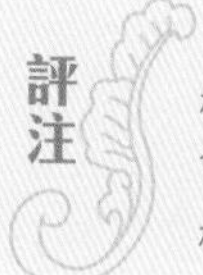

評注

杜仲淨製時需刮去外表粗皮，研究顯示外表粗皮本身不但有效成分含量甚少，且會阻礙有效成分的煎出。

杜仲鹽炙傳統要求“斷絲而不焦化”，這是因為杜仲絲雖然為鑒別杜仲藥材的特徵之一，但其本身並非有效成分，且會阻礙藥效的發揮。

▼ 杜仲 | 質脆，易折斷，氣微，味稍苦

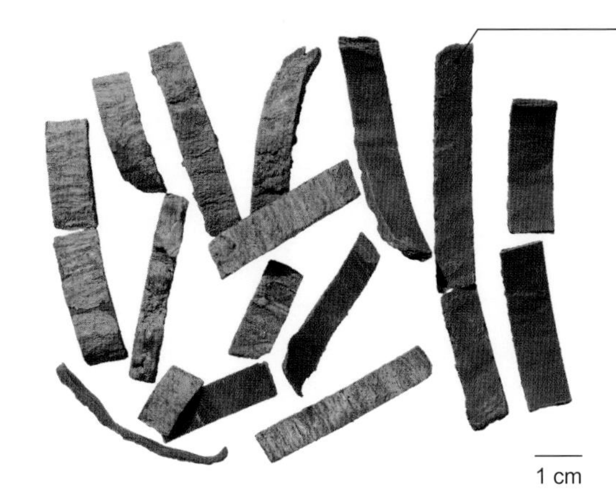

外表面淡棕色或灰褐色，內表面暗紫色

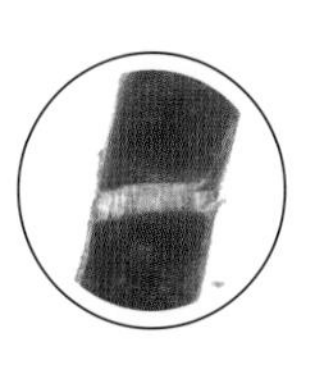

1 cm

斷面有細密、銀白色、富彈性的橡膠絲相連

▼ 鹽杜仲

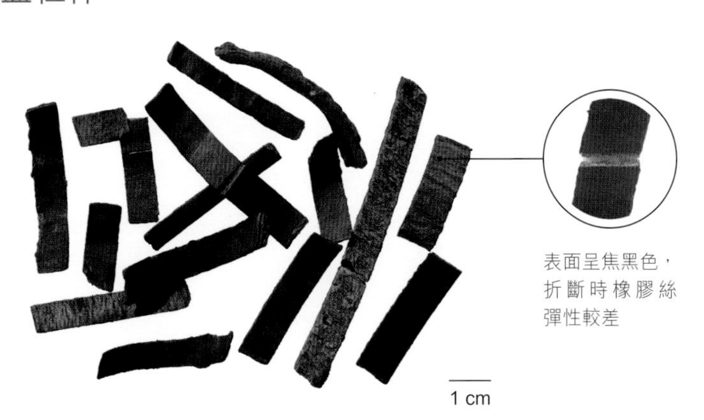

表面呈焦黑色，折斷時橡膠絲彈性較差

1 cm

《補遺雷公炮製便覽》杜仲炮製圖 ▶

《雷公炮炙論》："凡使，先須削去粗皮。用酥蜜和作一處，炙之盡為度，炙乾了，細銼用。凡修事一斤，酥二兩，蜜三兩，二味相和令一處用。"

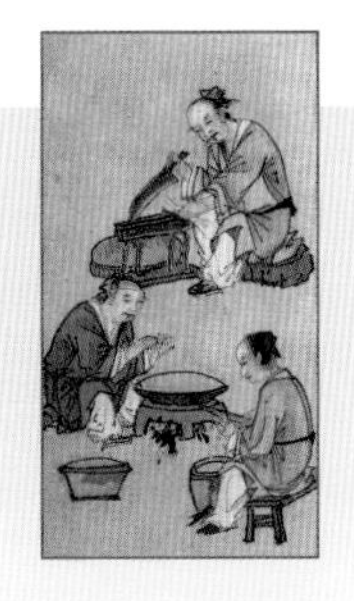

決明子

Juemingzi

學名：Semen Cassiae

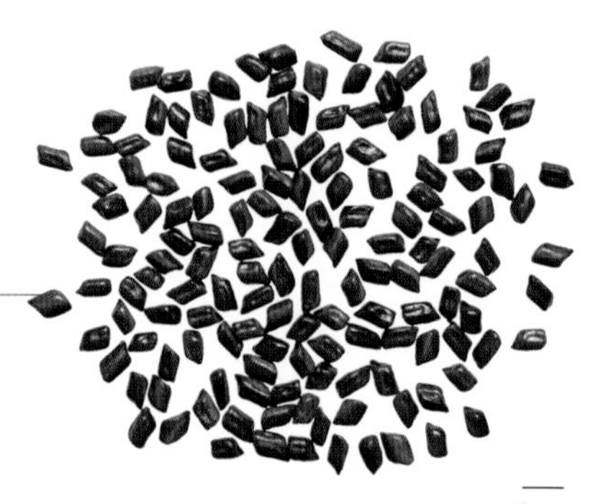

1 cm

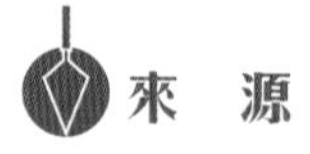

來　源　豆科植物決明 *Cassia obtusifolia* L. 或小決明 *Cassia tora* L. 的乾燥成熟種子。秋季採收成熟果實，曬乾，打下種子，除去雜質。

性味功效　甘、苦、鹹，微寒。清熱明目，潤腸通便。

飲片比較

	製作方法	功效
決明子	取原藥材，除去雜質，洗淨，乾燥。用時搗碎。	生品｜長於清肝熱，潤腸燥。常用於目赤腫痛，大便秘結。
炒決明子	取淨決明子，置炒製容器內，用文火炒至微鼓起，並逸出香氣時，取出，放涼。用時搗碎。	製品｜寒瀉之性減弱，有平肝養腎之功。可用於頭痛、頭暈，青盲內障。

評注

生決明子中蒽醌類成分主要以結合型存在，故瀉熱通便作用較強，但其質地堅硬，搗碎困難，水分難於滲入，影響煎出效果。炒決明子清熱瀉下作用減弱，補肝明目作用增強，這是由於炒後結合型蒽醌減少，微量元素易於溶出，氨基酸和多糖含量不受影響，導致瀉下成分和補益成分比例發生改變，從而出現藥效上的差異。

目前臨床上決明子專用於通便者較少，用於目疾和肝陽頭痛者較多，且炒後質地酥脆，易於搗碎，煎出效果好，清肝與通便作用仍較明顯，故炒決明子為臨床常用。

▼ 決明子 | 質堅硬，不易破碎，氣微，味微苦

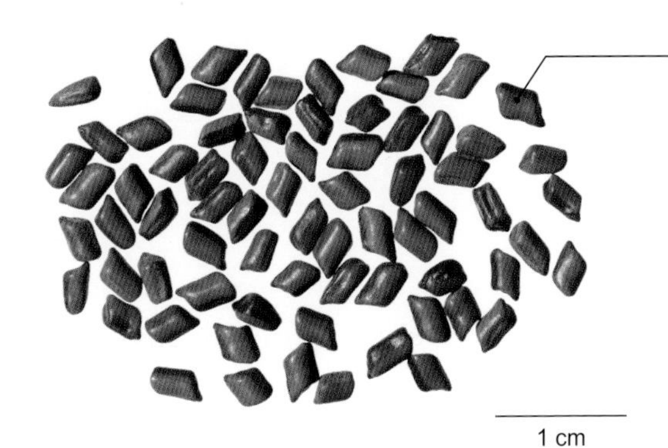

表面暗棕色或綠棕色，平滑有光澤，一端較平坦，另端斜尖，背腹面各有一條突起的棱線，棱線兩側各有一條斜向對稱而色較淺的線形凹紋

▼ 炒決明子 | 質稍脆，具焦香氣

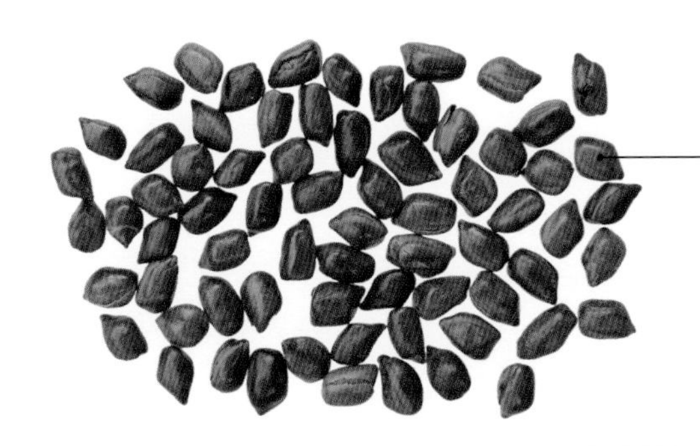

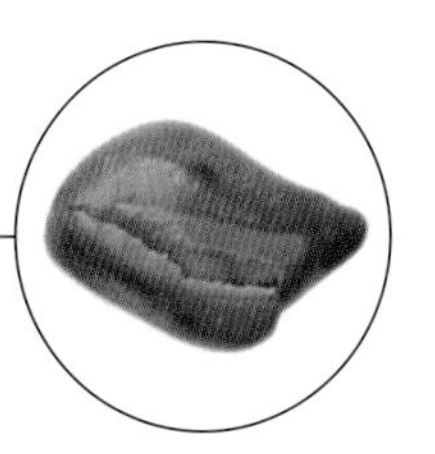

表面顏色加深，偶有焦斑，微鼓起，種皮破裂

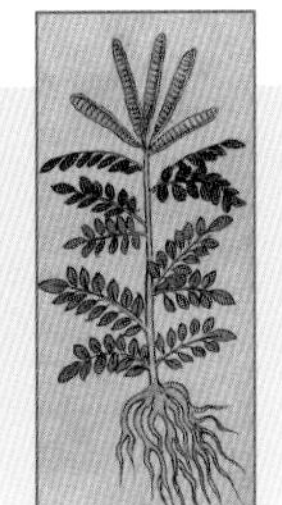

《補遺雷公炮製便覽》決明子圖 ▶

延胡索

Yanhusuo

學名：Rhizoma Corydalis

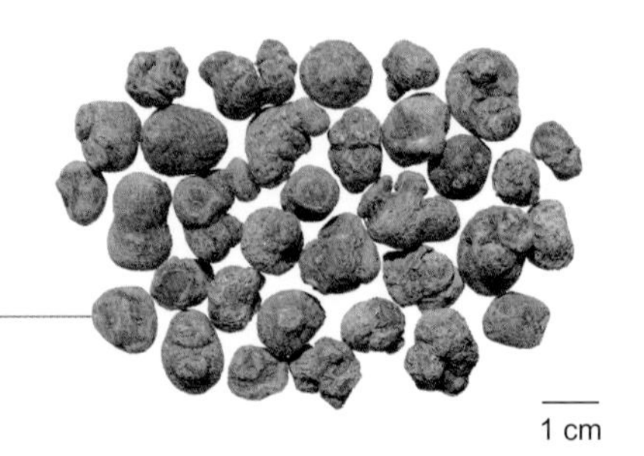

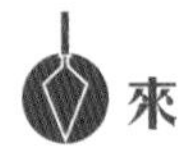

來　源　罌粟科植物延胡索 *Corydalis yanhusuo* W. T. Wang 的乾燥塊莖。夏初莖葉枯萎時採挖，除去鬚根，洗淨，置沸水中煮至恰無白心時，取出，曬乾。

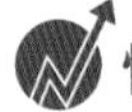

性味功效　辛、苦，溫。活血，利氣，止痛。

飲片比較

	製作方法	功效
延胡索	取原藥材，除去雜質，洗淨，稍浸，潤透，切厚片，乾燥；或洗淨乾燥，用時搗碎。	**生品**｜有行氣止痛作用，但止痛有效成分不易煎出，效果欠佳。
醋延胡索	1. 取淨延胡索，置適當容器內，加定量米醋和適量清水至平藥面，文火煮至透心，醋液被吸盡，取出；晾至半乾，切厚片，乾燥；或乾燥，用時搗碎。每100公斤延胡索，用米醋20公斤。 2. 取延胡索片，加米醋拌勻，悶潤至醋被吸盡後，置炒製容器內，用文火炒乾，取出，放涼。每100公斤延胡索，用米醋20公斤。	**製品**｜增強行氣止痛作用，廣泛用於身體各部位的多種疼痛證候，如用於肝鬱氣滯，脅肋疼痛；胃氣阻滯，脘腹疼痛；瘀血阻滯，經閉腹痛；氣滯血郁，心腹冷痛等。

評注

延胡索有顯著的鎮痛作用，其效價為阿片的1/10，其有效成分為以延胡索乙素為代表的生物鹼類。但此類成分水溶性較差，煎煮時不易煎出，導致效果欠佳，故臨床多用醋製品。醋製後，游離的生物鹼與醋酸結合生成醋酸鹽而使水溶性大大提高。從而在醋製延胡索飲片的煎液中，總生物鹼含量顯著提高，增強了止痛作用。

▼ 延胡索 | 質硬而脆，氣微，味苦

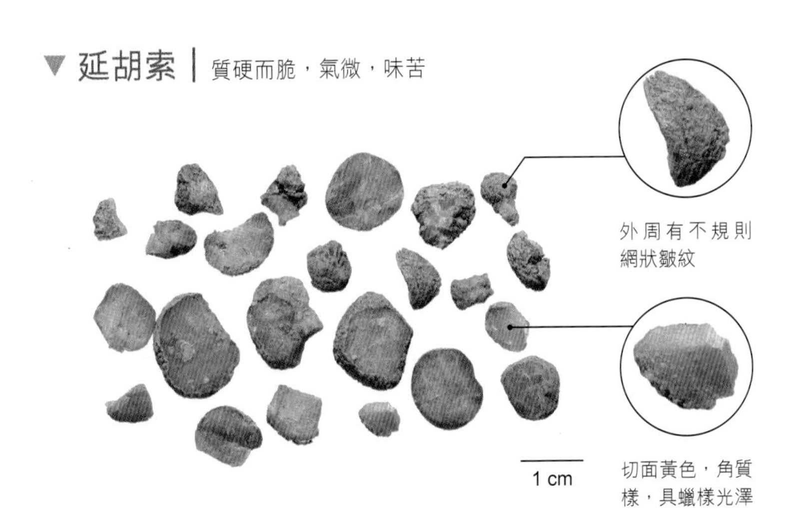

▼ 醋延胡索 | 略有醋氣，味苦

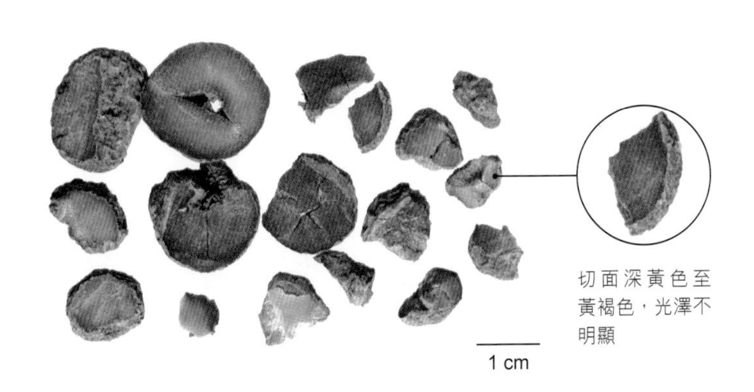

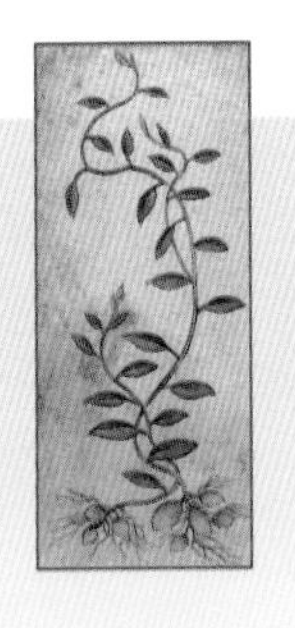

《補遺雷公炮製便覽》延胡索圖 ▶

枇杷葉

Pipaye

學名：Folium Eriobotryae

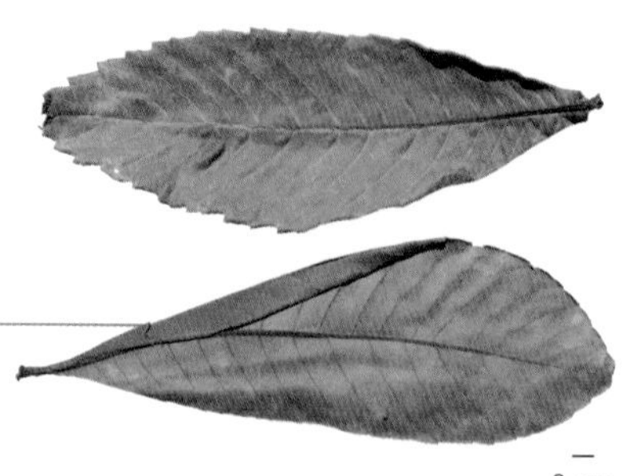
3 cm

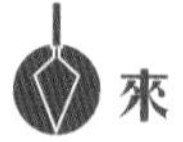

來　源　薔薇科植物枇杷 *Eriobotrya japonica*（Thunb.）Lindl. 的乾燥葉。全年均可採收，曬至七、八成乾時，紮成小把，再曬乾。

性味功效　苦，微寒。清肺止咳，降逆止嘔。

飲片比較

	製作方法	功效
枇杷葉	除去絨毛，用水噴潤，切絲，乾燥。	**生品**｜長於清肺止咳，降逆止嘔，多用於肺熱咳嗽，氣逆喘急，胃熱嘔逆。
蜜枇杷葉	取煉蜜加沸水適量稀釋，淋入枇杷葉中拌勻，悶透，置炒製容器內用文火炒至不黏手，取出，放涼。每100公斤枇杷葉絲，煉蜜20公斤。	**製品**｜潤肺止咳作用增強，多用於肺燥或肺陰不足，咳嗽痰稠等。

評注

枇杷葉在炮製時需刷去絨毛，否則會引起咳嗽，現代研究發現，枇杷葉的絨毛與葉的化學成分基本相同，絨毛中並不含有能致咳或產生其他副作用的特異化學成分，只是葉中皂苷的含量明顯高於絨毛中的含量。所以古代本草書籍所謂"布拭去毛，不爾射入肺，令咳不已"，主要是由於絨毛從呼吸道直接吸入，刺激咽喉黏膜而導致咳嗽。

▼ 枇杷葉 | 革質而脆，無臭，味微苦

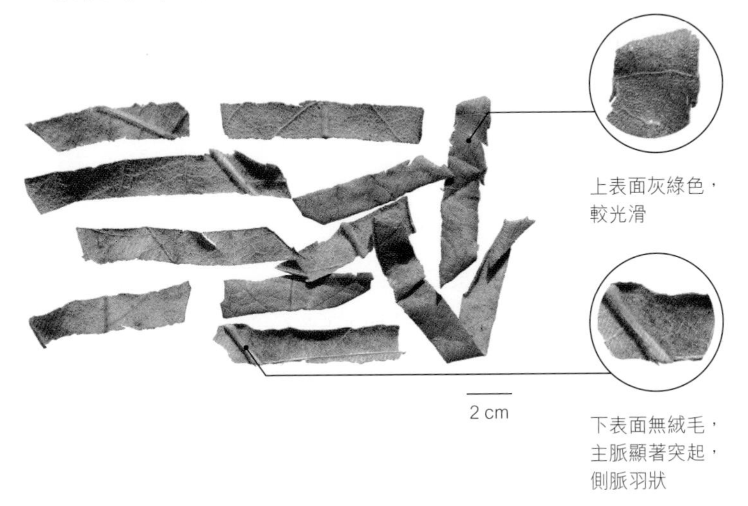

▼ 蜜枇杷葉 | 略帶黏性，味微甜

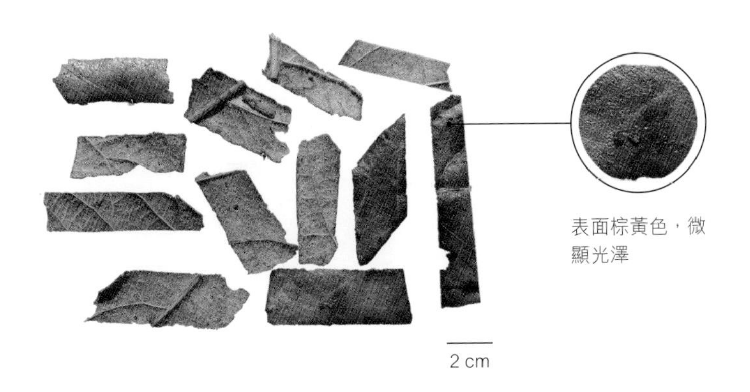

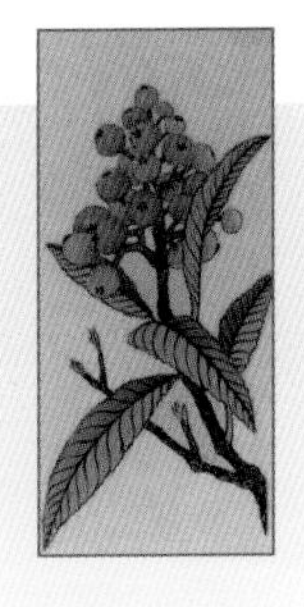

《本草品匯精要》枇杷圖 ▶

《雷公炮炙論》："使粗布拭上毛令盡，用甘草湯洗一遍，卻用綿再拭令乾。每一兩以酥一分炙之，酥盡為度。"

知母

Zhimu

學名：Rhizoma Anemarrhenae

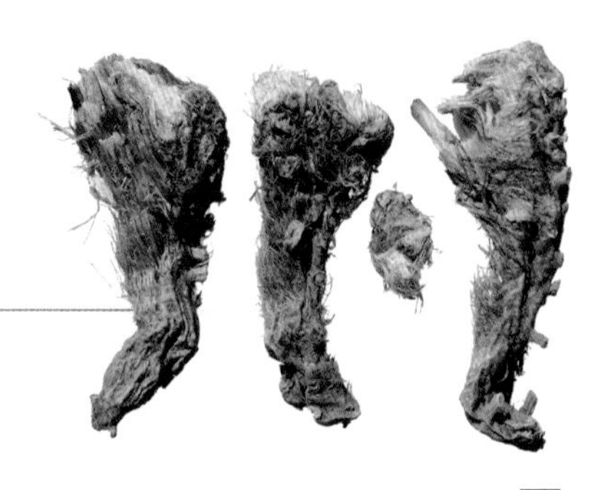

1 cm

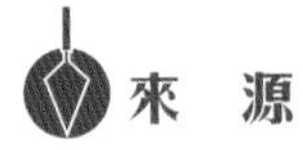

來　源

百合科植物知母 *Anemarrhena asphodeloides* Bge. 的乾燥根莖。春、秋二季採挖，除去鬚根及泥沙，曬乾，習稱"毛知母"；或除去外皮，曬乾，習稱"知母肉"或"光知母"。

性味功效

苦、甘，寒。清熱瀉火，生津潤燥。

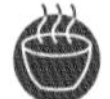

飲片比較

	製作方法	功效
知母	取原藥材，除去雜質，洗淨，潤透，切厚片，乾燥，去毛屑。	**生品**｜苦寒滑利，擅於清熱瀉火，生津潤燥，用於肺火喘咳，肺熱咳嗽，胃熱壅盛，高熱煩渴，大便燥結等證。
鹽知母	取淨知母片，用鹽水拌勻，悶透，置炒製容器內，以文火加熱，炒乾，取出，放涼。每100公斤知母片，用食鹽2公斤。	**製品**｜專於入腎，增強滋陰降火的作用，並擅清虛熱，用於肝腎陰虧，虛火上炎，骨蒸潮熱，盜汗遺精，腰膝疼痛，及陰虛尿閉等證。

評注

知母性味苦寒而不燥，上能清肺，中能涼胃，下能瀉腎火；既能清實熱，又可退虛熱，但滋陰生津的功效較弱，鹽炙後與滋陰藥配伍，始能發揮其作用，既可引藥下行，又能增強滋陰降火作用並善清虛熱。

▼ 知母 | 質硬脆，味微甜，略苦，嚼之帶黏性

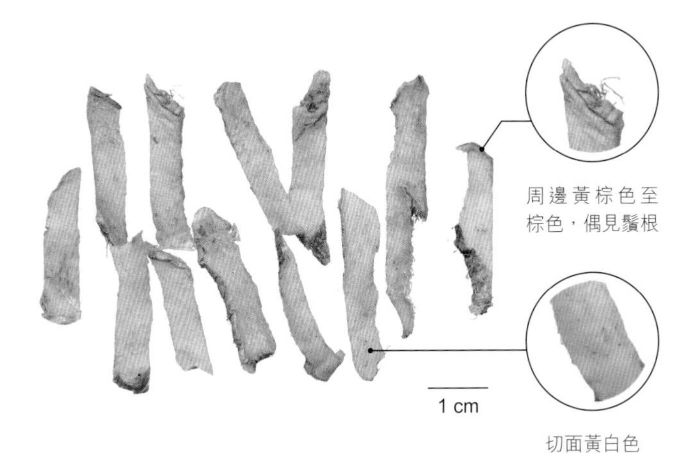

▼ 鹽知母 | 略有焦斑，味微鹹

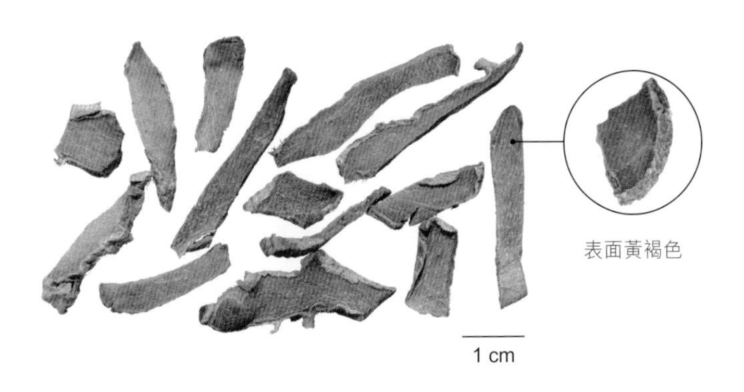

《補遺雷公炮製便覽》知母炮製圖 ▶

《雷公炮炙論》記載："凡使，先於槐砧上細銼。焙乾，木臼杵搗。勿令犯鐵器。"

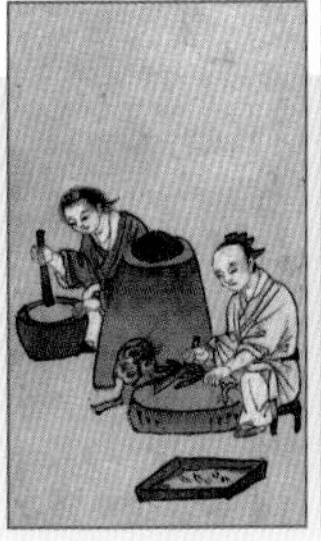

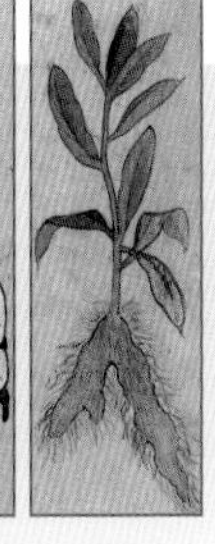

芥子

Jiezi

學名：Semen Sinapis

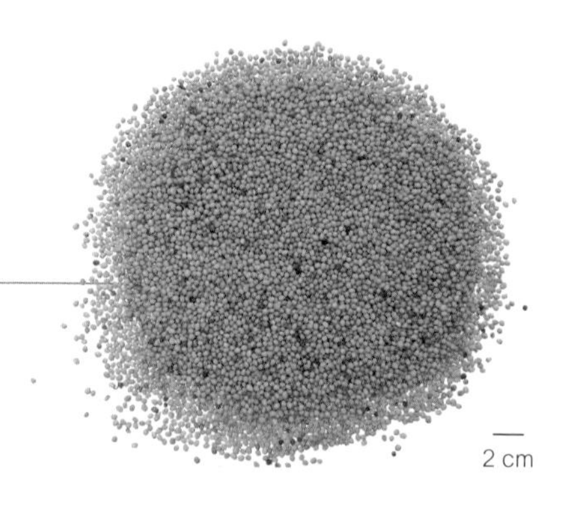

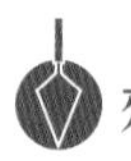

來　源　十字花科植物芥 *Brassica juncea*（L.）Czern.et Coss. 的乾燥成熟種子，稱為"黃芥子"。夏末秋初果實成熟時採割植株，曬乾，打下種子，除去雜質。

性味功效　辛，溫。溫肺豁痰利氣，散結通絡止痛。

飲片比較

	製作方法	功效
芥子	取原藥材，除去雜質，用時搗碎。	生品｜力猛，辛散作用和通絡散結作用強。多用於胸脅悶痛，關節疼痛，癰腫瘡毒。
炒芥子	取淨芥子，置炒製容器內，用文火炒至有爆裂聲，深黃色至棕褐色有香辣氣時，取出，晾涼。用時搗碎。	製品｜辛散走竄之性緩和，以免耗氣傷陰，並善於順氣豁痰，並能提高煎出效果。常用於咳嗽氣喘，特別適於寒痰喘咳，亦治食積成痞。

評注

《中國藥典》尚收載白芥 *Sinapis alba* L. 的乾燥成熟種子，亦作芥子藥用，稱為"白芥子"。

芥子中含硫苷類化合物，遇水後經芥子酶作用生成芥子油，其主要成分為異硫氰酸酯類，芥末中亦含有此類成分，具特有辛辣味，為強力的皮膚發紅劑，催吐劑及調味劑，並有起泡作用。炒製可殺酶保苷，使苷類在胃腸道中緩慢分解，逐漸釋放芥子油而發揮治療作用。

芥子外用，宜用生品研末溫水或酒調敷患部，使芥子苷分解為芥子油，通過皮膚和穴位刺激作用而發揮治療作用中醫天灸特色療法中常選用白芥子。內服則宜用炒品，使其既減少了芥子油的刺激性，又保證了其療效。

芥子 | 油性，氣微，味辛辣，研碎後加水浸濕，則產生辛烈的特異臭氣

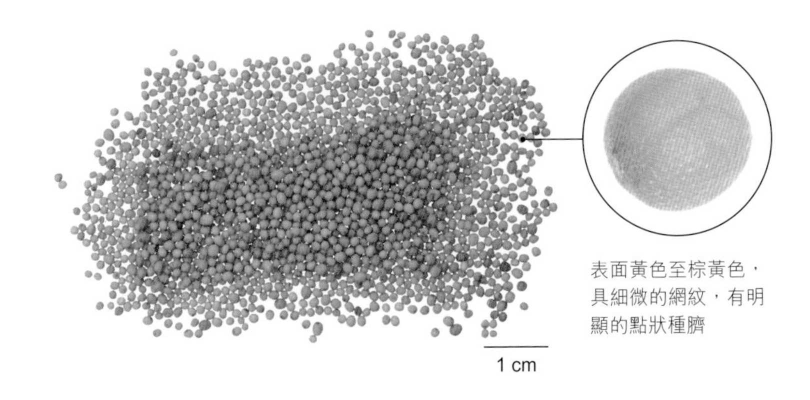

表面黃色至棕黃色，具細微的網紋，有明顯的點狀種臍

炒芥子 | 油性，有香辣氣，味辛辣

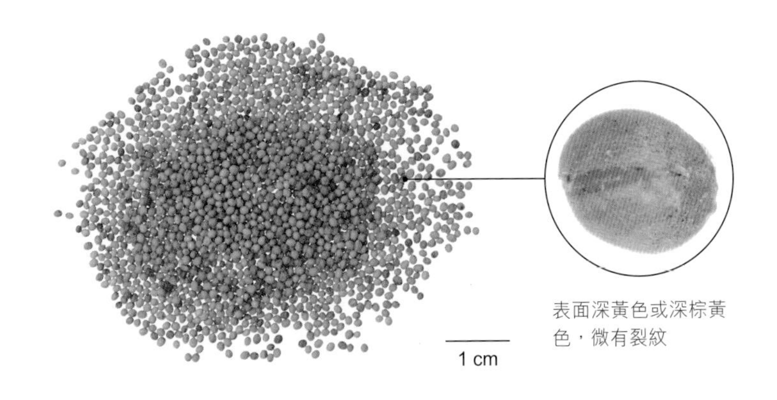

表面深黃色或深棕黃色，微有裂紋

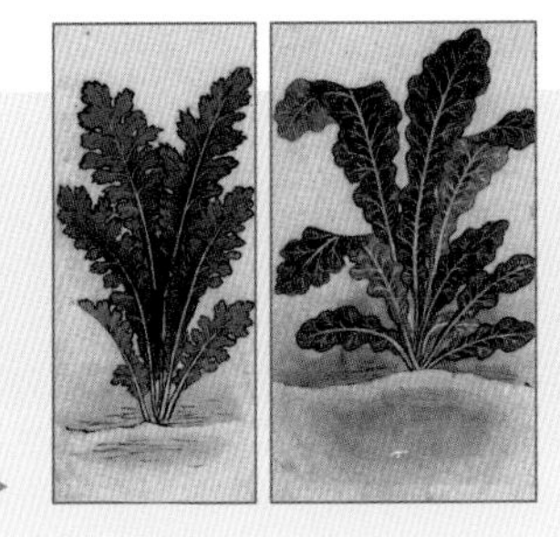

《補遺雷公炮製便覽》芥和白芥圖 ▶

附子

Fuzi

學名：Radix Aconiti Lateralis Praeparata

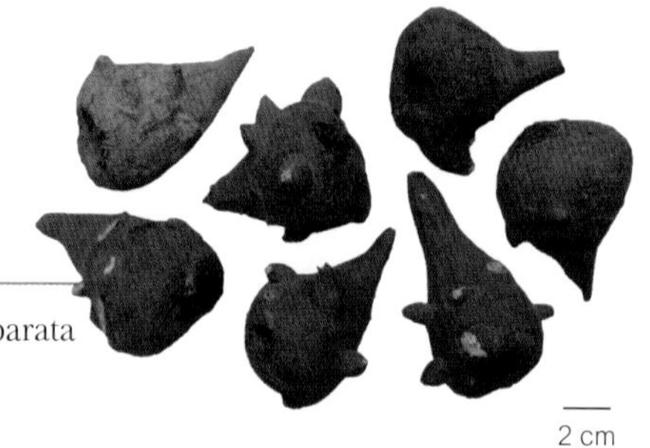

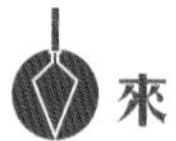

來　源　毛茛科植物烏頭 *Aconitum carmichaeli* Debx.的子根的加工品。6月下旬至8月上旬採挖，除去母根、鬚根及泥沙，習稱"泥附子"。

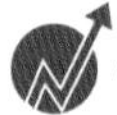

性味功效　辛、甘，大熱；有毒。回陽救逆，補火助陽，逐風寒濕邪。

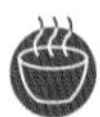

飲片比較　鹽附子、黑順片、白附片、淡附片、炮附片

	製作方法	功效
鹽附子	擇個大、均勻的泥附子，洗淨，浸入食用膽巴的水溶液中過夜，再加食鹽，繼續浸泡，每日取出曬晾，並逐漸延長曬晾時間，直至附子表面出現大量結晶鹽粒(鹽霜)、體質變硬為止。	防止藥物腐爛，利於儲存。
黑順片	取泥附子，按大小分別洗淨，浸入食用膽巴的水溶液中數日，連同浸液煮至透心，撈出，水漂，縱切成厚約0.5cm的片，再用水浸漂，用調色液使附片染成濃茶色，取出，蒸至出現油面、光澤後，烘至半乾，再曬乾或繼續烘乾。	毒性降低，可直接入藥。

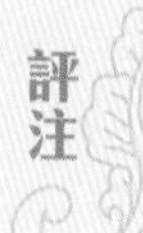

評注

生附子被列入香港常見毒劇中藥31種名單。

附子來源於烏頭子根，因此亦含有劇毒的雙酯型烏頭鹼，但經過淨洗、膽巴泡、煮、剝皮、切片、蒸片、烤片等加工處理，使其水解而毒性降低。同時附子裏還含有去甲烏藥鹼、去甲豬毛菜鹼等強心成分，推測與其回陽救逆的功效有一定的聯繫。

另外，由於附子具有溫腎助陽暖脾的功效，因此一些藥膳中也會選用附子作為原料之一，基於安全方面的考慮，建議選用如炮附片等經過反復加熱處理的炮製品，並且採用長時間燉製的方法製作藥膳。

	製作方法	功效
白附片	選擇大小均勻的泥附子，洗淨，浸入食用膽巴的水溶液中數日，連同浸液煮至透心，撈出，剝去外皮，縱切成厚約0.3cm的片，用水浸漂，取出，蒸透，曬乾。	毒性降低，可直接入藥。
淡附片	取鹽附子，用清水浸漂，每日換水2~3次，至鹽分漂盡，與甘草、黑豆加水共煮透心，至切開後口嘗無麻辣感時，取出，除去甘草、黑豆，切薄片，乾燥。每100斤鹽附子，用甘草5公斤，黑豆10公斤。	長於回陽救逆，散寒止痛。用於亡陽虛脱，肢冷脈微，寒濕痹痛，心腹疼痛，陽虛水腫，陽虛感冒等證。
炮附片	先將砂子置鍋內炒熱，加入黑順片或白附片，用武火炒至鼓起並微變色時，取出，放涼。	以溫腎暖脾，補命門之火力勝。用於心腹冷痛，虛寒吐瀉，冷痢腹痛，冷積便秘，或久痢赤白等證。

▼ 鹽附子 | 氣微，味鹹而麻，刺舌

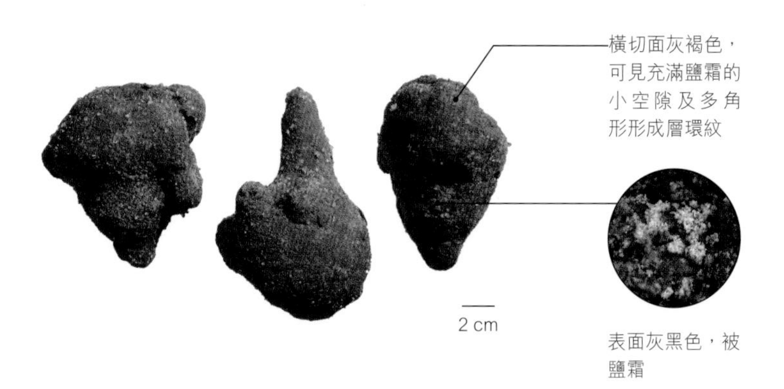

▼ 黑順片 | 氣微，味淡，質硬而脆

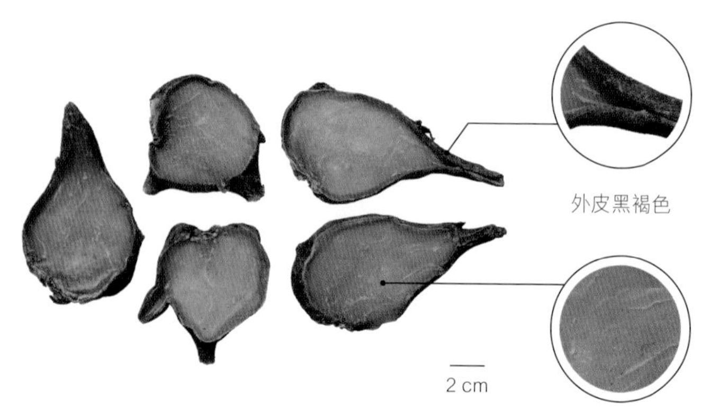

▼ 白附片 | 氣微，味淡，質硬而脆

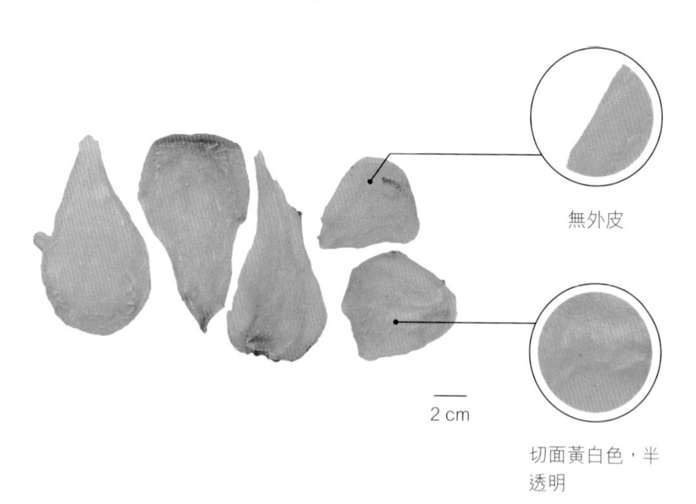

▼ 淡附片 | 味淡，口嘗無麻舌感

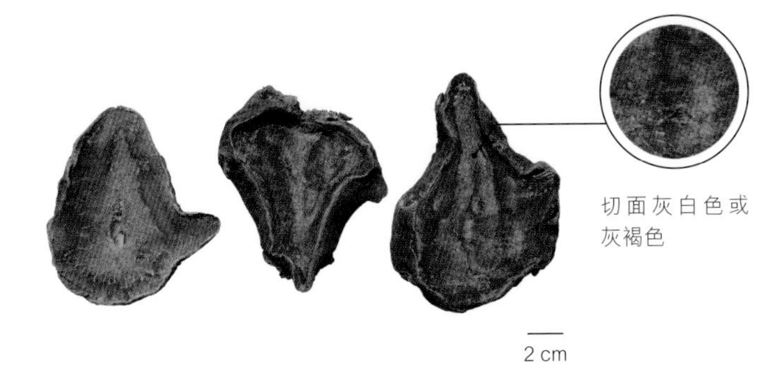

▼ 炮附片 | 氣微香

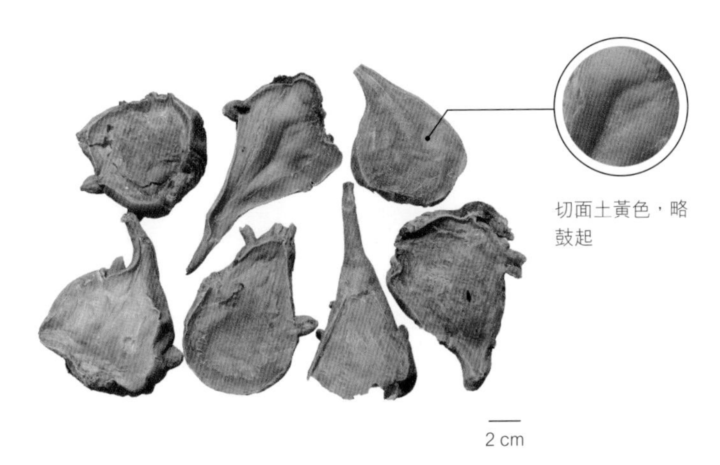

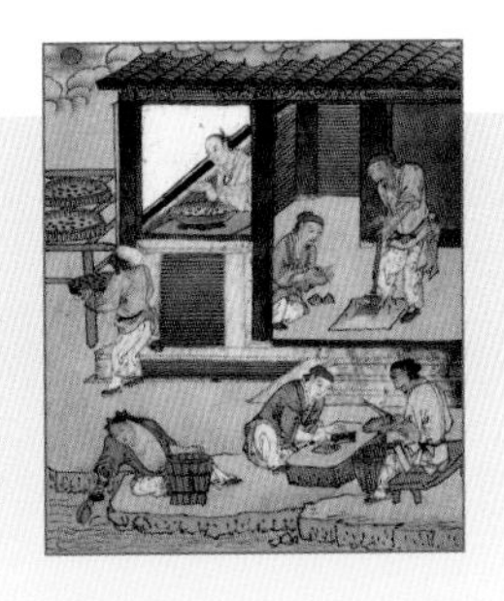

《補遺雷公炮製便覽》附子炮製圖 ▶

《雷公炮炙論》記載了炮附子和蘗汁製兩種方法："修事十兩，於文武火中炮令皺坼者去之，用刀刮上孕子，並去底尖，微細劈破，於屋下午地上，掘一坑，可深一尺，安於中一宿，至明取出焙乾用。……若陰製使，即生去尖皮底了，薄切，用東流水並黑豆浸五日夜，然後漉出，於日中曬令乾用。"

青皮

Qingpi

學名：Pericarpium Citri Reticulatae Viride

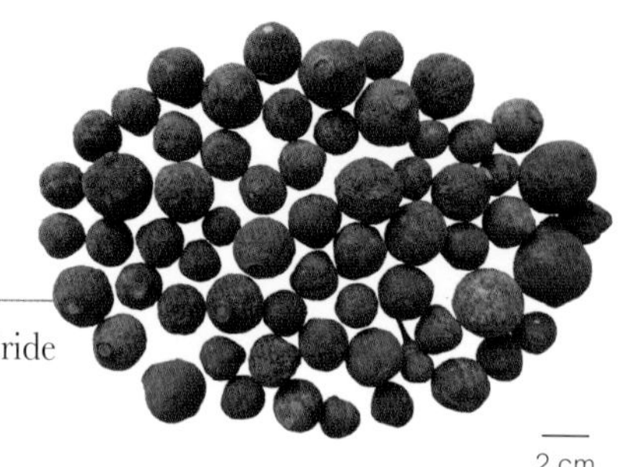

2 cm

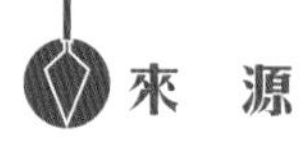

來　源　芸香科植物橘 *Citrus reticulata* Blanco及其栽培變種的乾燥幼果或未成熟果實的外層果皮。5~6月採集自落的幼果，曬乾，習稱“個青皮”；7~8月採收未成熟的果實，在果實上縱剖成四瓣至基部，除盡瓤瓣，曬乾，習稱“四花青皮”。

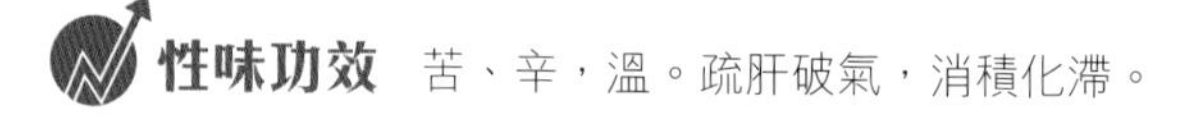

性味功效　苦、辛，溫。疏肝破氣，消積化滯。

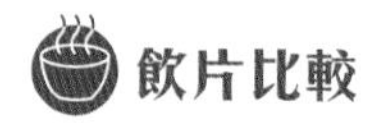

飲片比較

	製作方法	功效
青皮	取原藥材，除去雜質，洗淨，悶潤，切厚片或絲，曬乾。	生品｜性烈，辛散力強，以破氣消積力勝。多用於飲食積滯，瘕積痞塊。
醋青皮	取青皮片或絲，加米醋拌勻，悶潤至醋被吸盡後，置炒製容器內，用文火炒至微黃色，取出，晾涼。每100公斤青皮，用醋15公斤。	製品｜辛烈之性緩和，疏肝止痛，消積化滯作用增強。用於脅肋脹痛，乳房脹痛，疝氣疼痛。

評注

生青皮、醋青皮均有疏肝理氣和消積化滯作用，但在中醫臨床應用上則各有側重。生青皮破氣消積力強，但亦易傷正氣，所以適於體實證實的患者，取其力峻效捷。醋青皮疏肝止痛作用佳，且能緩其剽悍之性；消積化滯亦佳，尤適於食積而兼肝鬱氣滯的患者。

▼ 青皮 | 質硬脆，氣香，味酸苦辛

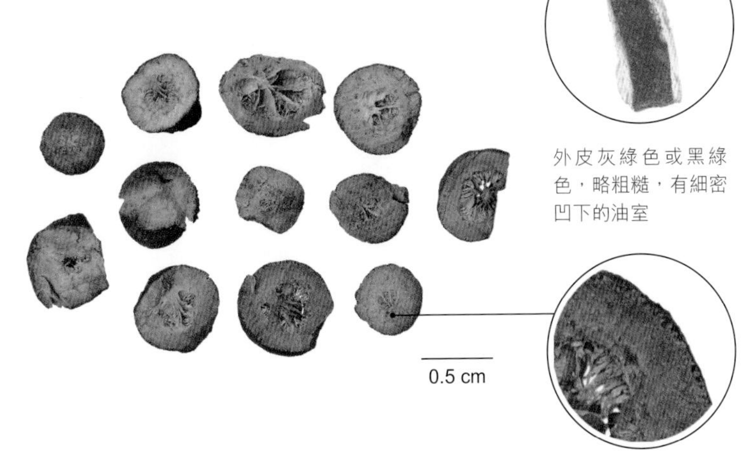

外皮灰綠色或黑綠色，略粗糙，有細密凹下的油室

切面黃白色或淡黃色，外緣有油室1~2列

▼ 醋青皮 | 酸醋氣，味酸苦辛

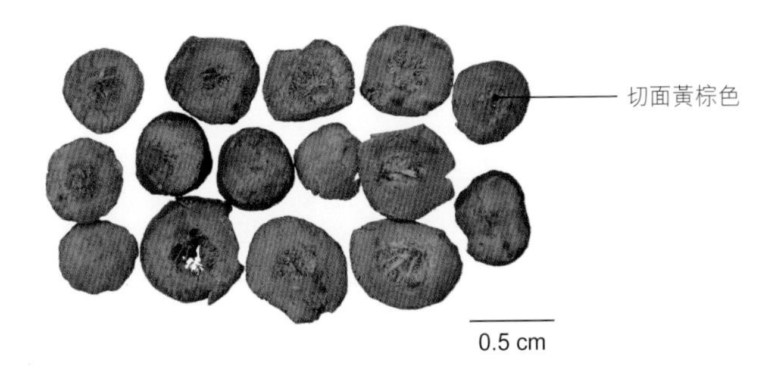

切面黃棕色

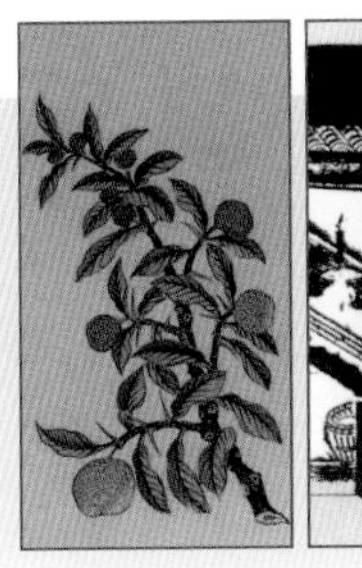
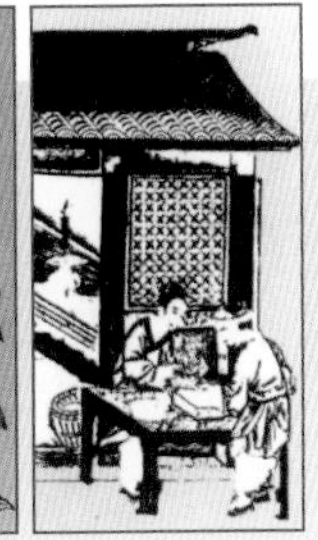

《精繪本草圖》炮製青皮圖（左）▶
《本草品匯精要》青皮圖（右）▶

芫花

Yuanhua

學名：Flos Genkwa

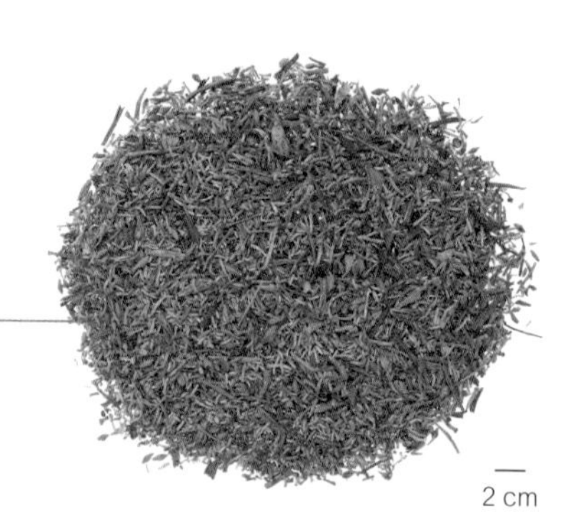

2 cm

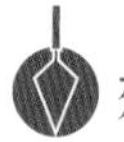

來　源　瑞香科植物芫花 *Daphne genkwa* Sieb. et Zucc. 的乾燥花蕾。春季花未開放時採收，除去雜質，乾燥。

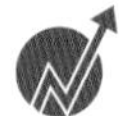

性味功效　苦、辛，溫；有毒。瀉水逐飲，解毒殺蟲。

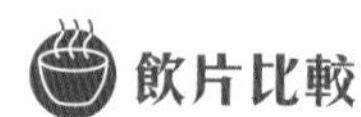

飲片比較

	製作方法	功效
芫花	取原藥材，除去殘留的花梗，莖葉及雜質。	生品｜有毒，峻瀉逐水力較猛，較少內服用，多外敷用於禿瘡，頭癬等。
醋芫花	取淨芫花，加米醋拌勻，悶潤至醋被吸盡，置炒製容器內用文火炒至微乾，取出，乾燥。每100公斤芫花，用醋30公斤。	製品｜毒性降低，瀉下作用和導致腹痛的副作用均有所緩和，多用於胸腹積水，水腫脹滿，痰飲積聚，氣逆喘咳，二便不利。

評注

生芫花被列入香港常見毒劇中藥31種名單。

芫花為常用的峻下逐水類中藥，但由於其毒性較大，多外敷使用，較少內服，醋炙後確能使毒性降低。現代研究發現，醋炙後祛痰鎮咳的有效成分芫花素和羥基芫花素含量下降較少，而毒性較大的揮發油類成分和二萜原酸酯類成分的含量則大幅度下降，但這兩類成分也有一定的臨床療效，如揮發油類成分亦為瀉下的活性部位之一，故對於芫花的炮製工藝和炮製原理尚需進一步研究。

▼ 芫花 | 質軟，氣微，味甘、微辛

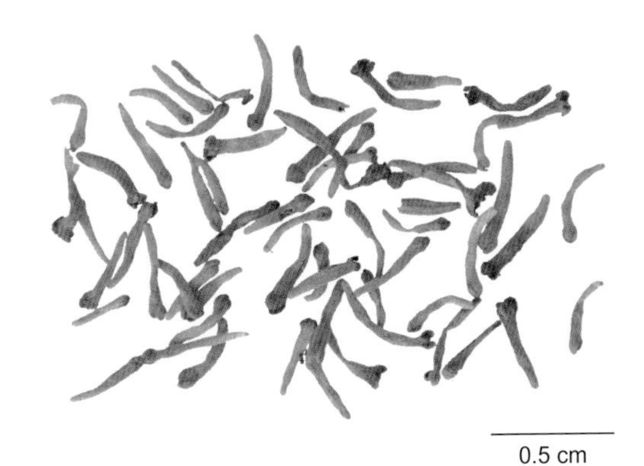

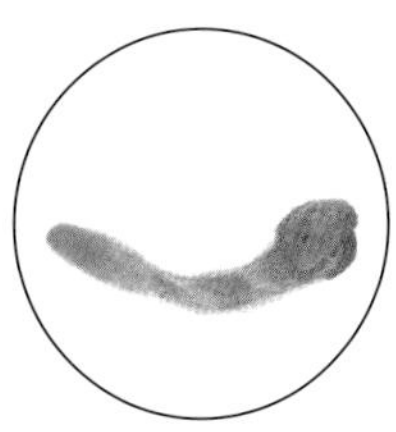

單朵呈棒槌狀，多彎曲，花被筒表面淡紫色或灰綠色，密被短柔毛

0.5 cm

▼ 醋芫花 | 質軟，有醋氣，味酸甘

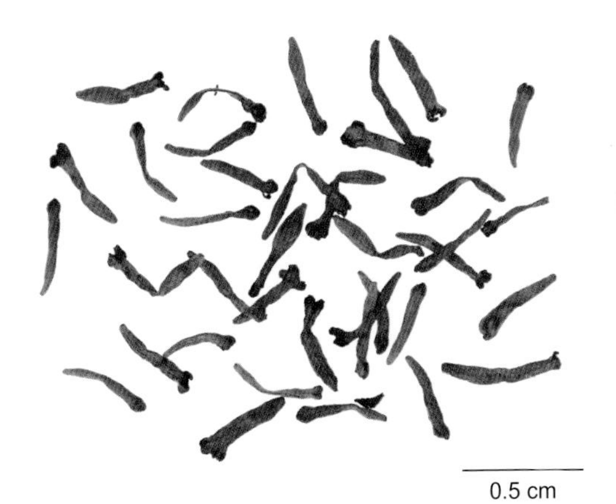

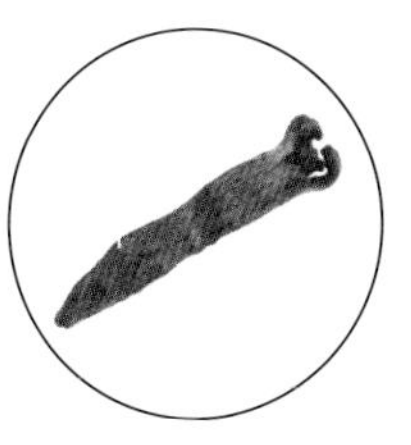

表面灰褐色，偶有焦斑

0.5 cm

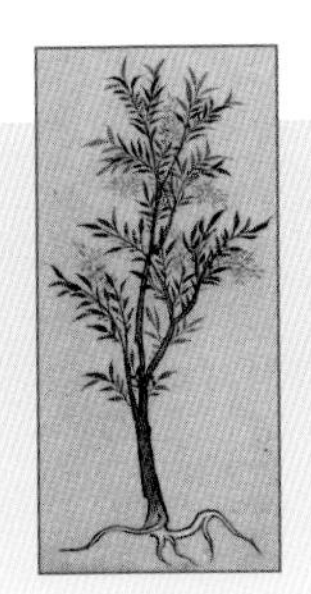

《補遺雷公炮製便覽》芫花圖 ▶

芡實

Qianshi

學名：Semen Euryales

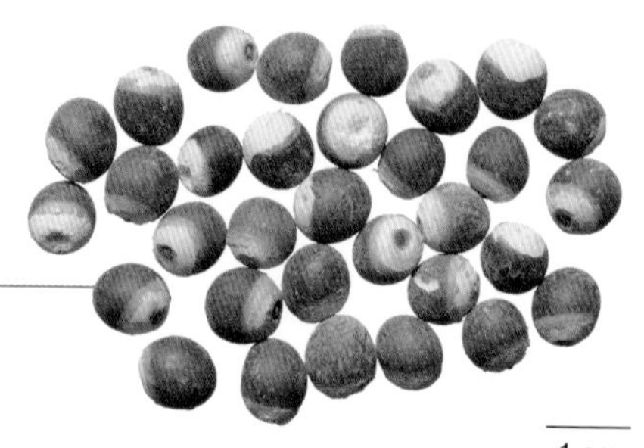

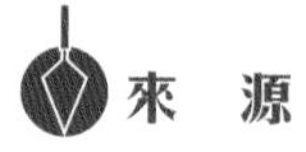

來　源　睡蓮科植物芡 *Euryale ferox* Salisb. 的乾燥成熟種仁。秋末冬初採收成熟果實，除去果皮，取出種子，洗淨，再除去硬殼(外種皮)，曬乾。

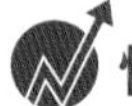

性味功效　甘、澀，平。益腎固精，補脾止瀉，祛濕止帶。

飲片比較

	製作方法	功效
芡實	取原藥材，除去雜質。	**生品**｜性平，澀而不滯，補脾腎而兼能祛濕。
麩炒芡實	取麥麩，撒在熱鍋中，加熱至冒煙時，加入淨芡實，迅速翻動，炒至表面呈微黃色時，取出，篩去麥麩，晾涼。每100公斤芡實，用麥麩10公斤。	**製品**｜性偏溫，補脾和固澀作用增強。

評注　芡實為傳統的食療之品，具有延緩衰老的作用。臨床上芡實主要用於遺精和帶下，麩炒後，補脾和固澀作用增強，適用於純虛之證和虛多實少者，實際使用時不必過於拘泥於生用與炒用，應根據生、炒品的特點、用藥目的及處方的組合情況而定。

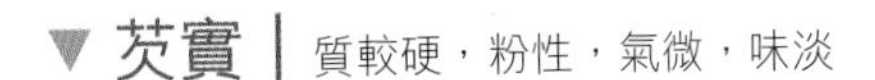

▼ 芡實 | 質較硬，粉性，氣微，味淡

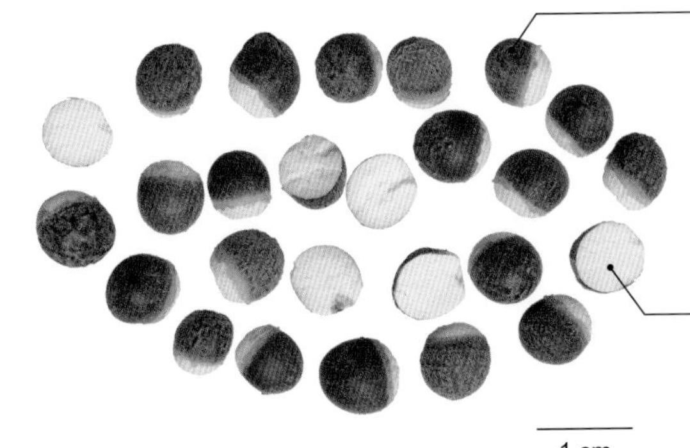

表面有棕紅色的內種皮，多附著白色細粉，一端黃白色，約佔全體1/3

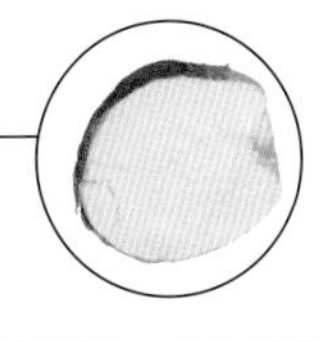

1 cm

呈類球形，多為半球形破粒，破面白色，一端有凹點狀的種臍痕

▼ 麩炒芡實 | 略有香氣

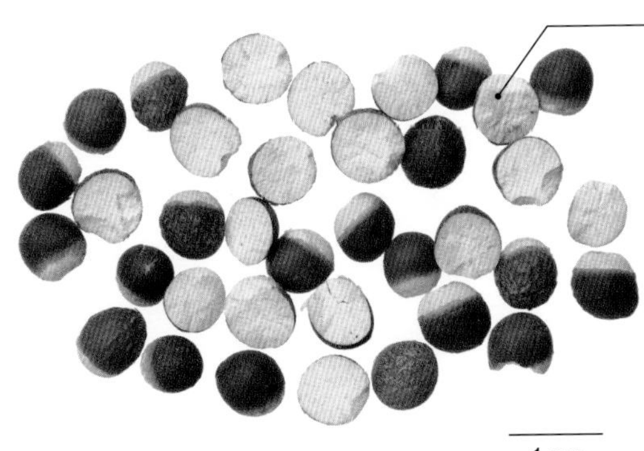

破面黃色或黃白色

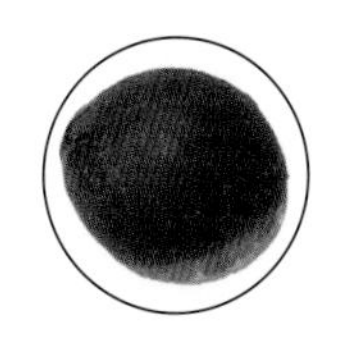

1 cm

表面顏色加深，附着白粉減少

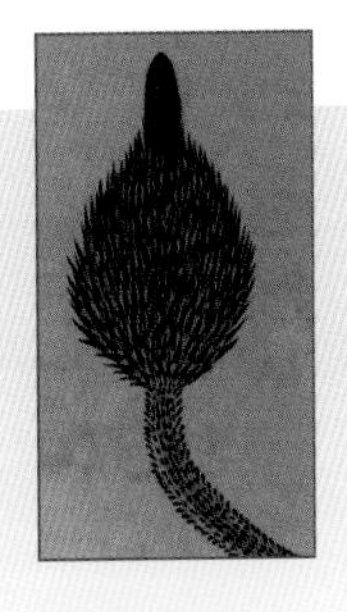

《本草品匯精要》芡圖 ▶

前胡

Qianhu

學名：Radix Peucedani

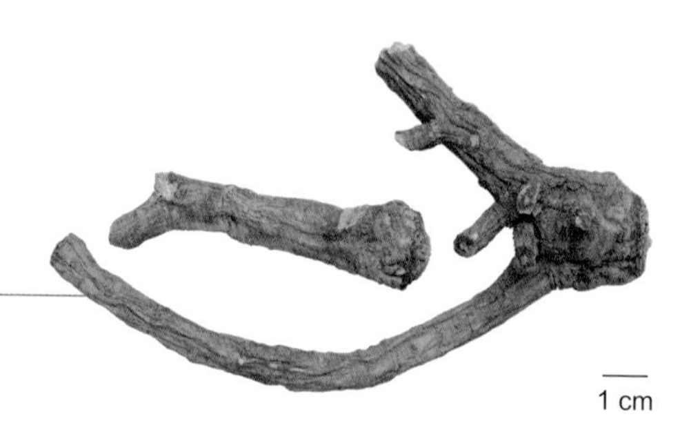

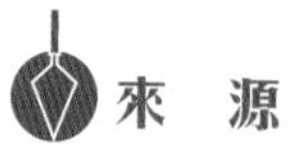

來　源　傘形科植物白花前胡 *Peucedanum praeruptorum* Dunn 的乾燥根。冬季至次春莖葉枯萎或未抽花莖時採挖，除去鬚根，洗淨，曬乾或低溫乾燥。

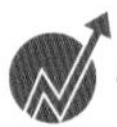

性味功效　苦、辛，微寒。散風清熱，降氣化痰。

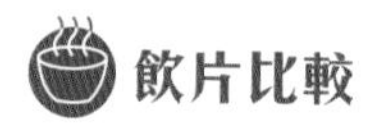

飲片比較

	製作方法	功效
前胡	取原藥材，除去雜質，洗淨，潤透，切薄片，乾燥。	生品｜以散風清熱，降氣化痰為主。用於肺氣不降，喘咳，痰稠，胸痞滿悶，外感風熱鬱肺咳嗽等證。
蜜前胡	取煉蜜加沸水適量稀釋，淋入前胡片中拌勻，悶透，置炒製容器內用文火炒至不黏手，取出，放涼。每100公斤前胡片，用煉蜜25公斤。	製品｜以潤肺止咳為主。用於肺燥咳嗽，咳嗽痰黃，咽喉乾燥，胸悶氣促，胸膈不利，嘔吐不食等證。

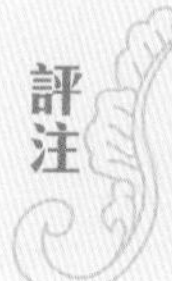

評注

前胡古代有甜竹瀝浸、熬、焙、薑汁炒等炮製方法，現代研究發現其主要含有香豆素類成分和揮發油類成分。藥理實驗證實，其具有顯著的祛痰作用和抗炎作用。

生前胡和蜜前胡均有降氣化痰之效，但在中醫臨床上，生前胡多用於熱痰、風痰，蜜炙後有潤燥之功，故蜜前胡多用於燥痰。

▼ 前胡 | 氣芳香，味微苦辛

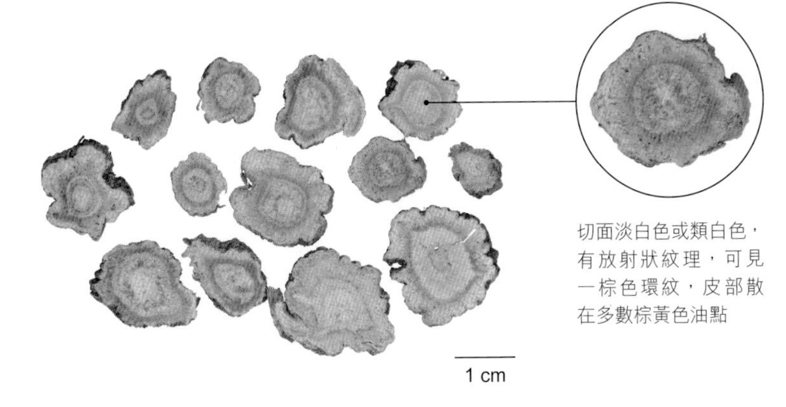

切面淡白色或類白色，有放射狀紋理，可見一棕色環紋，皮部散在多數棕黃色油點

1 cm

▼ 蜜前胡 | 味微甜、略辛

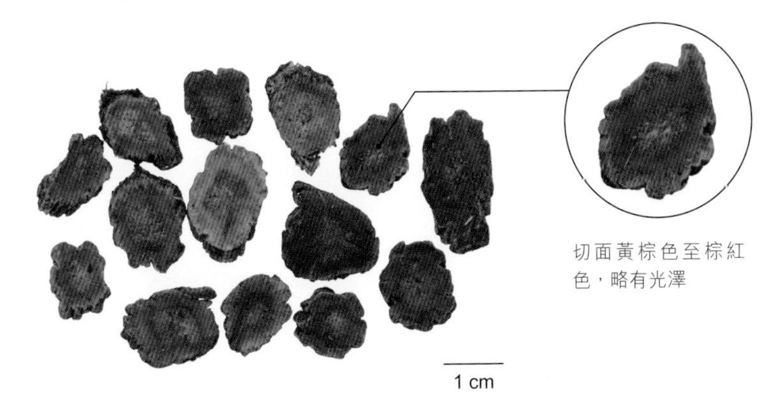

切面黃棕色至棕紅色，略有光澤

1 cm

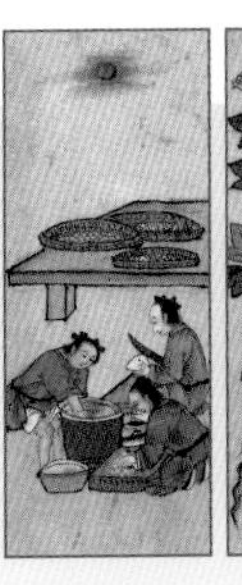

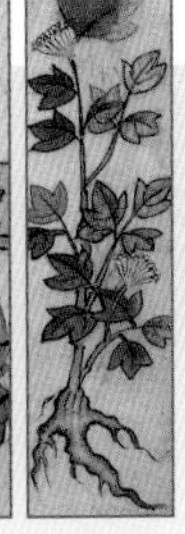

《補遺雷公炮製便覽》前胡炮製圖 ▶

《雷公炮炙論》："凡修事，先用刀刮上蒼黑皮並髭土了，細銼，用甜竹瀝浸令潤，於日中曬乾用之。"

厚樸

Houpo

學名：Cortex Magnoliae Officinalis

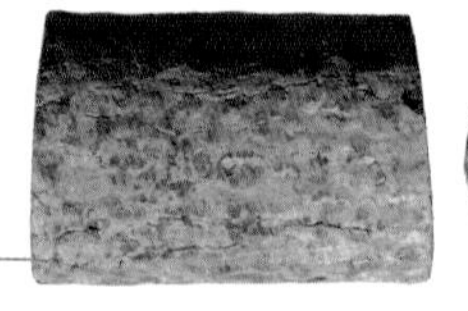

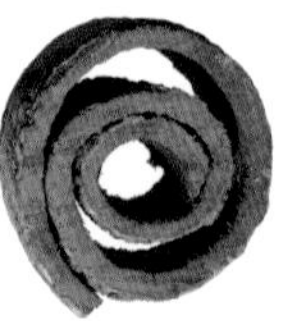

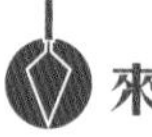

來　源　木蘭科植物厚樸 *Magnolia officinalis* Rehd. et Wils. 的乾燥幹皮、根皮及枝皮。4~6月剝取，根皮及枝皮直接陰乾；幹皮置沸水中微煮後，堆置陰濕處，“發汗”內表面變紫褐色或棕褐色時，蒸軟，取出，卷成筒狀，乾燥。

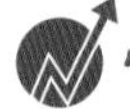

性味功效　苦、辛，溫。燥濕消痰，下氣除滿。

飲片比較

	製作方法	功效
厚樸	取原藥材，刮去粗皮，洗淨，潤透，切絲，曬乾。	生品｜藥力較為峻烈，其味辛辣，對咽喉有刺激性，故一般不生用。
薑厚樸	取厚樸絲，加薑汁拌勻，悶潤至薑汁被吸盡，置炒製容器內，用文火炒乾，取出，晾涼。每100公斤厚樸絲，用生薑10公斤。	製品｜對咽喉的刺激性降低，並且寬中和胃的功效增強。

評注

《中國藥典》尚收載凹葉厚樸 *Magnolia officinalis* Rehd. et Wils. var. *biloba* Rehd. et Wils. 的乾燥幹皮、根皮及枝皮，亦作厚樸藥用。

厚樸一般不生用，薑製後可單用治療脘腹脹滿，亦可配合大黃、枳實治療腹部脹悶疼痛，積滯便秘，《金匱要略》的半夏厚樸湯還利用薑厚樸理氣化痰的功能，配合半夏、紫蘇等治療梅核氣。

現代研究表明，薑厚樸抗胃潰瘍的作用顯著增強，而清炒厚樸無此作用。胃、十二指腸潰瘍，臨床常出現噯氣、反酸，嘔吐、噁心等症，也是薑厚樸的主治病證。

▼ 厚樸 | 質堅硬，氣香，味辛辣

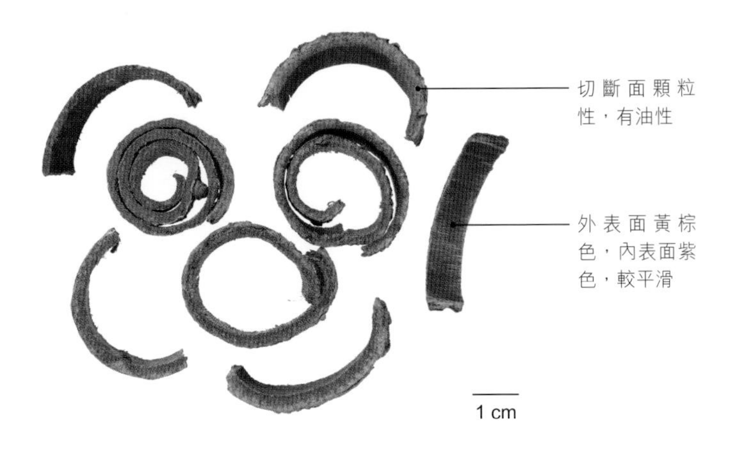

▼ 薑厚樸 | 氣香，味辛

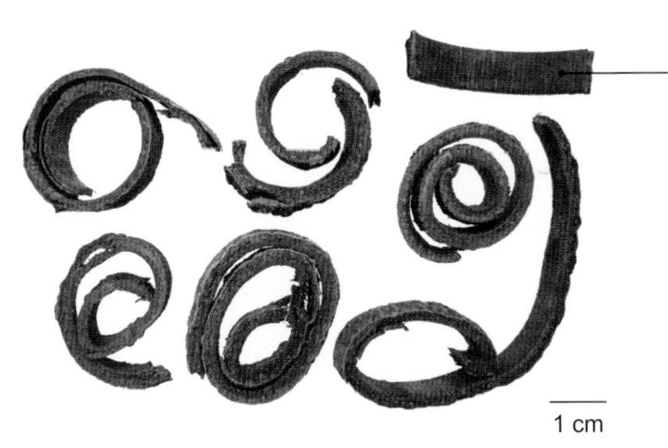

《補遺雷公炮製便覽》厚樸炮製圖 ▶

《雷公炮炙論》："凡使，要用紫色味辛為好。或丸散便去粗皮，用酥炙過，每修一斤，用酥四兩，炙了細銼用。若湯飲中使，用自然薑汁八兩，炙一升為度。"

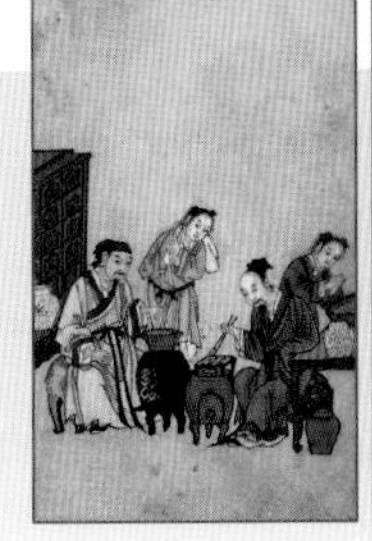

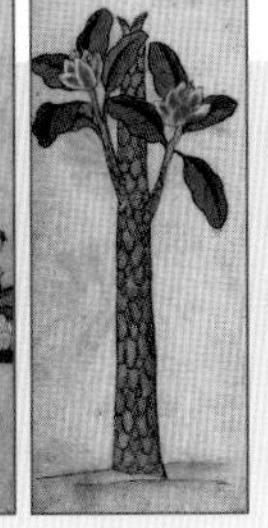

柏子仁

Baiziren

學名：Semen Platycladi

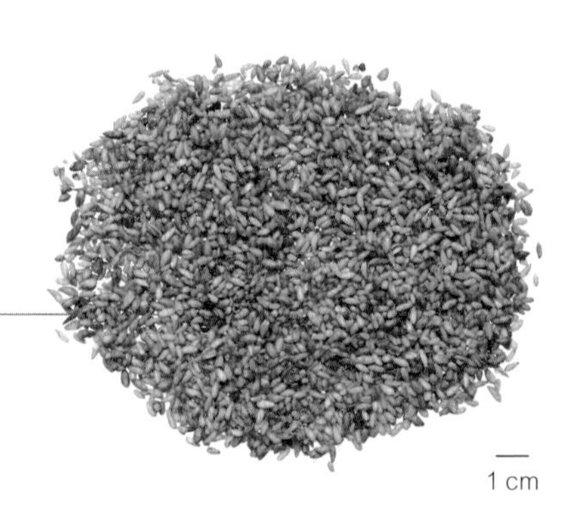

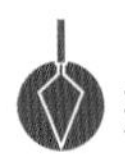

來　源　柏科植物側柏 *Platycladus orientalis*（L.）Franco 的乾燥成熟種仁。秋、冬二季採收成熟種子，曬乾，除去種皮，收集種仁。

性味功效　甘，平。養心安神，止汗，潤腸。

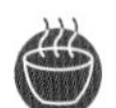

飲片比較

	製作方法	功效
柏子仁	取原藥材，除去雜質及殘留的種皮。	生品｜潤腸力勝，常用於腸燥便秘，但氣味不佳易致噁心或嘔吐。
柏子仁霜	取淨柏子仁，碾成泥狀，用布包嚴，加熱微炕，壓榨去油，如此反復數次，至粉末鬆散且不黏結成餅為度，碾細。	製品｜避免滑腸致瀉的副作用。用於心神不寧，失眠健忘者。

評注

中藥成分複雜，因而常常一藥多效，通過炮製可對原有性效予以取捨，力求符合疾病的治療要求，柏子仁的炮製充分體現了此目的。

由於富含脂肪油，生柏子仁具有很好的潤腸通便作用，如治療津枯便秘的五仁丸用的就是生柏子仁；但如果用於失眠、驚悸，其潤腸通便則轉變為副作用，所以通過製霜，可以去除脂肪油，從而降低副作用，如具有補心安神作用的天王補心丹用的就是柏子仁霜。

▼ 柏子仁 | 質軟，富油性，氣微香，味淡

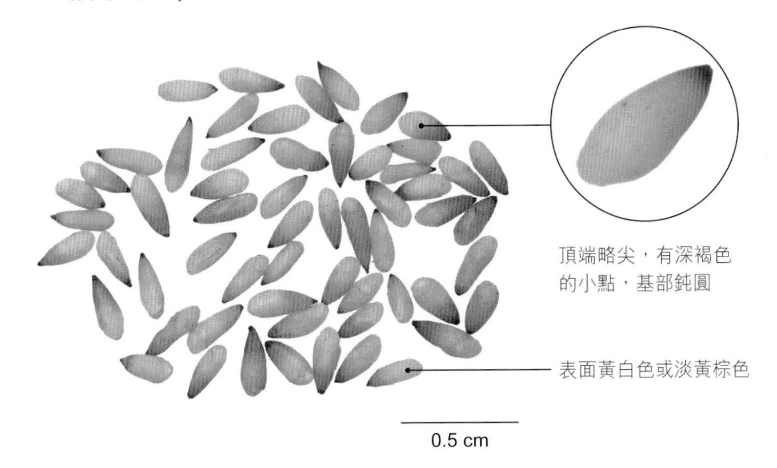

▼ 柏子仁霜 | 氣微香，味淡

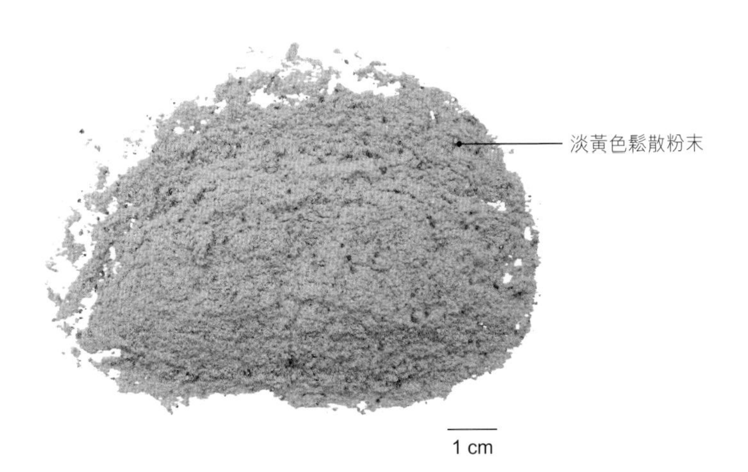

《補遺雷公炮製便覽》柏子仁炮製圖 ▶

《雷公炮炙論》記載："凡使，先以酒浸一宿，至明漉出，曬乾，卻用黃精自然汁，於日中煎，手不住攪。若天久陰，即於鐺中著水，用瓶器盛柏子仁，著火緩緩煮成煎為度。每煎三兩柏子仁，用酒五兩，浸乾為度。"

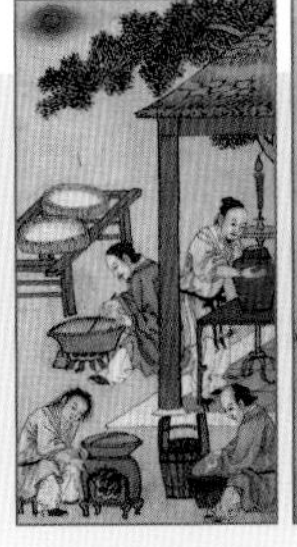

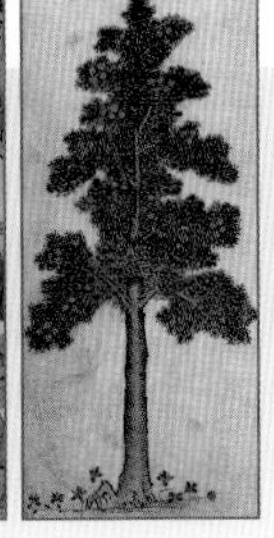

苦杏仁

Kuxingren

學名：Semen Armeniacae Amarum

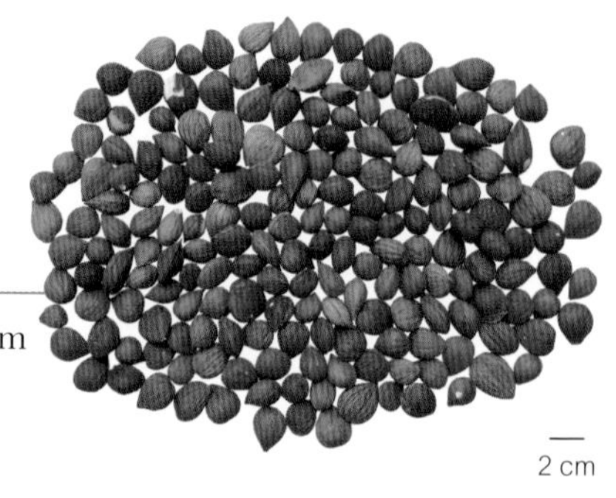

2 cm

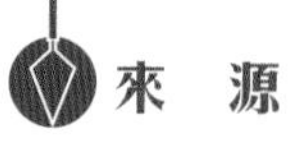

來　源　為薔薇科植物山杏 *Prunus armeniaca* L. var. *ansu* Maxim. 的乾燥成熟種子。夏季採收成熟果實，除去果肉及核殼，取出種子，曬乾。

性味功效　苦，微溫；有小毒。降氣止咳平喘，潤腸通便。

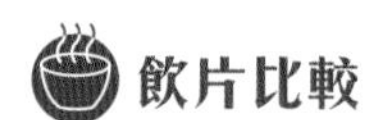

飲片比較

	製作方法	功效
苦杏仁	取原藥材，除去雜質，用時搗碎。	**生品**｜性微溫而質潤，長於潤肺止咳，潤腸通便。多用於新病喘咳（常為外感咳喘），腸燥便秘。
燀苦杏仁	取淨苦杏仁，置沸水中略燙，至外皮微漲時，撈出，用涼水稍浸，取出搓開種皮，曬乾後簸去種皮，取仁。用時搗碎。	**製品**｜可破壞酶，保存苷，去皮有利於有效成分溶出，提高療效，作用與生苦杏仁同。
炒苦杏仁	取燀苦杏仁，置炒製容器內，用文火炒至黃色，取出晾涼。用時搗碎。	**製品**｜性溫，長於溫散肺寒，並可去小毒。常用於肺寒咳喘，久喘肺虛；用於腸燥便秘效亦佳。

評注

《中國藥典》尚收載杏 *Prunus armeniaca* L. 西伯利亞杏 *Prunus sibirica* L. 和東北杏 *Prunus mandshurica* (Maxim.) Koehne 的乾燥成熟種子，亦作苦杏仁藥用。

苦杏仁對咳嗽、痰多、喘息有強烈的針對性，故古今醫家將其作為肺系用藥使用，無論內傷外感，新病痼疾，凡涉肺臟，多用之。同時苦杏仁含有脂肪油，兼有潤腸通便的作用。還含有苦杏仁苷，苦杏仁苷在體內分解產生微量的氫氰酸與苯甲醛，對呼吸中樞有抑制作用，達到鎮咳、平喘作用。炮製上用燀法破壞苦杏仁中含有的苦杏仁酶，避免在儲藏或煎藥的過程中苦杏仁苷被分解，導致療效下降。

▼ 苦杏仁 | 氣微，味苦

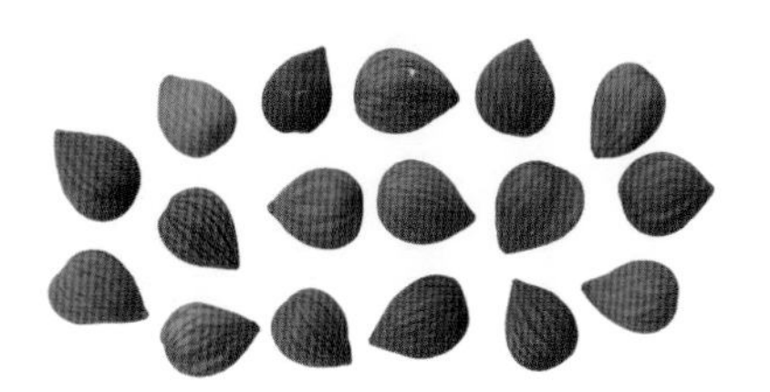
1 cm

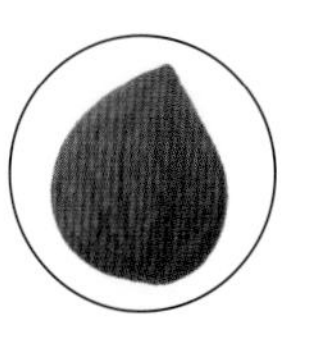
表面黃棕色至深棕色，一端尖，另端鈍圓，肥厚，左右不對稱

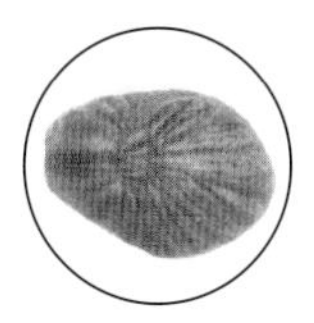
圓端合點處向上具多數深棕色的脈紋

▼ 燀杏仁 | 富油性，有特殊香氣，味苦

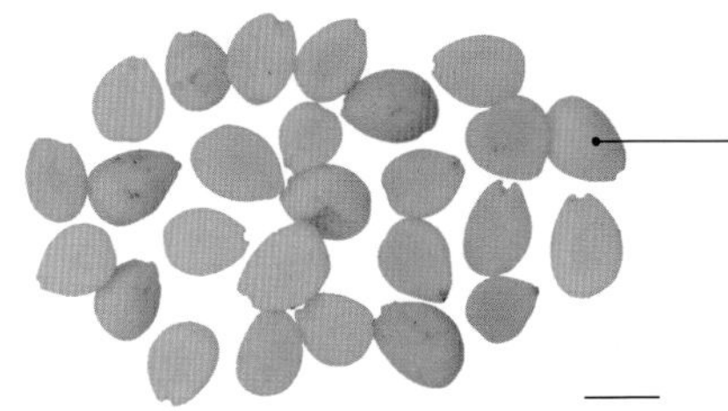
表面乳白色或黃白色，多已分離為單瓣

1 cm

▼ 炒杏仁 | 有香氣，味苦

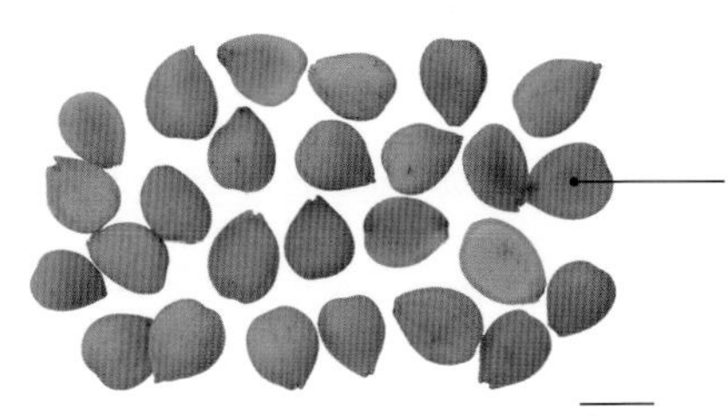
表面黃色，偶帶焦斑

1 cm

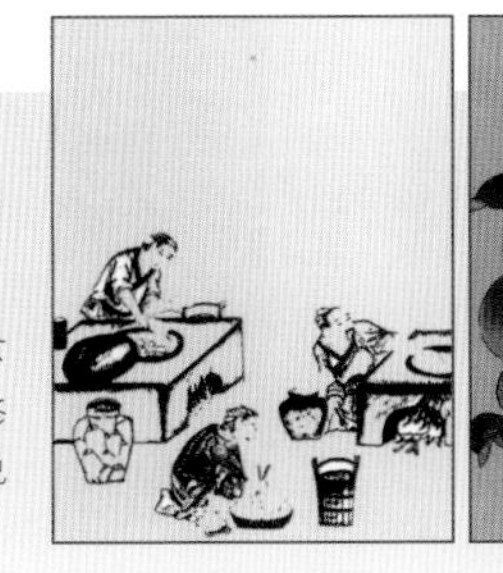

《精繪本草圖》杏仁炮製圖(左) ▶
《食物本草》杏仁圖(右) ▶

《雷公炮炙論》:“凡使，須用沸湯浸少時，去皮膜，去尖，擘作兩片，用白火石並烏豆、杏仁三件，於鍋子內，下東流水煮，從巳至午，其杏仁色褐黃則去尖然用。每修一斤，用白火石一斤，烏豆三合，水旋添，勿令闕，免反血為妙也。”

香附

Xiangfu

學名：Rhizoma Cyperi

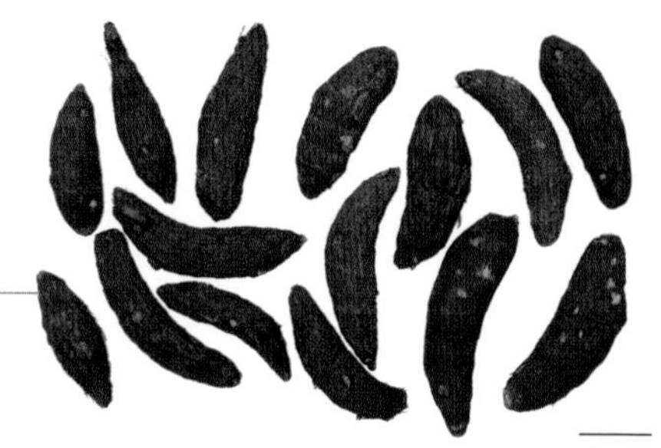

來　源　莎草科植物莎草 *Cyperus rotundus* L.的乾燥根莖。秋季採挖，燎去毛須，置沸水中略煮或蒸透後曬乾，或燎後直接曬乾。

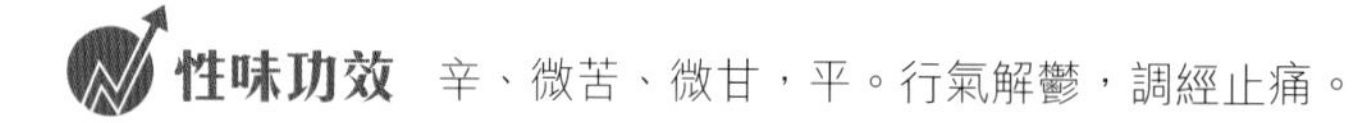

性味功效　辛、微苦、微甘，平。行氣解鬱，調經止痛。

飲片比較

	製作方法	功效
香附	取原藥材，除去毛須及雜質，碾碎或切厚片。	生品｜能上行胸膈，外達肌膚，故多入解表劑中，以理氣解鬱為主，用於風寒感冒，胸膈痞悶，脅肋疼痛等證。
醋香附	取香附片或塊，加醋拌勻，悶潤至醋被吸盡後，置炒製容器內，用文火炒乾，取出，晾涼。	製品｜專入肝經，增強疏肝止痛作用，並能消積化滯，用於傷食腹痛，血中氣滯，寒凝氣滯，胃脘疼痛等證。

評注

香附具有行氣解鬱，調經止痛的功能，故李時珍謂其為"氣病之總司，婦科之主帥"。香附藥材有毛須，炮製上常採用礱或撞的方法去毛，所得香附揮發油含量較高，具有理氣解表的作用，常用於風寒感冒；醋炙或醋蒸後能專入肝經，為婦科常用，能疏肝止痛，消積化滯。

歷史上香附的炮製方法極多，所涉及的輔料就有五十多種，現代沿用的除醋製外，還有炒炭，酒製，四製(薑、醋、酒、鹽)。

▼ 香附 | 質硬，氣香，味微苦

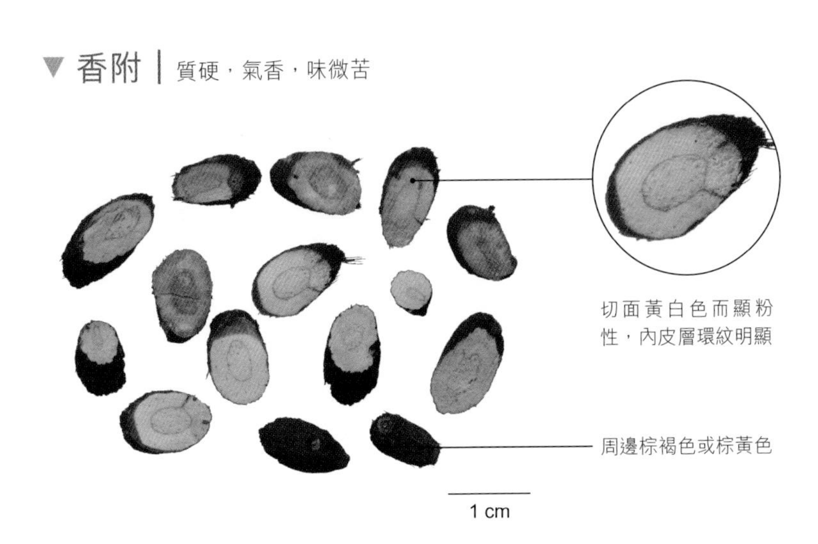

▼ 醋香附 | 質硬，略有醋氣味，味酸微苦

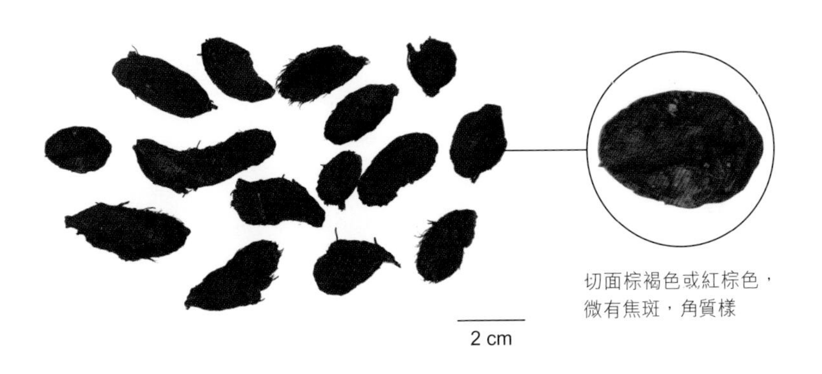

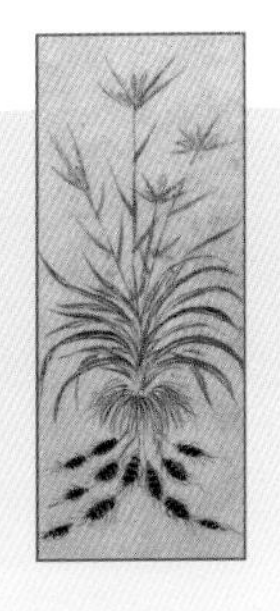

《補遺雷公炮製便覽》香附圖 ▶

《雷公炮炙論》："凡採得後，陰乾，於石臼中擣，勿令犯鐵，用之切記爾。"

枳殼

Zhiqiao

學名：Fructus Aurantii

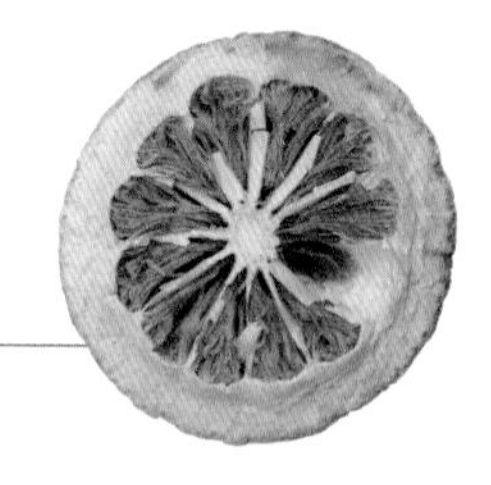

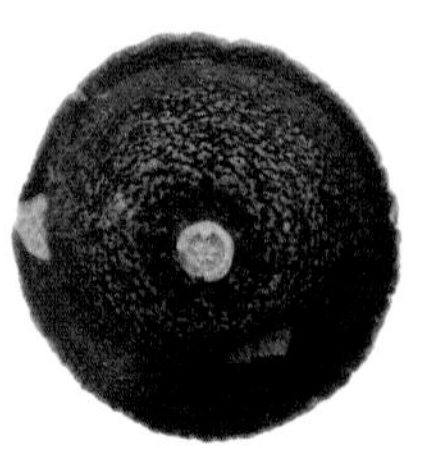

1 cm

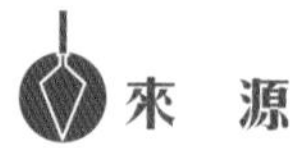

來　源　芸香科植物酸橙 *Citrus aurantium* L. 及其栽培品種的乾燥未成熟果實。7月果皮尚綠時採收，自中部橫切為兩半，曬乾或低溫乾燥。

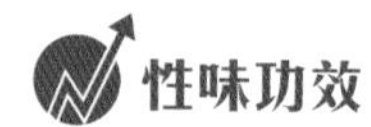

性味功效　苦、辛、酸，溫。理氣寬中，行滯消脹。

飲片比較

	製作方法	功效
枳殼	取原藥材，除去雜質，洗淨，潤透，切薄片，乾燥後篩去碎落的瓤核。	**生品**｜較辛燥，作用較強，偏於理氣寬中，用於氣實壅滿所致之脘腹脹痛或脅肋脹痛，瘀滯疼痛等。
麩炒枳殼	取麥麩，撒在熱鍋中，加熱至冒煙時，加入枳殼片，迅速翻動，用中火炒至色變深，取出，篩去麩皮，晾涼。每100公斤枳殼片，用麥麩10公斤。	**製品**｜峻烈之性緩和，長於理氣消食，用於食積痞滿，脅肋疼痛，下利便血，皮膚瘙癢；亦用於產後子宮下垂或久瀉脱肛。

評注

枳殼瓤不含檸檬烯，揮發油含量甚少，且重量佔總量的20%，又易霉變和蟲蛀，水煎液極為苦酸澀，不堪入口，故傳統炮製枳殼需去瓤入藥。

生枳殼辛溫而燥，作用峻烈，麩炒後能去掉部分揮發油，緩和峻烈之性，減少對腸道平滑肌的刺激。

▼ 枳殼 | 為弧狀或不規則薄片，粗糙，質堅易折斷，氣清香，味苦而微酸

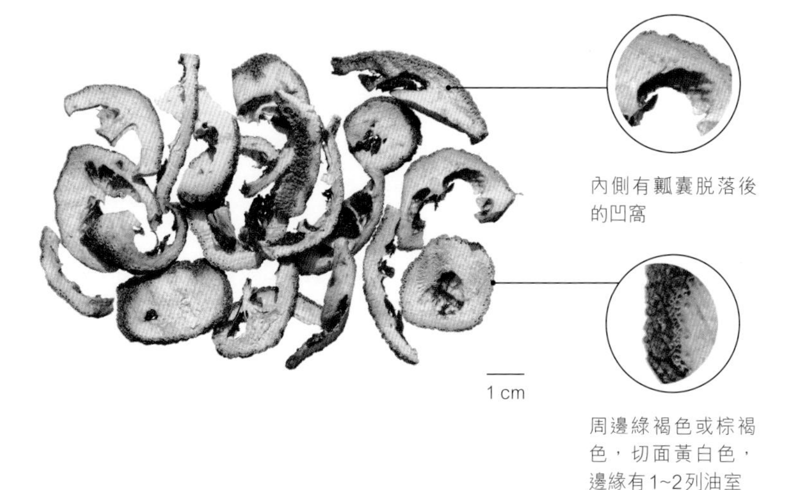

▼ 麩炒枳殼 | 氣香，味較弱

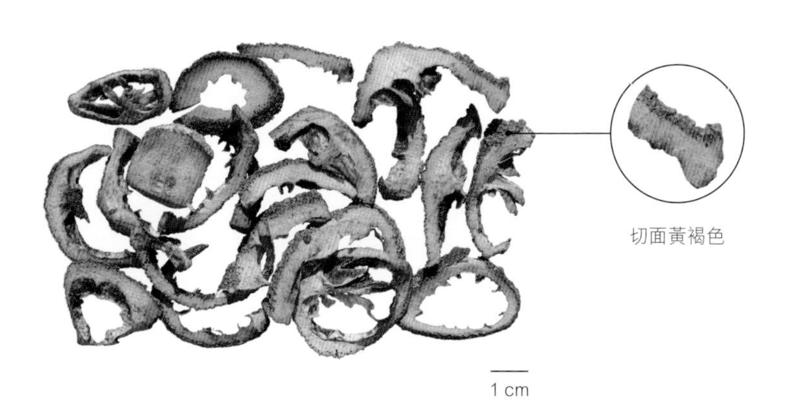

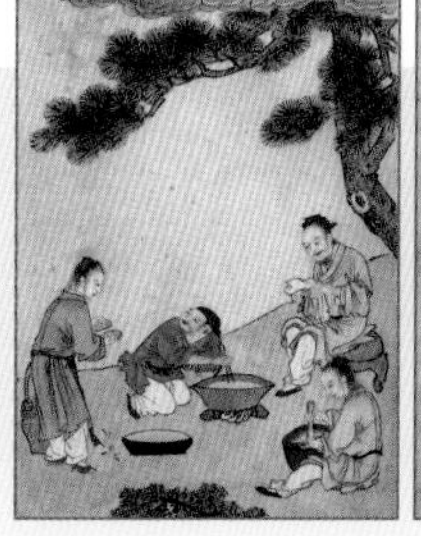

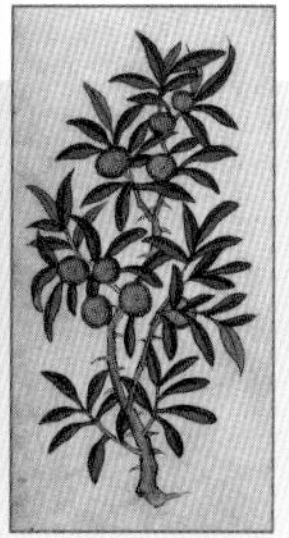

《補遺雷公炮製便覽》枳殼炮製圖 ▶
《雷公炮炙論》記載："用時，先去瓤，以麩炒過，待麩焦黑遂出，用布拭上焦黑，然後單搗如粉用。"

枳實

Zhishi

學名：Fructus Aurantii Immaturus

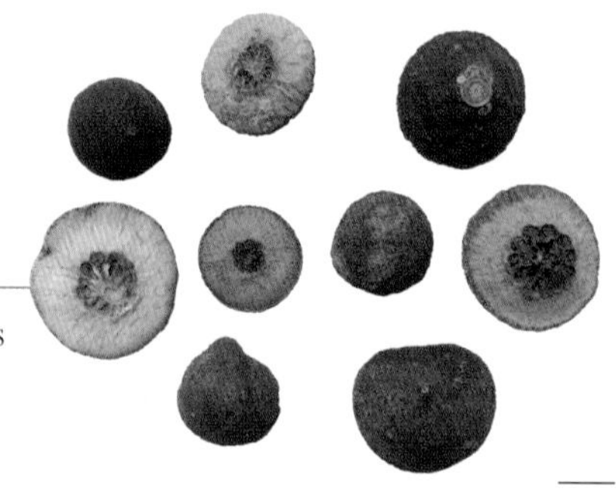

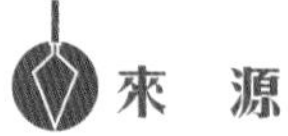

來　源　芸香科植物酸橙 *Citrus aurantium* L. 及其栽培變種的乾燥幼果。5~6 月收集自落的果實，除去雜質，自中部橫切為兩半，曬乾或低溫乾燥，較小者直接曬乾或低溫乾燥。

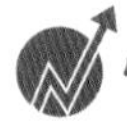

性味功效　苦、辛、酸，溫。破氣消積，化痰散痞。

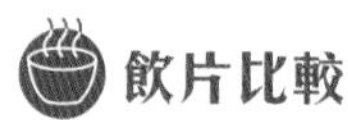

飲片比較

	製作方法	功效
枳實	取原藥材，除去雜質，洗淨，潤透，切薄片，乾燥。	生品｜較峻烈，長於破氣化痰，用於痰滯氣阻胸痹，痰飲咳喘、眩暈；近年亦用於胃下垂。
麩炒枳實	取麥麩，撒在熱鍋中，加熱至冒煙時，加入枳實，迅速翻動，用中火炒至色變深，取出，篩去麥麩，晾涼。每100公斤枳實，用麥麩10公斤。	製品｜烈性緩和，長於消積化痞，用於食積胃脘痞滿，積滯便秘，濕熱瀉痢。

評注

《中國藥典》尚收載甜橙 *Citrus sinensis* Osbeck 的乾燥幼果，亦作枳實藥用。

枳實與枳殼來源相同，其性味、功用、成分也基本一致，唯枳殼性和而緩，枳實性峻烈而速，故枳實適於體質較強健者，體弱者一般用枳殼不用枳實。鑒於枳實作用較猛烈，對胃腸的刺激性較強，臨床上除治胸痹用生品取其化痰消痞之力強之外，其他方面仍多以麩炒緩和烈性後入藥使用。

▼ 枳實 | 質堅硬，氣清香，味苦微酸

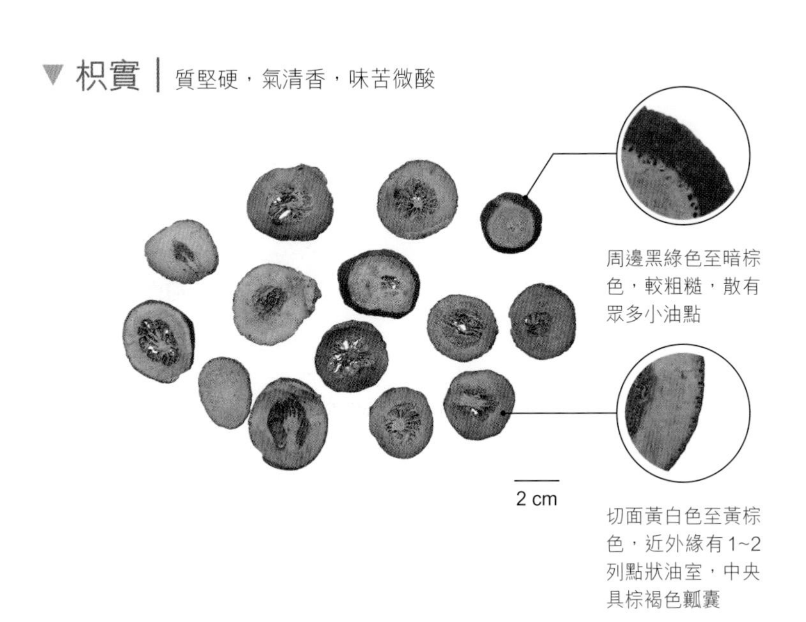

▼ 麩炒枳實 | 質脆易折斷，氣焦香，味較弱

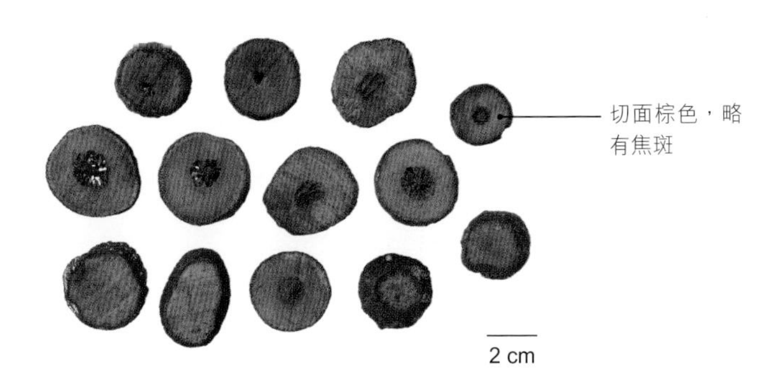

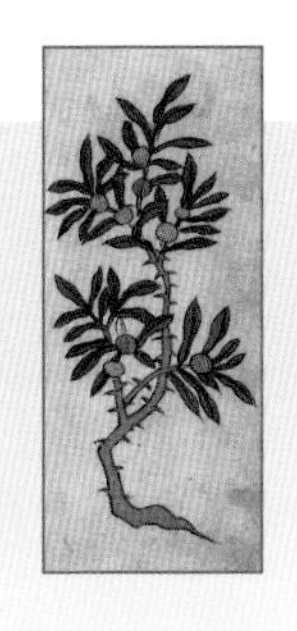
《補遺雷公炮製便覽》枳實圖 ▶

桑白皮

Sangbaipi

學名：Cortex Mori

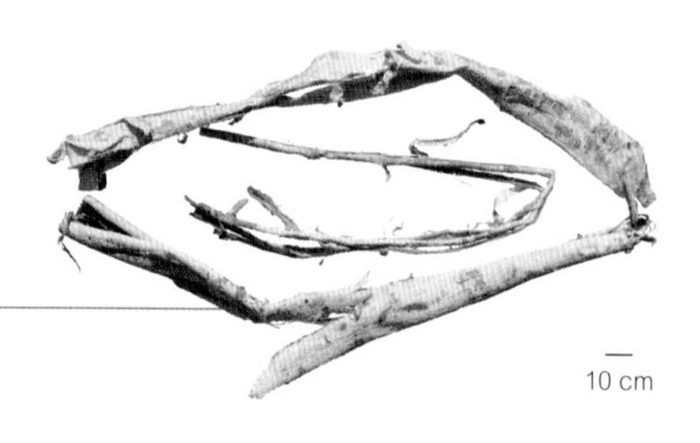

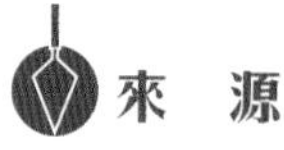

來　源　桑科植物桑 *Morus alba* L. 的乾燥根皮。秋末葉落時至次春發芽前採挖根部，刮去黃棕色粗皮，縱向剖開，剝取根皮，曬乾。

性味功效　甘，寒。瀉肺平喘，利水消腫。

飲片比較

	製作方法	功效
桑白皮	取原藥材，除去雜質，洗淨，稍潤，切絲，乾燥。	**生品**｜性寒，瀉肺行水力強，多用於水腫，尿少，面目肌膚浮腫。
蜜桑白皮	取煉蜜加沸水適量稀釋，淋入桑白皮絲中拌勻，悶透，置炒製容器內用文火炒至不黏手，取出，放涼。每100公斤桑白皮絲，用煉蜜25公斤。	**製品**｜性寒偏潤，寒瀉之性緩和，潤肺止咳作用較強，多用於肺虛咳喘。

評注

漢代《金匱要略方論》已有“燒灰存性”炮製桑白皮的記載。歷代文獻記載桑白皮的炮製方法還有焙、炒、蜜炙、豆腐製、豆煮、酒炒、麩炒、蜜蒸等。現代基本上是生用和蜜炙，其中臨床上以生用較為多見。

一般認為生桑白皮性寒，瀉肺行水之力較強，如治療水腫的經典《局方》五皮散即為生桑白皮與生薑皮、茯苓皮、大腹皮、陳皮配伍使用；蜜炙品寒瀉之性緩和，偏於潤肺止咳。

▼ 桑白皮 | 切斷面纖維性，體輕，質韌，氣微，味微甜

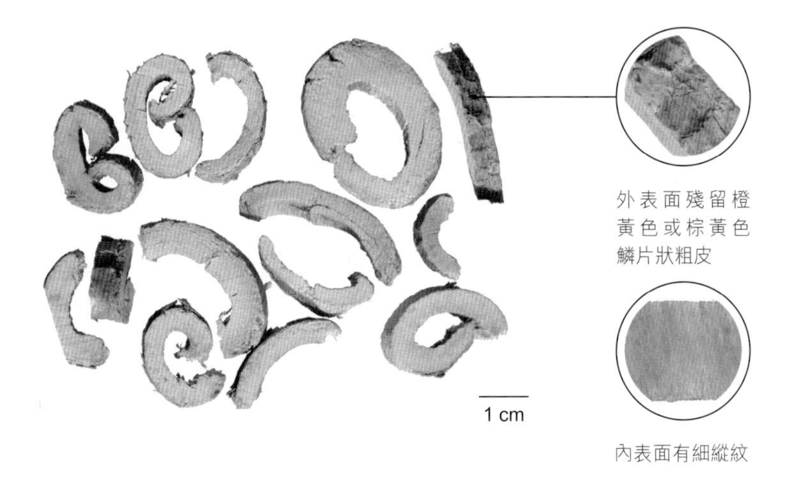

▼ 蜜桑白皮 | 質滋潤，有光澤，味甜

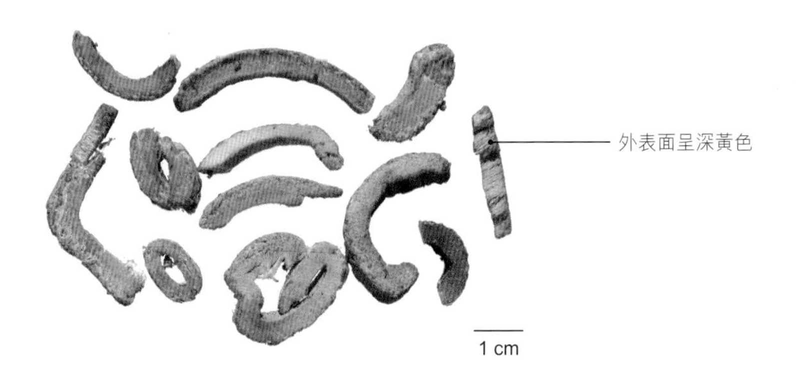

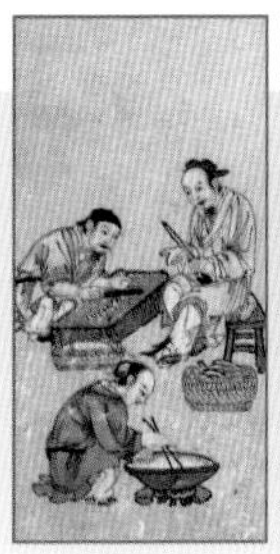
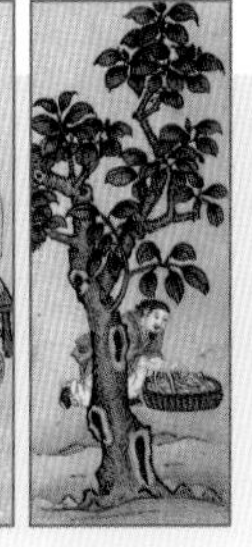

《補遺雷公炮製便覽》桑白皮炮製圖 ▶
《雷公炮炙論》："採得後，銅刀刮上青黃薄皮一重，只取第二重白嫩，青涎者，於槐砧上，用銅刀銼了，焙令乾，勿使皮上涎落，涎是藥力。此藥惡鐵並鉛也。"

柴胡

Chaihu

學名：Radix Bupleuri

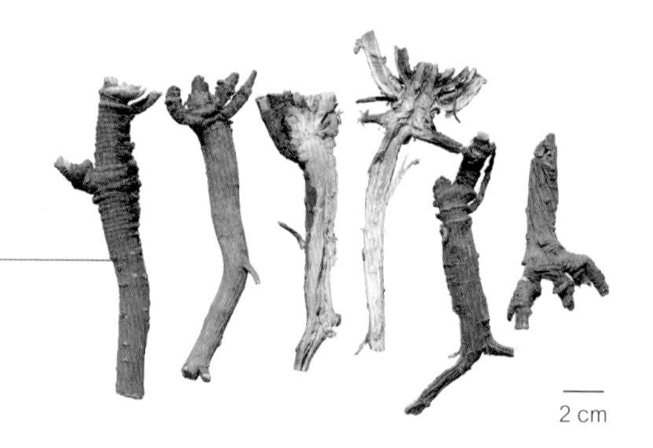

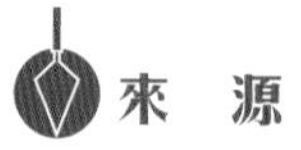

來　源　傘形科植物柴胡 *Bupleurum chinense* DC. 的乾燥根，習稱"北柴胡"。春、秋二季採挖，除去莖葉及泥沙，乾燥。

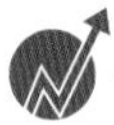

性味功效　苦，微寒。和解表裏，疏肝，升陽。

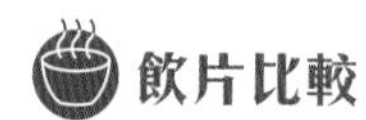

飲片比較

	製作方法	功效
柴胡	取原藥材，除去雜質及殘莖，洗淨，潤透，切厚片，乾燥。	生品｜升散作用較強，多用於解表退熱。
醋柴胡	取柴胡片，加米醋拌勻，悶潤至醋被吸盡後，置炒製容器內，用文火炒乾，取出，晾涼。每100公斤柴胡片，用米醋20公斤。	製品｜緩和升散之性，增強疏肝止痛的作用，多用於肝鬱氣滯的脅痛，腹痛及月經不調等症。

評注

《中國藥典》尚收載狹葉柴胡 *Bupleurum scorzonerifolium* Willd. 的乾燥根，亦作柴胡藥用，習稱"南柴胡"。

柴胡中所含的揮發油類成分為其解表的物質基礎，故解表退熱時，如小柴胡湯中，需用生柴胡，且炮製時要"勿令犯火"。

同時揮發油亦是"升散之性"的來源，所以醋炙後，揮發油含量降低，升散之性緩和，且在酸性條件下，柴胡所含的皂苷水解為活性更強的皂苷元，增強疏肝止痛的作用，達到引藥入肝的目的，如柴胡疏肝散用的即醋柴胡。

▼ 柴胡 | 質堅硬，氣微香，味微苦

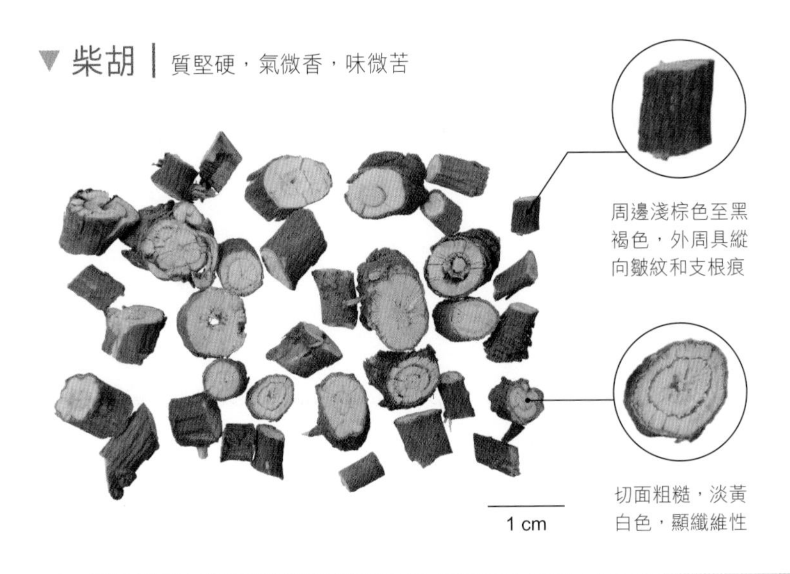

▼ 醋柴胡 | 質堅硬，有醋香氣，味酸微苦

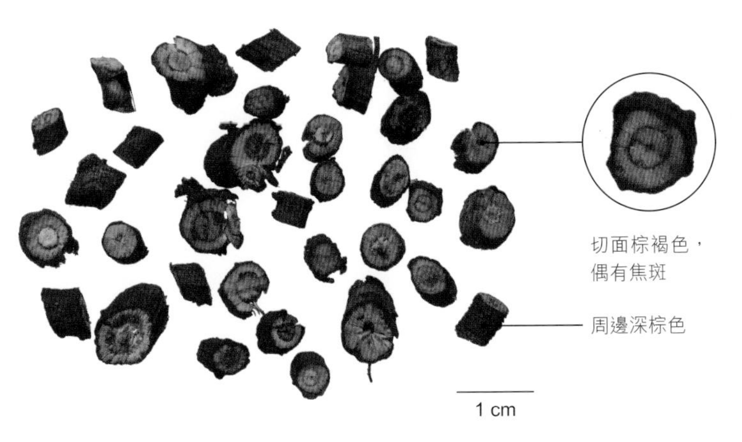

《補遺雷公炮製便覽》柴胡炮製圖 ▶

《雷公炮炙論》："凡採得後，去髭並頭，用銅刀削上赤薄皮少許，卻以粗布拭了，細銼用之。勿令犯火，立便無效也。

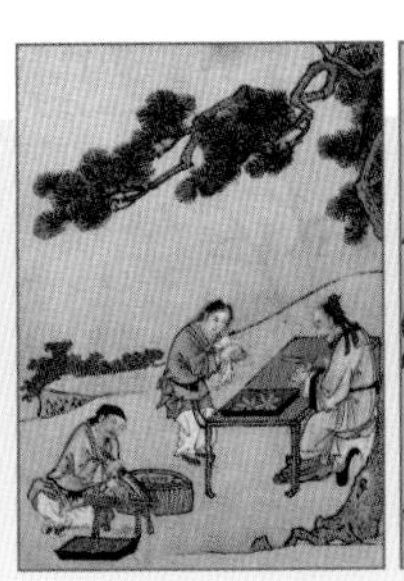

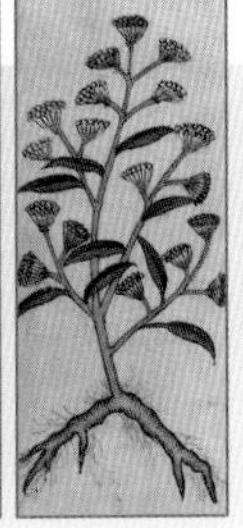

桃仁

Taoren

學名：Semen Persicae

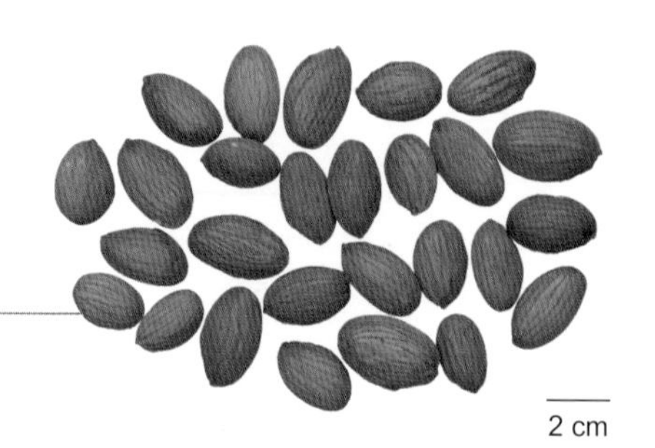

2 cm

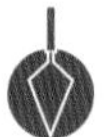

來　源　薔薇科植物桃 *Prunus persica*（L.）Batsch 或山桃 *Prunus davidiana*（Carr.）Franch. 的乾燥成熟種子。果實成熟後採收，除去果肉及核殼，取出種子，曬乾。

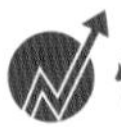

性味功效　苦、甘，平。活血祛瘀，潤腸通便。

飲片比較

	製作方法	功效
桃仁	取原藥材，除去雜質。用時搗碎。	**生品**｜活血祛瘀力強，用於血瘀經閉，瘕積聚，產後瘀滯腹痛，跌打損傷，內癰等。
燀桃仁	取淨桃仁置沸水中，加熱煮至種皮微膨起即撈出，在涼水中稍泡，撈起，搓開種皮與種仁，乾燥，篩去種皮。用時搗碎。	**製品**｜除去非藥用部位，有效成分易於煎出，且殺酶保苷，功用與生桃仁基本一致。
炒桃仁	取燀桃仁，置炒製容器內，用文火炒至黃色，取出，晾涼。用時搗碎。	**製品**｜偏於潤燥和血，多用於腸燥便秘，心腹脹滿等。

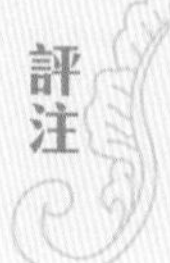

評注

目前對桃仁是否需要燀去皮仍有不同看法。有人認為，桃仁燀去皮是必要的，一方面可潔淨藥物，另一方面桃仁去皮後，既有利於有效成分煎出，又可避免發生中毒事故。也有些人認為，桃仁與杏仁用途不同，桃仁主要功效是活血祛瘀，因此，苦杏仁苷不應作為有效成分，而應視為毒性成分，生用由於保存了苦杏仁酶的活性，可使苦杏仁苷在水煎過程中或粉碎後水解成氫氰酸而揮發掉，從而降低其毒性，尚需結合臨床作進一步的研究。

▼ 桃仁 | 富油性。氣微，味微苦

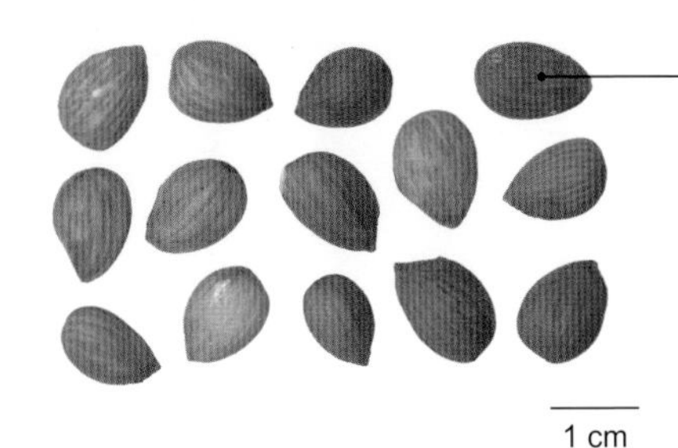

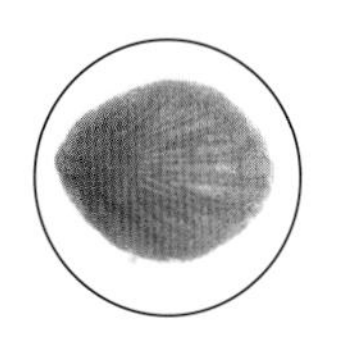

表面黃棕色至紅棕色，密佈顆粒狀突起

基端鈍圓稍偏斜，自合點處散出多數縱向維管束

▼ 燀桃仁 | 氣微，味微苦

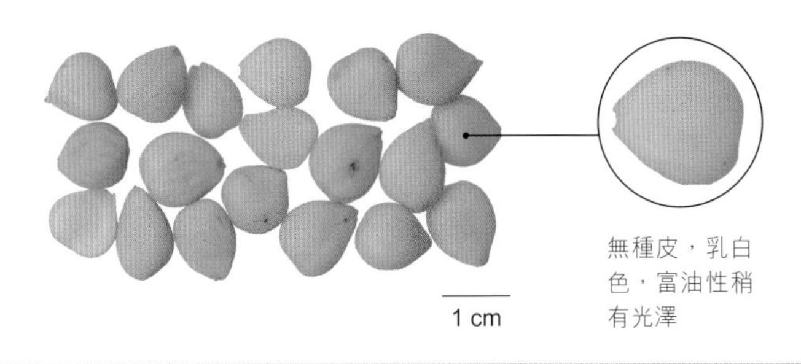

無種皮，乳白色，富油性稍有光澤

▼ 炒桃仁 | 有香氣，味微苦

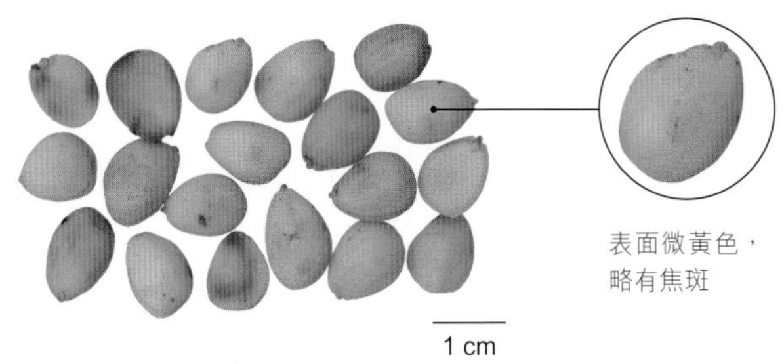

表面微黃色，略有焦斑

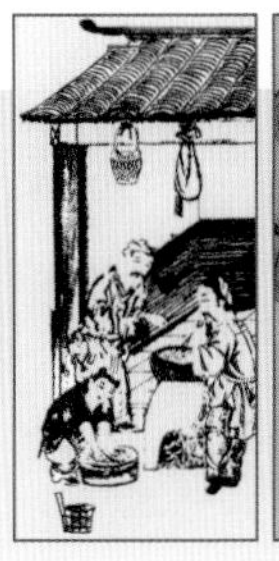

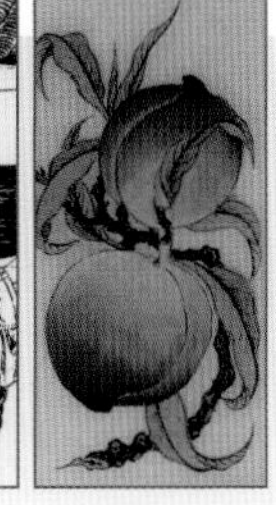

《精繪本草圖》炮製桃仁圖（左）▶

《本草品匯精要》桃圖（右）▶

《雷公炮炙論》："凡使，須擇，去皮，渾用白朮、烏豆二味，和桃仁，同於坩堝子中煮一伏時後，漉出，用手擘作兩片，其心黃如金色，任用之。"

烏梅

Wumei

學名：Fructus Mume

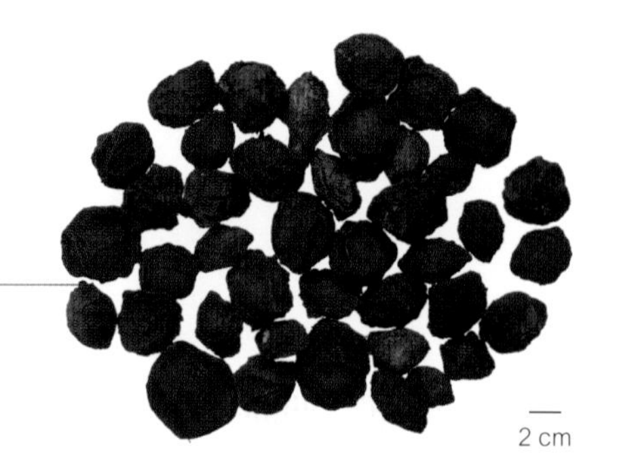

2 cm

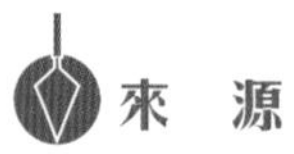

來　源　薔薇科梅 *Prunus mume*（Sieb.）Sieb. et Zucc. 的乾燥近成熟果實。夏季果實近成熟時採收，低溫烘乾後悶至色變黑。

性味功效　酸、澀，平。斂肺，澀腸，生津，安蛔。

飲片比較

	製作方法	功效
烏梅	取原藥材，除去雜質，洗淨，乾燥。	生品｜長於生津止咳，斂肺止咳，亦能安蛔，多用於虛熱口渴，肺虛久咳；亦用於蛔蟲腹痛。
烏梅肉	取淨烏梅，水潤使軟或蒸軟，去核。	製品｜同烏梅。
烏梅炭	取淨烏梅，置炒製容器內，用武火炒至皮肉鼓起，取出，放涼。	製品｜長於澀腸止瀉，止血，用於久瀉久痢及便血，崩漏下血等。

評注

雖然烏梅和烏梅肉作用相同，但烏梅肉中有機酸含量是烏梅核的8倍，故其作用更強。炒炭後澀腸止血的作用增強，臨床上止血、止瀉一般習慣用烏梅炭。還有用醋蒸法炮製烏梅，酸上加酸，使其收斂固澀作用更強，尤其適用於肺氣耗散之久咳不止和蛔厥腹痛，如《傷寒論》中治療蛔厥的烏梅丸即選用醋烏梅。

▼ 烏梅 | 果肉柔軟，果核堅硬，氣微，味極酸

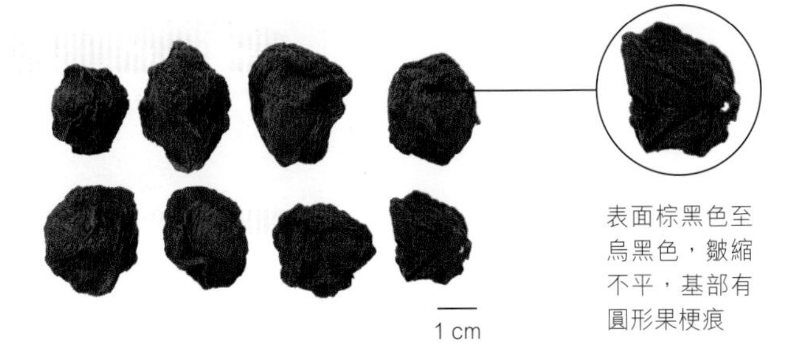

▼ 烏梅肉 | 質柔軟，氣微，味極酸

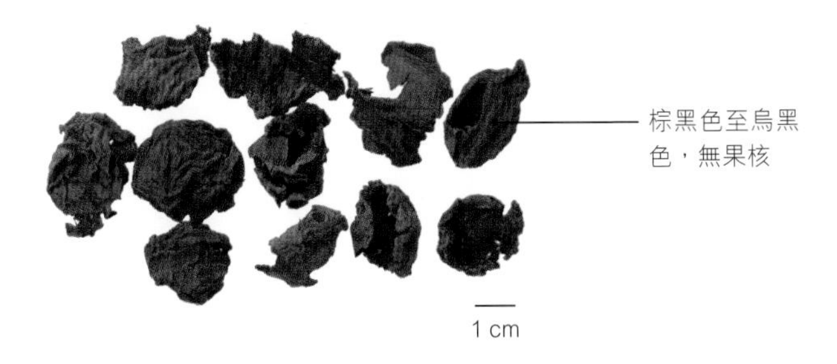

▼ 烏梅炭 | 質脆，味酸兼有苦味

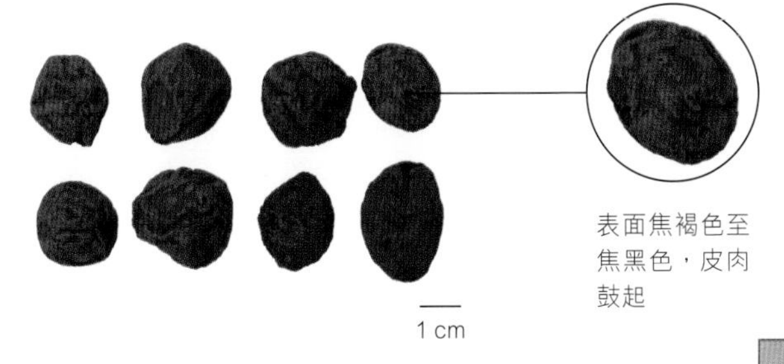

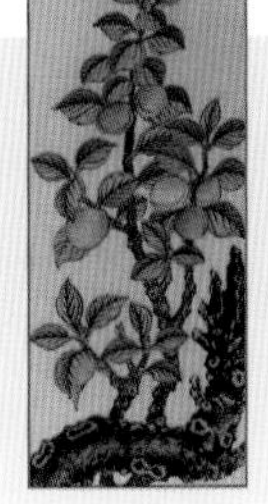

《本草品匯精要》梅實圖 ▶

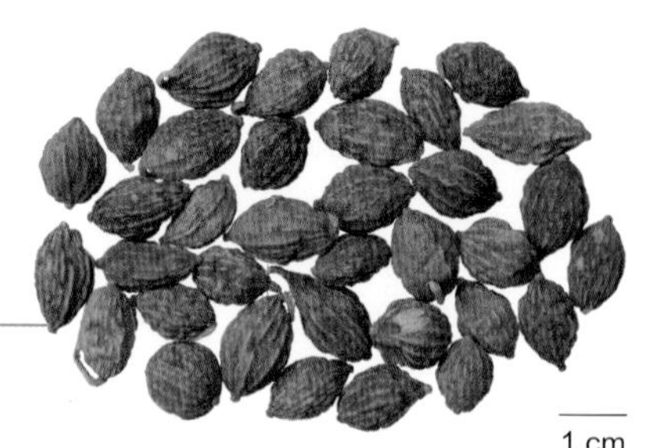

1 cm

益智

Yizhi

學名：Fructus Alpiniae Oxyphyllae

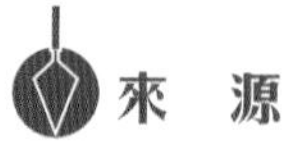

來　源　薑科植物益智 *Alpinia oxyphylla* Miq.的乾燥成熟果實。夏、秋間果實由綠變紅時採收，曬乾或低溫乾燥。

性味功效　辛，溫。溫脾止瀉，攝唾涎，暖腎，固精縮尿。

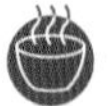

飲片比較

	製作方法	功效
益智仁	取原藥材，除去雜質及外殼，用時搗碎。	**生品**丨辛溫而燥，以溫脾止瀉，收攝涎唾力勝，多用於腹痛吐瀉，口涎自流。
鹽益智仁	取益智仁，加鹽水拌勻，悶透，置炒製容器內，以文火加熱炒乾，取出，晾涼。每100公斤益智仁，用食鹽2公斤。	**製品**丨可緩和辛燥之性，專行下焦，長於固精，縮尿，用於腎氣虛寒的遺精、早泄，尿頻、遺尿，白濁。

評注

由於益智原藥材為果實，臨床要求用的是種子，故炮製上常採用清炒或砂炒的方法，使外殼鬆脆後，去殼取仁，作為生益智仁供臨床使用。

鹽益智仁則是利用相反為製的炮製原理，以苦寒的鹽水炮製辛溫的益智仁，從而製約益智仁的燥性，並能引藥下行，但這也只是緩和其辛溫之性，雖有補澀作用，仍會傷陰助火，故臨床上對於陰虛火旺或因熱致虛等證需忌用。

▼ 益智仁 | 質硬，有特異香氣，味辛，微苦

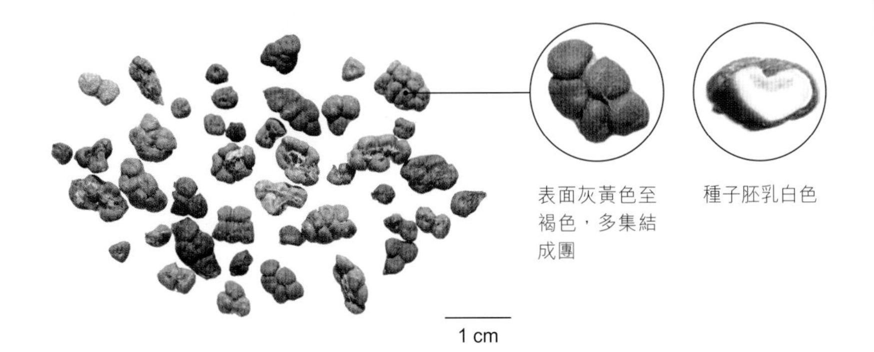

▼ 鹽益智仁 | 有香氣，略有鹹味

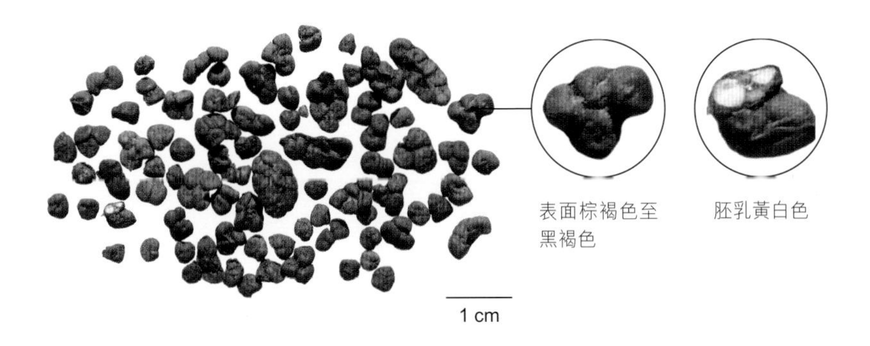

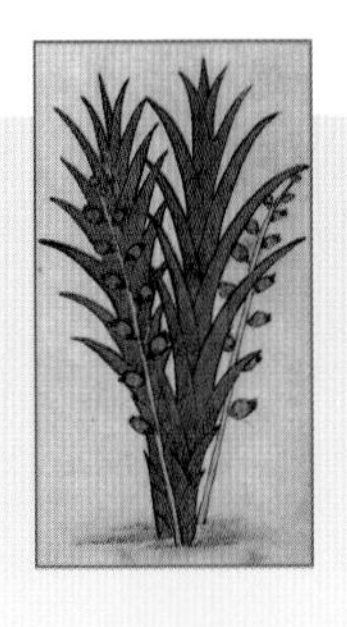

《補遺雷公炮製便覽》益智圖 ▶

草烏

Caowu

學名：Radix Aconiti Kusnezoffii

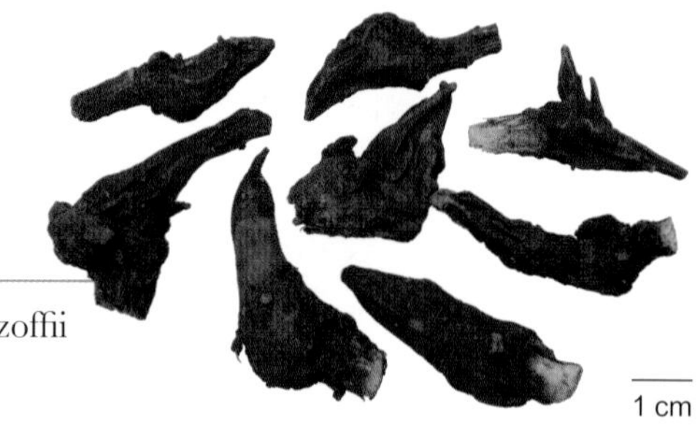

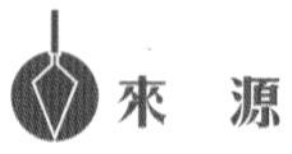

來　源　毛茛科植物北烏頭 *Aconitum kusnezoffii* Reichb. 的乾燥塊根。秋季莖葉枯萎時採挖，除去鬚根及泥沙，乾燥。

性味功效　辛、苦，熱；有大毒。祛風除濕，溫經止痛。

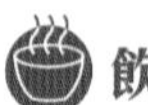

飲片比較

	製作方法	功效
草烏	取原藥材，除去雜質，洗淨，乾燥。	生品｜有大毒，多外用，以祛寒止痛，消腫為主。用於喉痹，癰疽，疔瘡，瘰癧及破傷風等證。
製草烏	取生草烏，大小個分開，用水浸泡至內無乾心，取出，加水煮至取大個切開內無白心、口嘗微有麻舌感時，取出，晾至六成乾後切薄片，乾燥。	製品｜毒性降低，可供內服，以祛風除濕，溫經止痛力勝。用於風寒濕痹，關節疼痛，脘腹冷痛，跌撲腫痛，頭風頭痛，偏正頭痛等證。

評注

生草烏被列入香港常見毒劇中藥31種名單。

草烏與川烏為近緣植物，古代統作烏頭使用，其作用、炮製方法，炮製機理均相似。

草烏炮製的程度傳統經驗也要求達到"口嘗無麻舌感或微有麻舌感"。由於每人的味覺敏感程度不同，口嘗量和口嘗方式不同，因而有很大差異。使用這種經驗方法應遵循如下原則：舌嘗部位應在舌前1/3處；取樣100~150mg；在口中嚼半分鐘；咀嚼當時不麻，2~5分鐘後出現麻辣感；舌麻時間維持20~30分鐘才逐漸消失。

▼ 草烏 | 質硬，味辛辣、麻舌

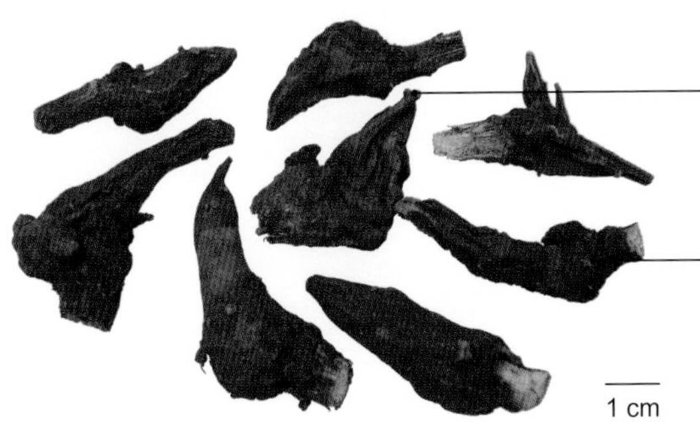

▼ 製草烏 | 質脆，味微辛辣，稍有麻舌感

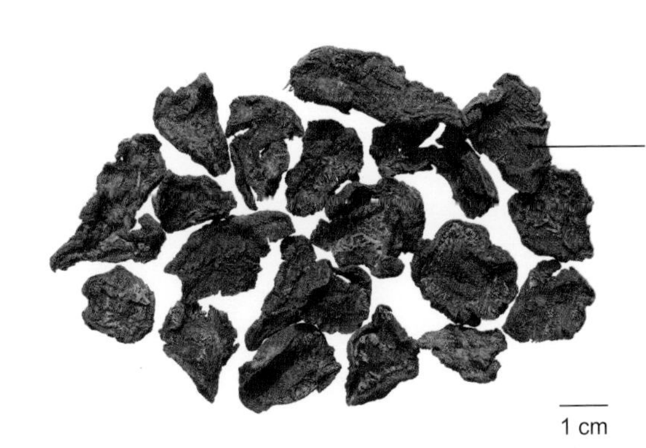

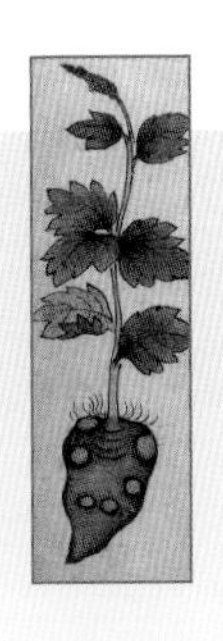

《補遺雷公炮製便覽》烏頭圖 ▶

馬錢子

Maqianzi

學名：Semen Strychni

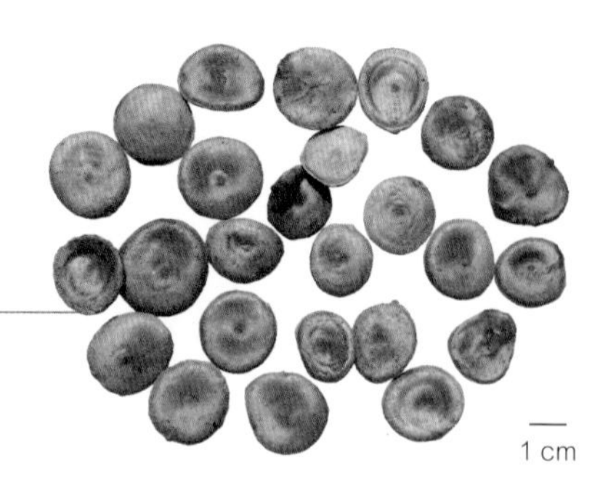

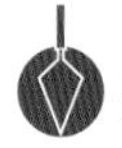

來　源　馬錢科植物馬錢 *Strychnos nux-vomica* L. 的乾燥成熟種子。冬季採收成熟果實，取出種子，曬乾。

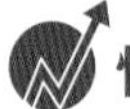

性味功效　苦，溫；有大毒。通絡止痛，散結消腫。

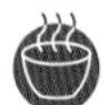

飲片比較

	製作方法	功效
馬錢子	取原藥材，除去雜質。用時搗碎。	生品｜毒性劇烈，僅供外用。常用於局部腫痛，如治喉痹作痛，面癱等。
製馬錢子	將砂子置炒製容器中，用武火加熱，加入生馬錢子，拌炒至鼓起並顯棕褐色或深棕色，取出，篩去砂子，晾涼。用時搗碎。	製品｜毒性降低，亦易粉碎，常供內服。多用於風濕痹痛，跌打損傷，骨折瘀痛，癰疽，疔瘡，瘰癧，痰核，麻木癱瘓。
馬錢粉	取製馬錢子，粉碎成細粉，照《中國藥典》(2005版)馬錢子項下的含量測定方法測定士的寧含量後，加適量澱粉，使含量符合規定，混勻，即得。	製品｜同製馬錢子

評注

生馬錢子被列入香港常見毒劇中藥31種名單。

傳統認為馬錢子表面的絨毛有毒，故採用砂炒或油炸的方法去毛，從而達到減毒的目的。現代研究發現，馬錢子的絨毛與仁所含的成分沒有質的區別，而所含的馬錢子鹼、番木鱉鹼等生物鹼則既是其毒性來源，也是其通絡止痛的有效成分。通過高溫的砂炒，可使這些生物鹼轉化為毒性較低，效價更高的氮氧化物，進而達到減毒增效的目的。

因此為了保證馬錢子安全有效，生產上砂燙要控制在230~240℃和3~4min為宜。

▼ 馬錢子 | 質堅硬，氣微，味極苦

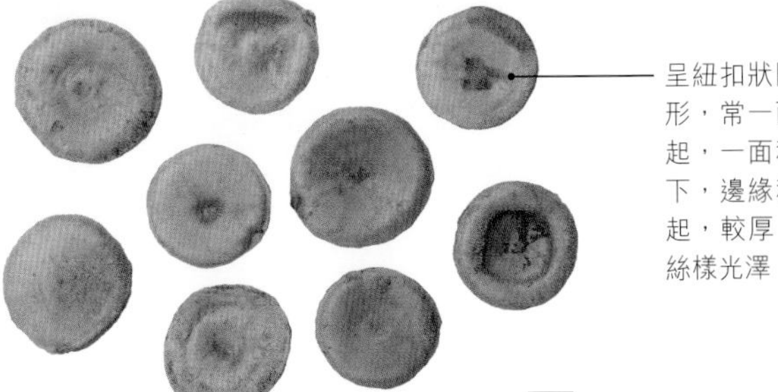

呈紐扣狀圓板形，常一面隆起，一面稍凹下，邊緣稍隆起，較厚，有絲樣光澤

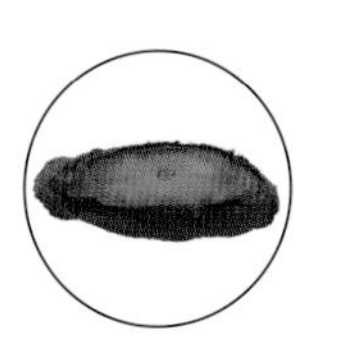

斷面黃白色，角質狀

▼ 製馬錢子 | 質酥脆，無臭，味苦

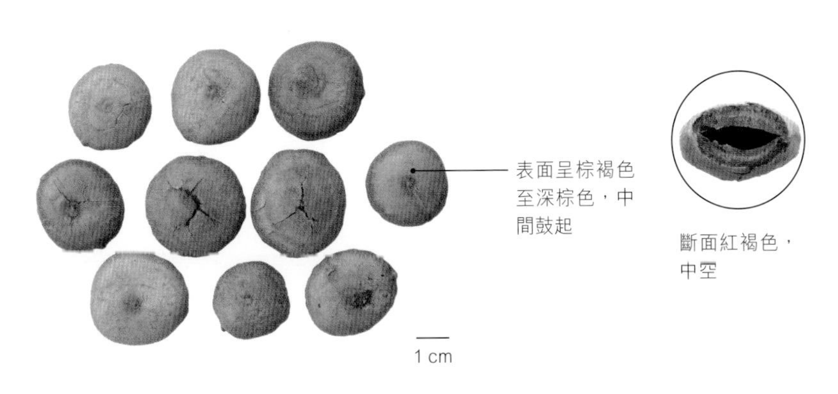

表面呈棕褐色至深棕色，中間鼓起

斷面紅褐色，中空

▼ 馬錢子粉 | 質鬆散，氣微香，味苦

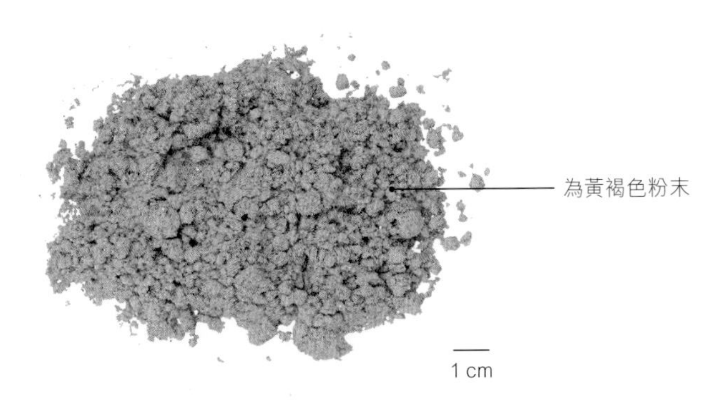

為黃褐色粉末

乾薑

Ganjiang

學名：Rhizoma Zingiberis

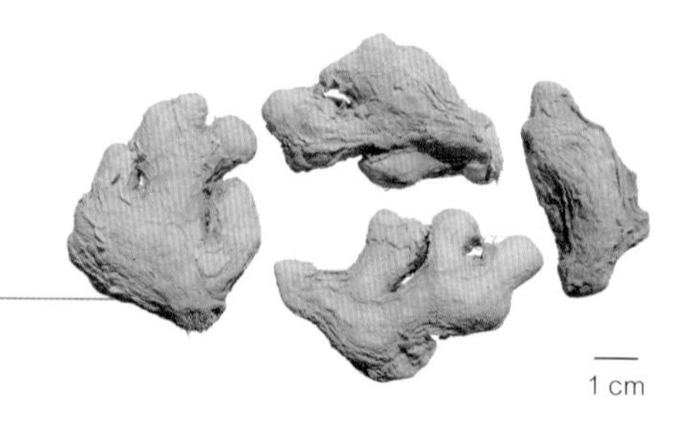

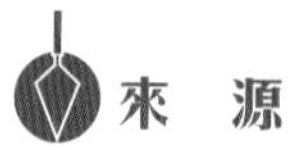

來　源　薑科植物薑 *Zingiber officinale* Rosc. 的乾燥根莖。冬季採挖，除去鬚根及泥沙，曬乾或低溫乾燥。趁鮮切片曬乾或低溫乾燥者稱為"乾薑片"。

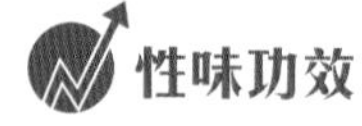

性味功效　辛，熱。溫中散寒，回陽通脈，燥濕消痰，溫經止血。

飲片比較

	製作方法	功效
乾薑	取原藥材，除去雜質，略泡，洗淨，潤透，切厚片或塊。乾燥。	生品｜性熱而偏燥，以溫中散寒，回陽通脈，燥濕消痰為主，能守能走，故對中焦寒邪偏勝而兼濕者以及寒飲伏肺的咳喘尤為適宜，又因力速而作用較強，故用於回陽復脈，其效甚佳。
炮薑	取乾薑片或塊，置炒製容器內，用武火炒至表面焦黑色，內部棕褐色，噴淋少許清水，滅盡火星，略炒，取出，晾涼。	製品｜辛味消失，守而不走，功專止血溫經，味苦澀，故固澀止血作用強於炮薑，而溫經作用不及炮薑。
薑炭	取淨砂置炒製容器內，用武火加熱，炒製靈活狀態，再加入乾薑片或塊，不斷翻動，炒至鼓起，表面棕褐色，取出，篩去砂，晾涼。	製品｜辛燥之性不及乾薑，溫裏之力不如乾薑迅猛，但作用持久緩和，故長於溫中止痛，止瀉，溫中止血。

評注

薑作為一種藥食兩用的材料，在中國已有數千年的應用歷史，其炮製品也較多。

現代研究發現，乾薑的主要成分為揮發油，高溫加熱炮製成炮薑和薑炭後，其揮發油的含量和組分均有所改變。藥效學研究也顯示，炮薑的抗潰瘍作用和薑炭的止血作用均顯著增強，印證了中醫臨床用炮薑、薑炭作為溫中止痛，溫經止血藥物，而不用生薑、乾薑的經驗。

▼ 乾薑 | 有特異香氣，味辛辣

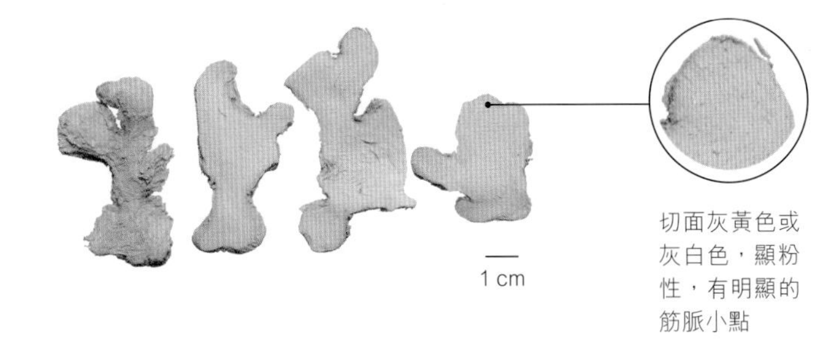

▼ 炮薑 | 質地疏鬆特異氣香，味微辛辣

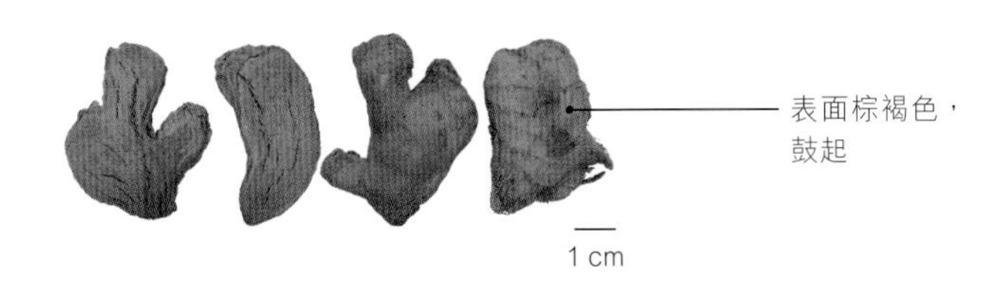

▼ 薑炭 | 體輕，質鬆脆，味微苦、微辣

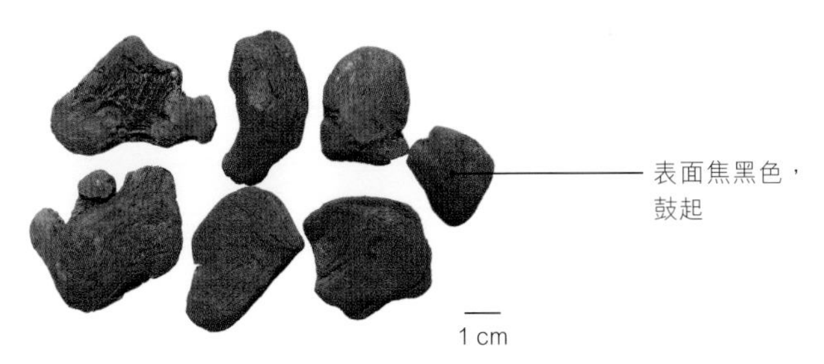

《補遺雷公炮製便覽》薑炮製圖 ▶

《補遺雷公炮製便覽》："凡作乾薑，水淹三日，畢，去流水中六日，更去皮然後曬乾，置甆瓶中釀三日乃成。"

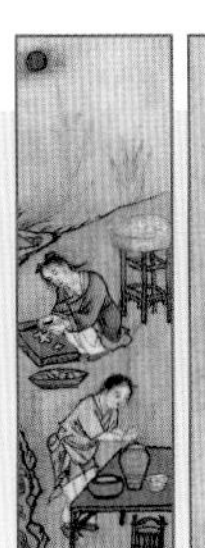

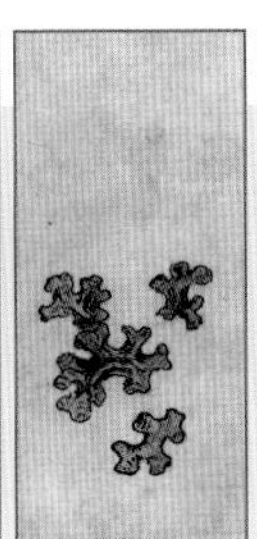

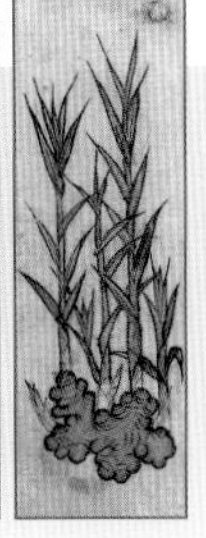

側柏葉

Cebaiye

學名：Cacumen Platycladi

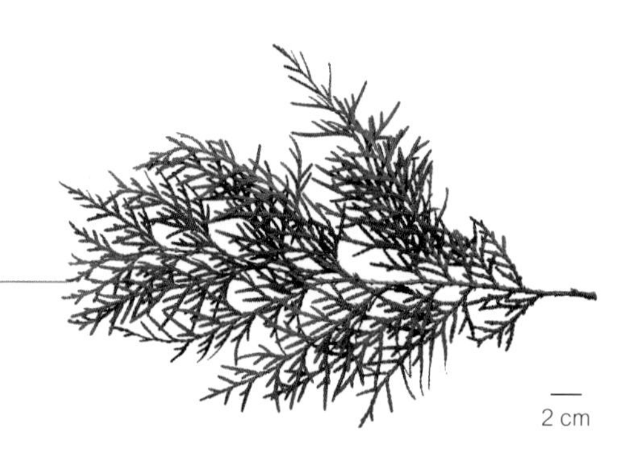

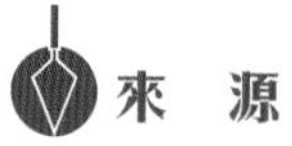

來　源　柏科植物側柏 *Platycladus orientalis*（L.）Franco 的乾燥枝梢及葉。多在夏、秋二季採收，陰乾。

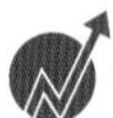

性味功效　苦、澀，寒。涼血止血，生髮烏髮。

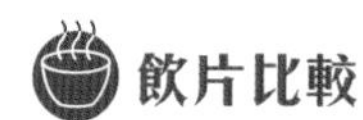

飲片比較

	製作方法	功效
側柏葉	取原藥材，除去硬梗及雜質。	生品｜以清熱涼血，止咳祛痰力勝。用於血熱妄行的各種出血證，咳嗽痰多，濕熱帶下及脱髮。
側柏炭	取淨側柏葉，置炒製容器內，用武火炒至表面黑褐色，內部焦黃色，噴淋少許清水，滅盡火星，取出，晾涼。	製品｜寒涼之性趨於平和，專於收斂止血。常用於熱邪不盛的各種出血證。

評注

側柏葉生品和炭品均有止血的作用，其中生品還有生髮烏髮的功效，一些天然治脱髮洗液常含有此物。

側柏葉炒炭後揮發油含量大幅度降低，約減少50%左右，其他成分也有所改變。

▼ 側柏葉｜質脆，易折斷，氣清香，味苦澀、微辛

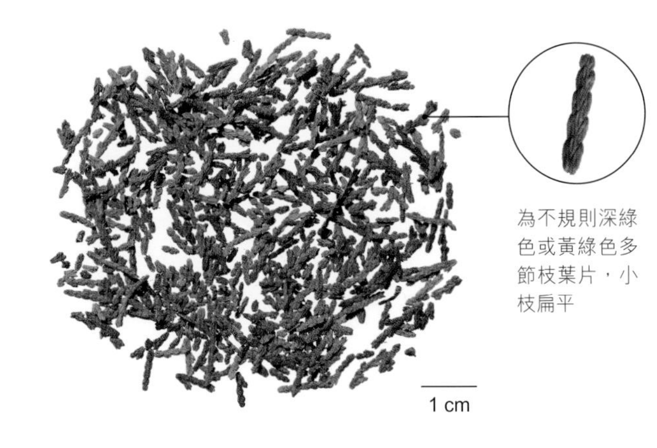

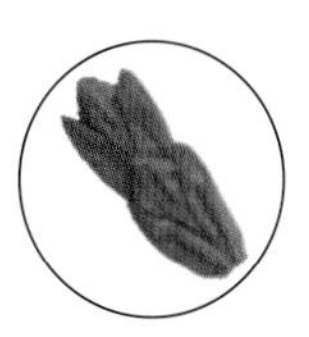

為不規則深綠色或黃綠色多節枝葉片，小枝扁平

細小鱗片狀，交互對生，貼伏於枝上

▼ 側柏炭｜質輕，易碎。味苦澀

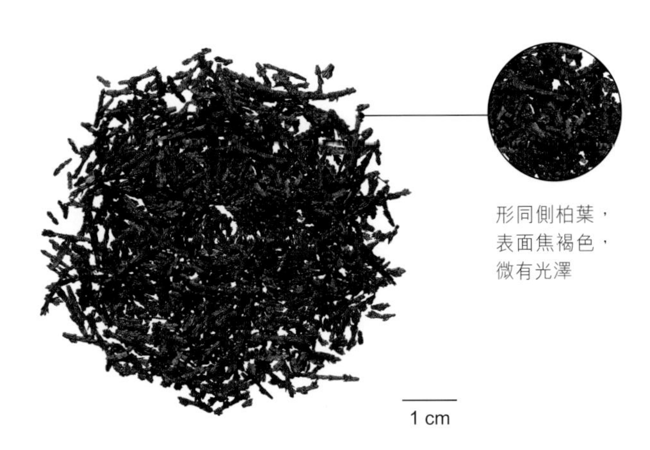

形同側柏葉，表面焦褐色，微有光澤

《補遺雷公炮製便覽》側柏圖 ▶

《雷公炮炙論》記載："若修事一斤，先揀去兩畔並心枝了，用糯泔浸七日後，漉出，用酒拌蒸一伏時，卻用黃精自然汁浸了，焙乾，又浸又焙，待黃精汁乾盡，然後用之。如修事一斤，用黃精汁十二兩。"

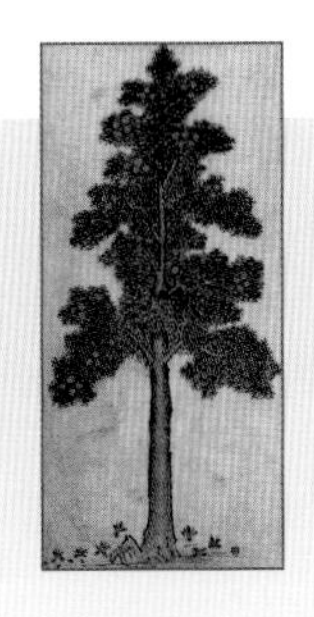

商陸

Shanglu

學名：Radix Phytolaccae

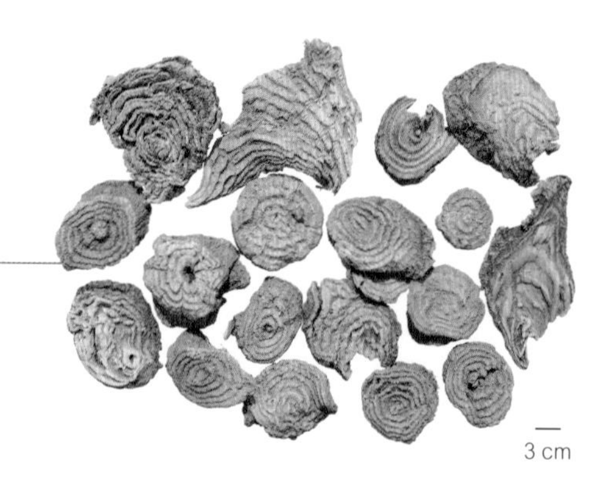

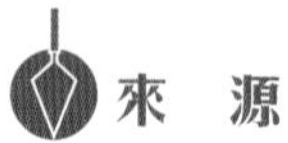

來　源　商陸科植物商陸 *Phytolacca acinosa* Roxb. 的乾燥根。秋季至次春採挖，除去鬚根及泥沙，切成塊或片，曬乾或陰乾。

性味功效　苦，寒；有毒。逐水消腫，通利二便，解毒散結。

飲片比較

	製作方法	功效
商陸	取原藥材，除去雜質，洗淨，潤透，切厚片或塊，乾燥。	生品 ｜ 有毒，擅於消腫解毒，多用於外敷癰疽腫毒。
醋商陸	取商陸片，加醋拌勻，悶潤至醋被吸盡，置炒製容器內用文火炒乾，取出，晾涼。每100公斤商陸，用醋30公斤。	製品 ｜ 毒性降低，以逐水消腫為主，多用於水腫脹滿。

評注

《中國藥典》尚收載垂序商陸 *Phytolacca americana* L. 的乾燥根，亦作商陸藥用。

商陸為傳統的瀉下逐水藥，但因有毒，古今都很注意其炮製。早在《五十二病方》中就有醋漬，治癰疽的記載。此後還有熬、豆葉蒸、炒黃、綠豆蒸、黑豆蒸、醋炙、酒製等。現代主要沿用醋製法。

商陸中含有商陸皂苷甲等毒性成分，醋炙後，其含量大幅度下降，藥理實驗亦顯示，商陸醋炙後能明顯減輕其腸黏膜的毒性反應。

▼ 商陸 | 質堅，氣微，味稍甜，久嚼麻舌

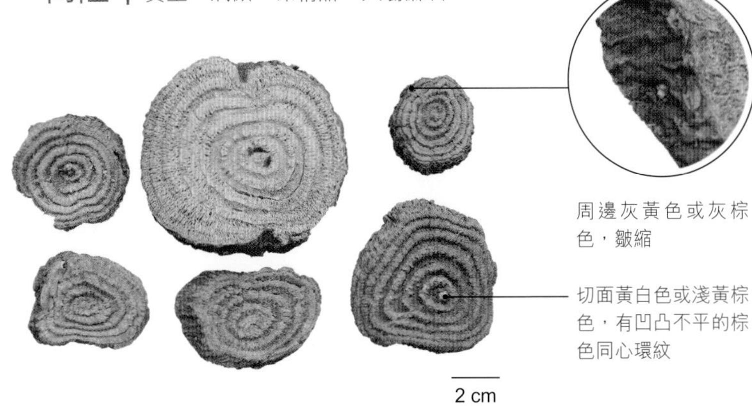

▼ 醋商陸 | 略有醋氣

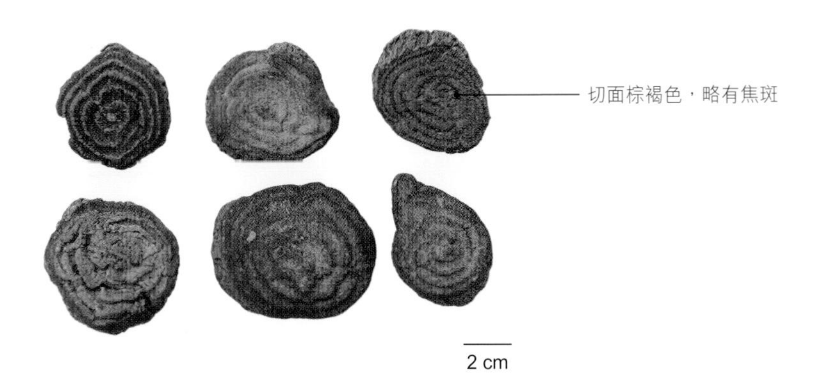

《補遺雷公炮製便覽》商陸炮製圖 ▶

《雷公炮炙論》:"每修事，先以銅刀刮去上皮了，薄切，以東流水浸兩宿，然後漉出，架甑蒸，以豆葉一重了，與商陸一重，如斯蒸。從午至亥，出，仍去豆葉，暴乾了，細銼用。若無豆葉，只用豆代之。"

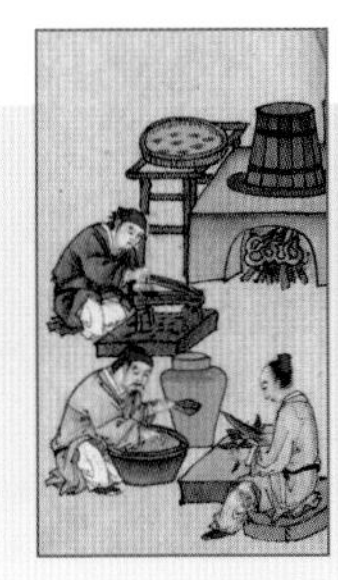

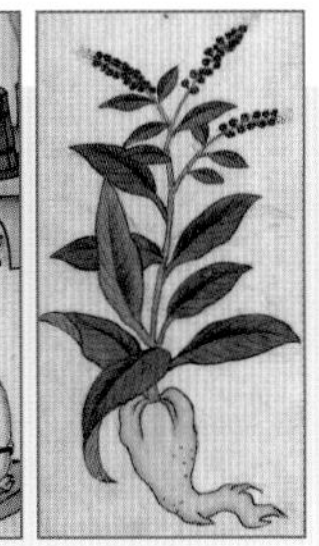

常山

Changshan

學名：Radix Dichroae

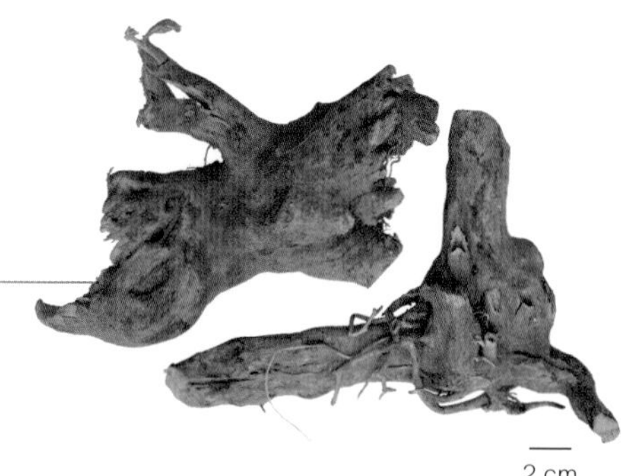

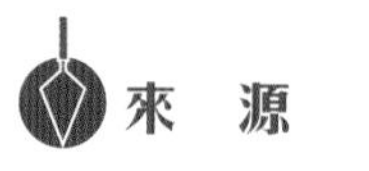

來　源　虎耳草科植物常山 *Dichroa febrifuga* Lour. 的乾燥根。冬季採挖，除去鬚根，洗淨，曬乾。

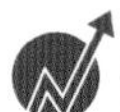

性味功效　苦、辛，寒；有毒。截瘧，劫痰。

飲片比較

	製作方法	功效
常山	取原藥材，除去雜質，分開大小，浸泡，潤透，切薄片，曬乾。	生品丨劫痰湧吐力強，多用於胸中痰飲，癲狂。
炒常山	取淨常山片，置炒製容器內，用文火炒至顏色變深，取出，放涼。	製品丨炒製後作用緩和，毒性降低，多用於截瘧。

評注

生常山被列入香港常見毒劇中藥31種名單。

生常山能湧吐風痰，常單用治療痰飲停於胸中、痰火內擾蒙閉心竅而致的精神失常等證。炒常山能清熱劫痰截瘧，常配伍檳榔使用，因其取得方便，為民間治療瘧疾的常用藥。

常山的毒性與有效成分均來源於其所含的生物鹼類成分。目前採用的水浸、悶潤後切片，清炒，酒炙等炮製方法雖然能降低毒性，同時也導致療效下降，故有學者建議常山不經水處理直接切片，或打成粗末入藥，通過降低使用量來保證安全。

▼ 常山 | 質堅硬，味苦

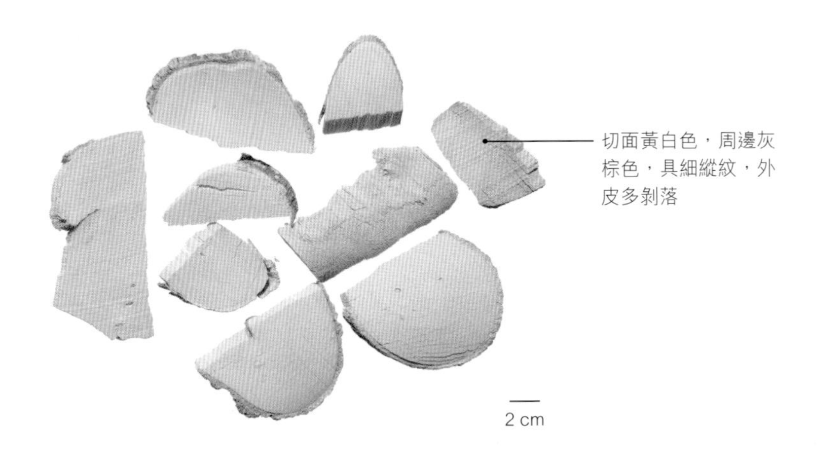

▼ 炒常山 | 氣微，味苦

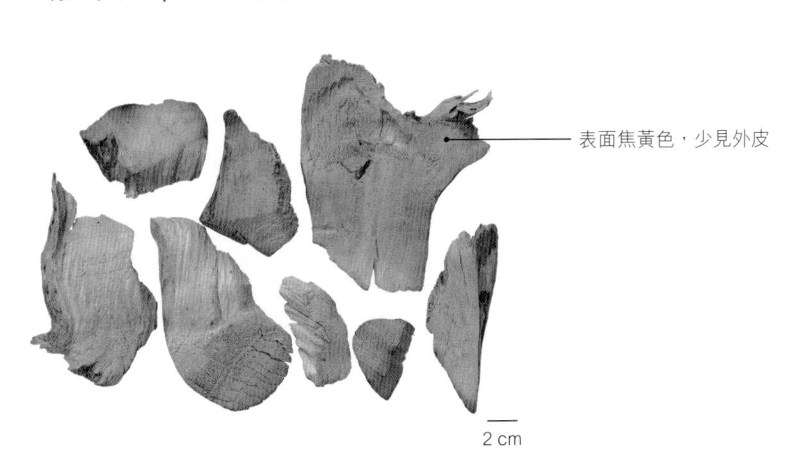

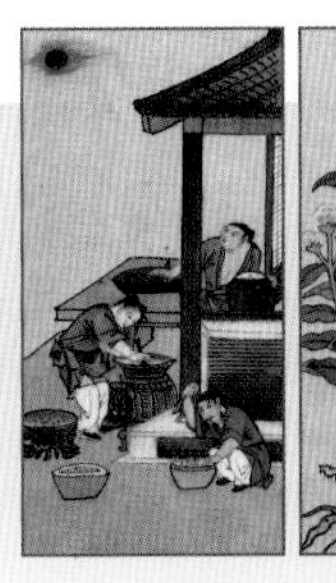
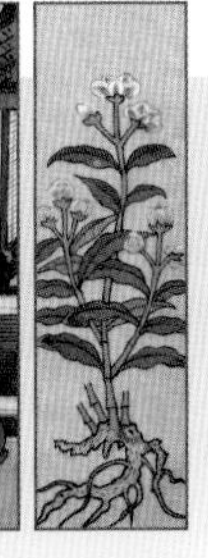

《補遺雷公炮製便覽》常山炮製圖 ▶
《雷公炮炙論》："以酒浸一宿，至明漉出，日乾，熬搗少用。"

旋覆花

Xuanfuhua

學名：Flos Inulae

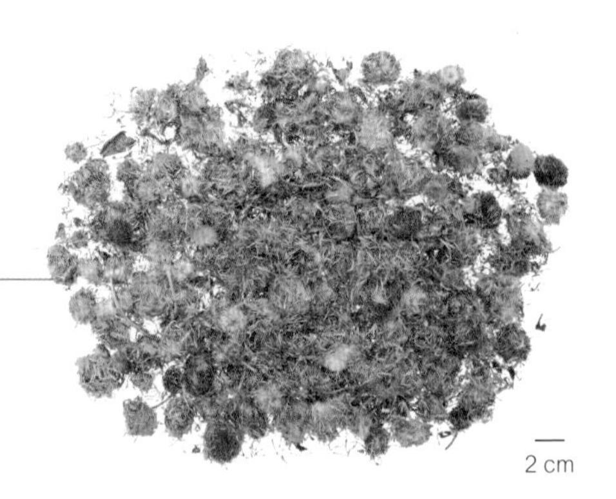

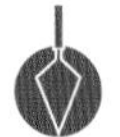

來　源　菊科植物旋覆花 *Inula japonica* Thunb. 的乾燥頭狀花序。夏、秋二季開放時採收，除去雜質，陰乾或曬乾。

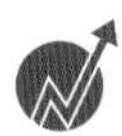

性味功效　苦、辛、鹹，微溫。降氣，消痰，行水，止嘔。

飲片比較

	製作方法	功效
旋覆花	取原藥材，除去梗、葉及雜質。	生品｜苦、辛之味較強，以降氣化痰止嘔力勝，多用於痰飲內停的胸膈滿悶及胃氣上逆的嘔吐、喘息、肢腫。
蜜旋覆花	取煉蜜加沸水適量稀釋，淋入淨旋覆花中拌勻，悶透，置炒製容器內用文火炒至不黏手時取出，晾涼。每100公斤旋覆花，用煉蜜25公斤。	製品｜性偏潤，長於潤肺止咳，降氣平喘，苦辛降逆止嘔作用弱於生品，多用於咳嗽痰喘而兼嘔惡者。

評注

《中國藥典》尚收載歐亞旋覆花 *Inula britannica* L.的乾燥頭狀花序，亦作旋覆花藥用。

蜜炙旋覆花為近代新出現的炮製方法，主要是利用蜂蜜的作用，引藥入肺經和增強補益的作用。

現代研究發現旋覆花含有甾醇類、倍半萜內酯類、黃酮類等多種成分，具有鎮咳、抑菌、治療百日咳等多種作用和臨床療效，但蜜炙對其化學成分和藥理作用的變化還有待進一步研究。

▼ 旋覆花 | 體輕，易散碎。氣微，味微苦

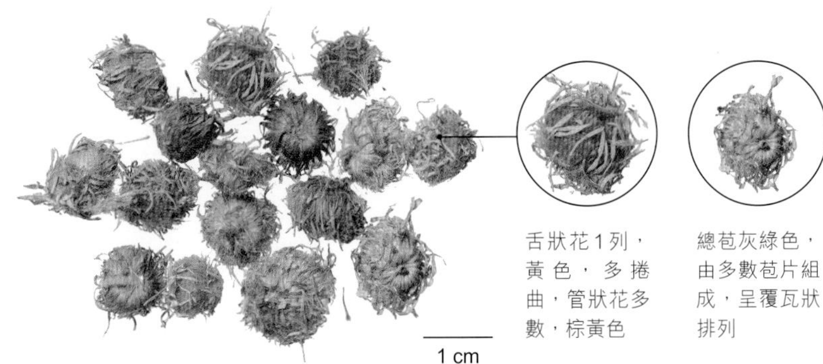
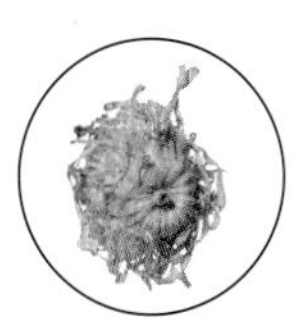

1 cm

舌狀花1列，黃色，多捲曲，管狀花多數，棕黃色

總苞灰綠色，由多數苞片組成，呈覆瓦狀排列

▼ 蜜旋覆花 | 略有黏性，味微甜

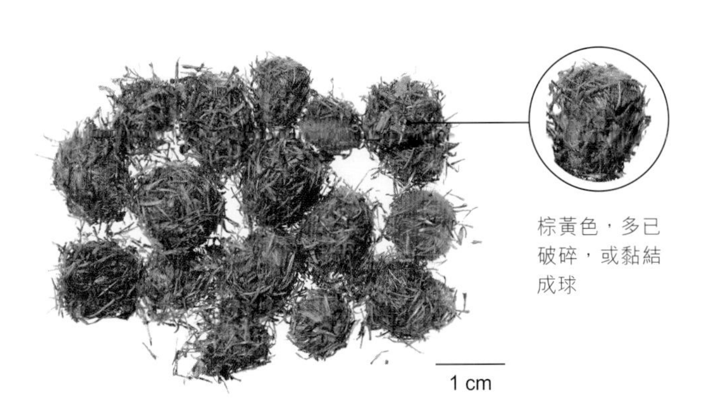

1 cm

棕黃色，多已破碎，或黏結成球

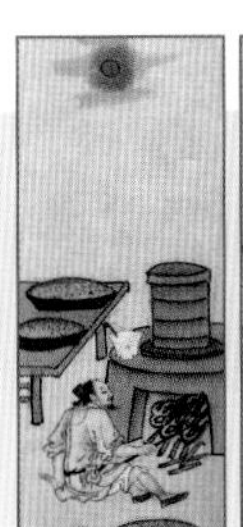
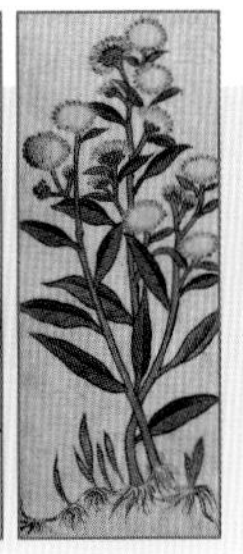

《補遺雷公炮製便覽》旋覆花炮製圖 ▶
《雷公炮炙論》："凡採得後，去裹花蕊殼皮並蒂子，取花蕊蒸，從巳至午，曬乾用"。

梔子

Zhizi

學名：Fructus Gardeniae

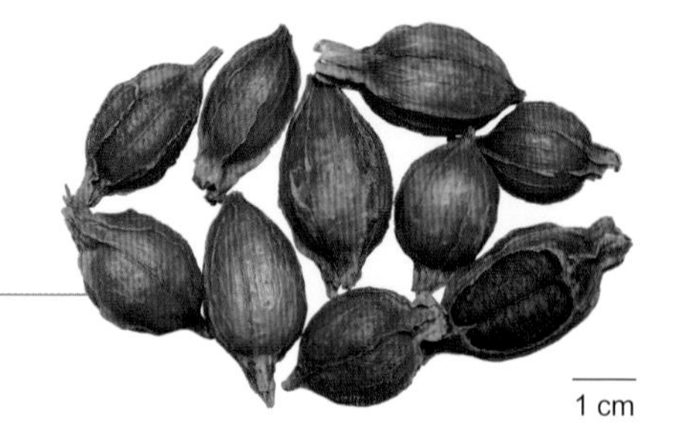

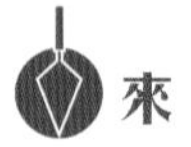

來　源

茜草科植物梔子 *Gardenia jasminoides* Ellis 的乾燥成熟果實。9~11 月果實成熟呈紅黃色時採收，除去果梗及雜質，蒸至上汽或置沸水中略燙，取出，乾燥。

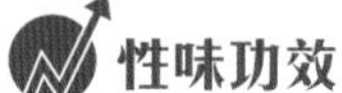

性味功效

苦，寒。瀉火除煩，清熱利尿，涼血解毒，止血。

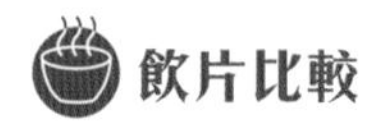

飲片比較

	製作方法	功效
梔子	取原藥材，除去雜質，碾碎。	**生品**｜瀉火利濕，涼血解毒力強，常用於溫病高熱，濕熱黃疸，濕熱淋證，瘡瘍腫毒，亦可用於火邪熾盛的目赤腫痛；外用治扭傷跌損。
炒梔子	取梔子，用文火炒至黃褐色，取出，放涼。	**製品**｜苦寒之性緩和，能清熱除煩，用於熱鬱心煩。
焦梔子	取梔子，用中火炒至表面焦褐色或焦黑色，果皮內面和種子表面為黃棕色或棕褐色，取出，放涼。	**製品**｜偏於涼血止血，多用於吐血、咯血、咳血、衄血、尿血、崩漏等出血證。

評注

梔子性味苦，寒，具有瀉火除煩，清熱利濕，涼血解毒的功能，但其苦寒之性較強，易傷中氣，且對胃有一定刺激性，脾胃虛弱者易致噁心，炒後則可緩和苦寒之性，從而消除副作用。現代研究已經在一定程度上證明了這一點，如梔子中含有的具有利膽作用和抑制胃機能作用的京尼平苷，在炒後含量即有所下降。

▼ 梔子 | 不規則碎塊，果皮薄而脆，略有光澤，氣微，味微酸而苦

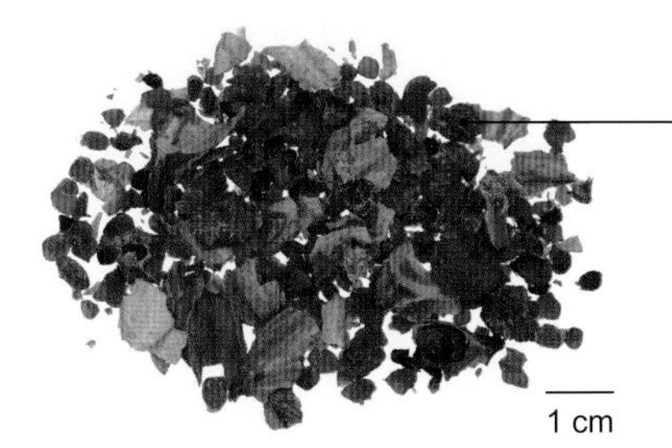

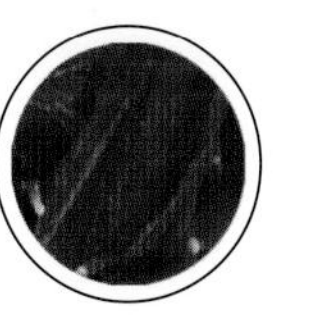

外表面紅棕色或紅黃色，可見棱線

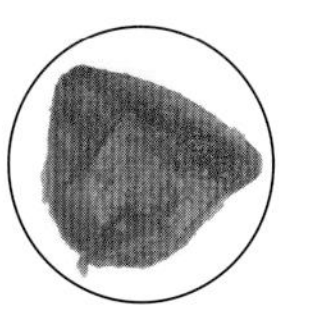

種子扁卵形或三角形，表面紅黃色或棕紅色

▼ 炒梔子

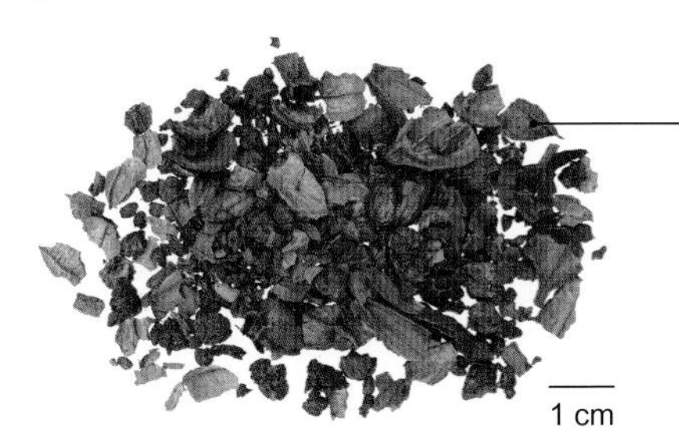

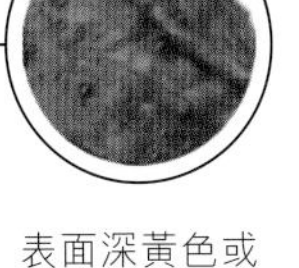

表面深黃色或黃褐色，略有焦斑

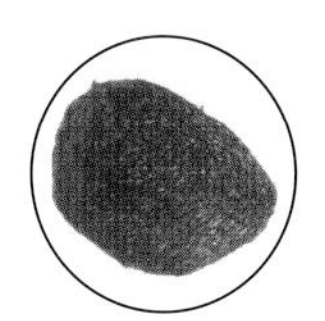

種子棕褐色

▼ 焦梔子

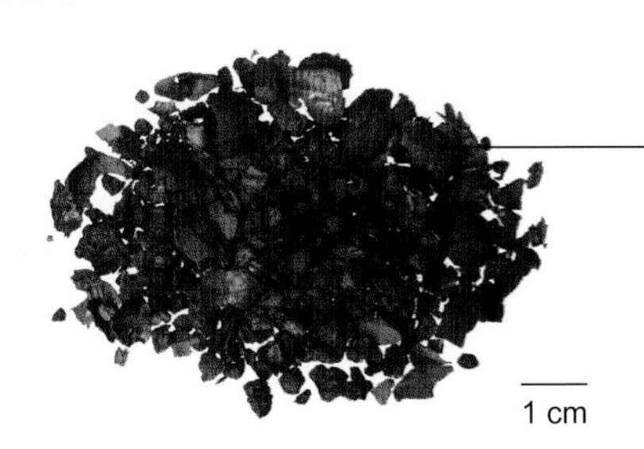

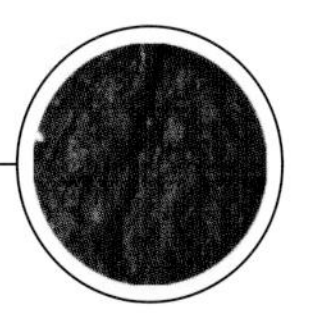

表面焦黃色或焦褐色

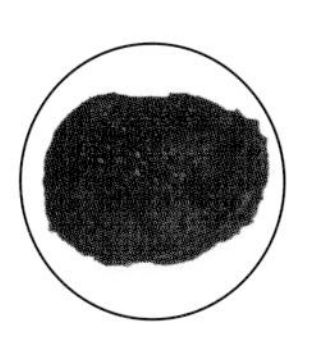

種子黑褐色

《補遺雷公炮製便覽》梔子炮製圖 ▶

《雷公炮炙論》記載："凡使，先去皮須了，取仁，以甘草水浸一宿，漉出，焙乾，搗篩如赤金末用。"

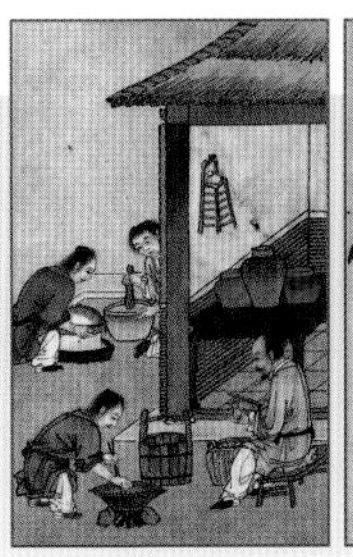

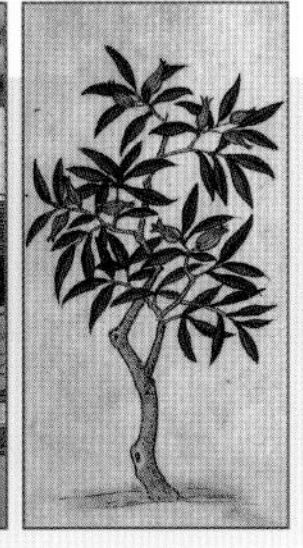

淫羊藿

Yinyanghuo

學名：Herba Epimedii

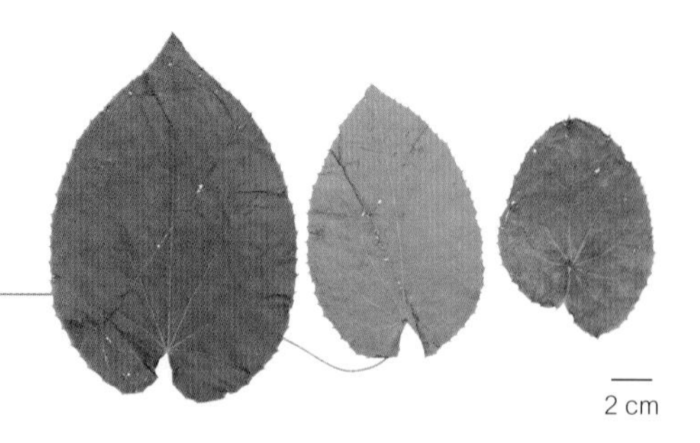

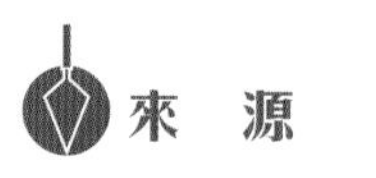

來　源　小檗科植物淫羊藿 *Epimedium brevicornum* Maxim. 的乾燥地上部分。

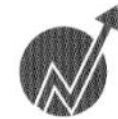

性味功效　辛、甘，溫。補腎陽，強筋骨，祛風濕。

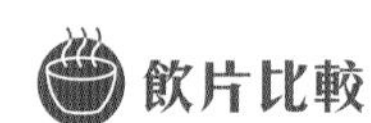

飲片比較

	製作方法	功效
淫羊藿	取原藥材，除去雜質，摘取葉片，噴淋清水，稍潤，切絲，乾燥。	生品｜具有祛風濕的作用，用於風寒濕痹，中風偏癱及小兒麻痹症等。
炙淫羊藿	取羊脂油加熱熔化，加入淫羊藿絲，用文火炒至均勻有光澤，取出，晾涼。每100公斤淫羊藿絲，用煉羊脂油20公斤。	製品｜溫腎助陽的作用增強，多用於陽痿，不孕。

評注

《中國藥典》尚收載箭葉淫羊藿 *Epimedium sagittatum* (Sieb.et Zucc.) Maxim.、柔毛淫羊藿 *Epimedium pubescens* Maxim.、巫山淫羊藿 *Epimedium wushanense* T.S. Ying、或朝鮮淫羊藿 *Epimedium koreanum* Nakai 的乾燥地上部分，亦作淫羊藿藥用。

羊脂油炙淫羊藿始載於南北朝的《雷公炮炙論》，羊脂能溫散寒邪，補虛潤燥，淫羊藿用羊脂炙後可增強溫腎助陽的作用，這已經在臨床上得到證實。淫羊藿用羊脂油炙製前後的藥理實驗比較亦發現炮製品具有明顯增強性機能作用。

▼ 淫羊藿｜近革質，氣微、味微苦

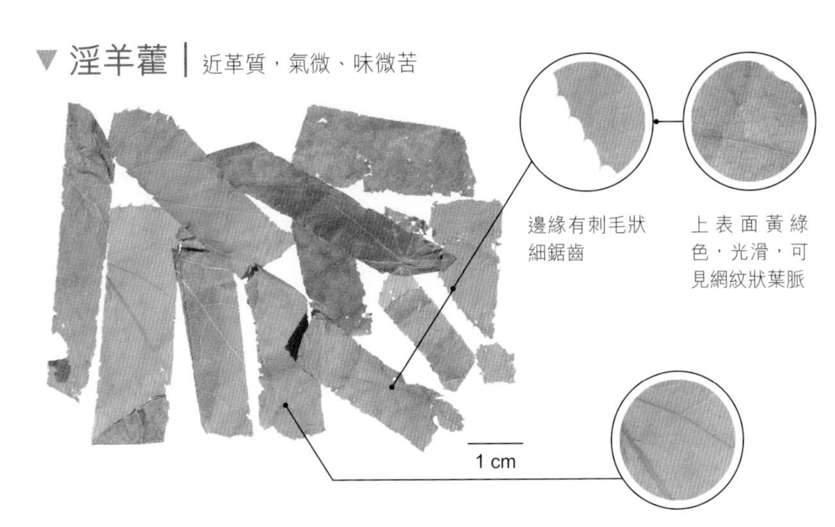

▼ 炙淫羊藿｜微有羊油氣

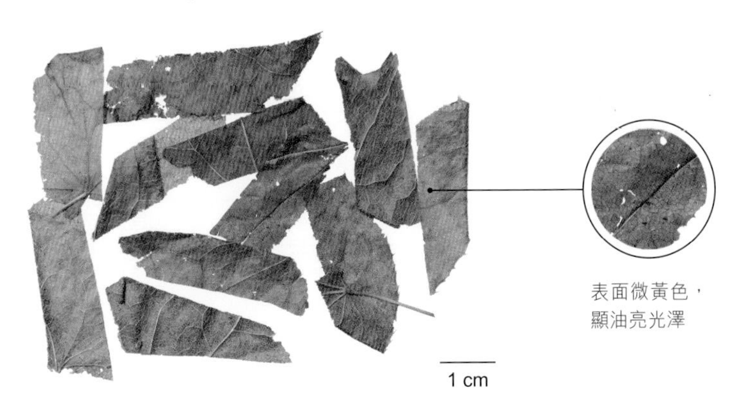

《補遺雷公炮製便覽》淫羊藿炮製圖 ▶
《雷公炮炙論》："凡使，時呼仙靈脾，須用夾刀夾去葉四畔花枝盡後，細銼，用羊脂相對拌炒過，待羊脂盡為度。每修事一斤，用羊脂四兩為度也。"

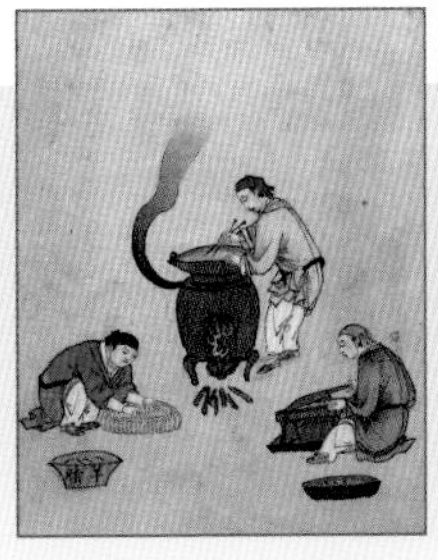

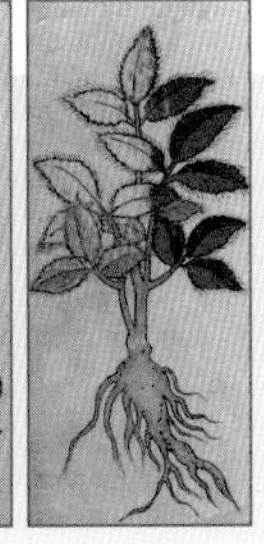

荷葉

Heye

學名：Folium Nelumbinis

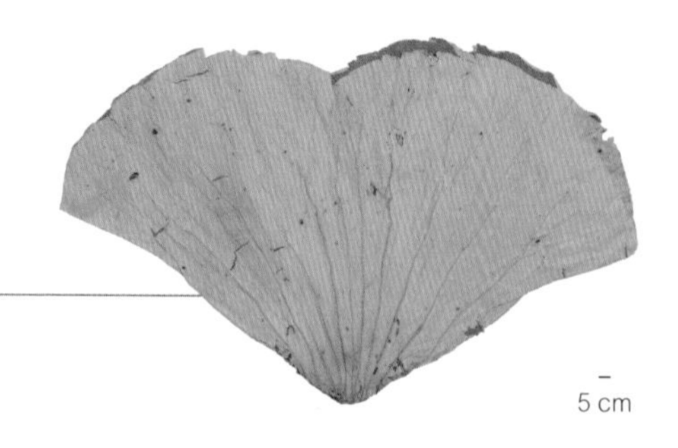

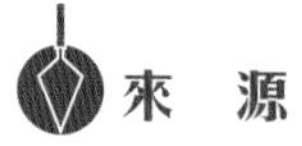

來　源　睡蓮科植物蓮 *Nelumbo nucifera* Gaertn. 的乾燥葉。夏、秋二季採挖，曬至七八成乾時，除去葉柄，折成半圓形或摺扇形，乾燥。

性味功效　苦，平。清熱解暑，升發清陽，涼血止血。

飲片比較

	製作方法	功效
荷葉	除去雜質，噴水，稍潤，切絲，乾燥。	生品｜用於暑熱煩渴，暑濕泄瀉，脾虛泄瀉，血熱吐衄，便血崩漏。
荷葉炭	取淨荷葉，置煅鍋內，密封，用武火燜煅成炭，放涼，取出。	製品｜收澀化瘀止血力強。用於多種出血證及產後血暈。

評注　生荷葉有清熱解暑的作用，如《溫病條辨》中治療暑溫的清絡飲即用生荷葉，同時也有止血作用，煅炭後，止血作用增強，如著名的止血方十灰散中即用荷葉炭。

▼ 荷葉 | 質脆易破碎，稍有清香氣，味微苦

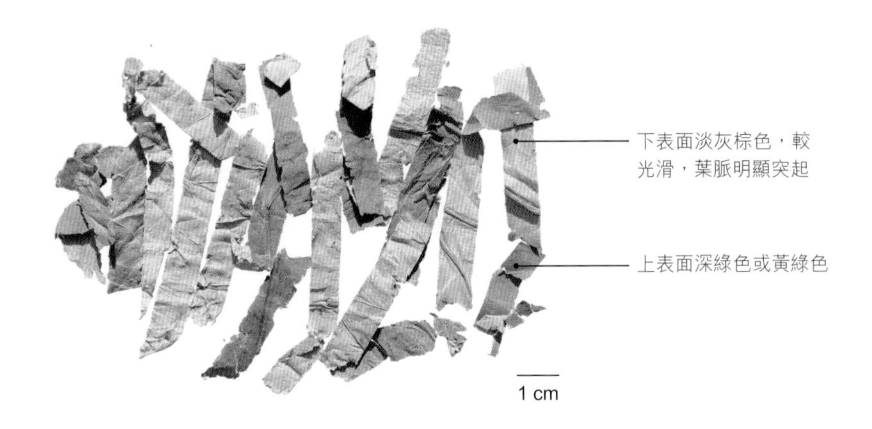

▼ 荷葉炭 | 質脆易碎，味苦澀

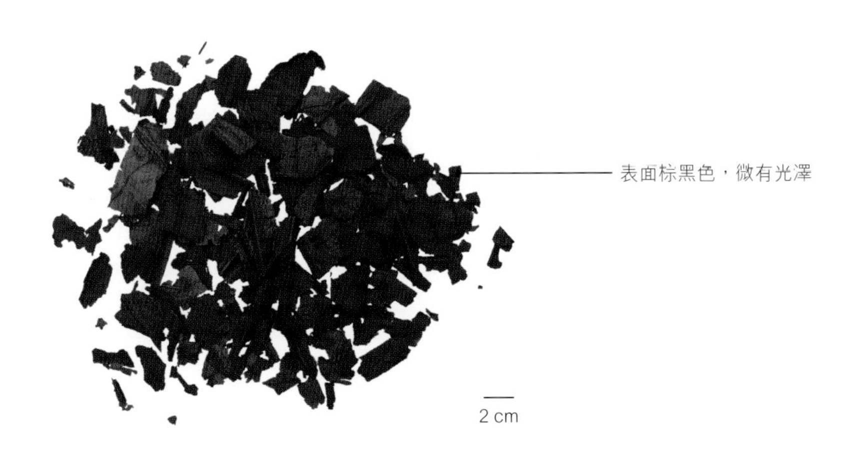

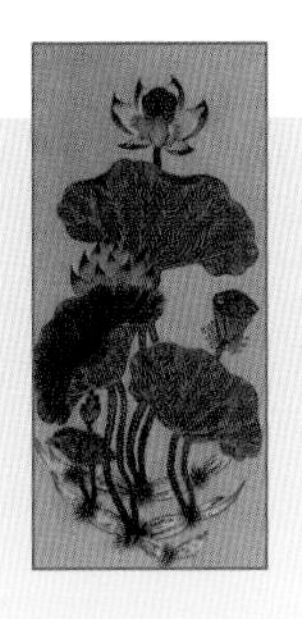

《本草品匯精要》蓮藕圖 ▶

麥芽

Maiya

學名：Fructus Hordei Germinatus

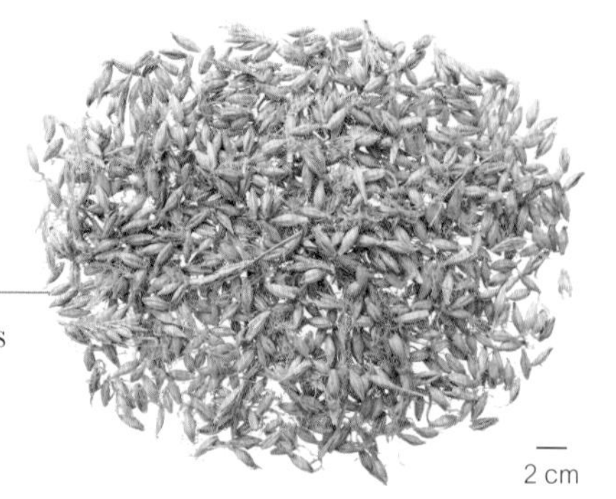

2 cm

來　源　禾本科植物大麥 *Hordeum vulgare* L. 的成熟果實經發芽乾燥而得。將麥粒用水浸泡後，保持適宜溫、濕度，幼芽長至約0.5cm時，曬乾或低溫乾燥。

性味功效　甘，平。行氣消食，健脾開胃，退乳消脹。

飲片比較

	製作方法	功效
麥芽	取原藥材，除去雜質。	生品｜消食和胃通乳；用於消化不良，乳癖。
炒麥芽	取淨麥芽，置炒製容器內，用文火炒至表面呈棕黃色，取出，晾涼，篩去灰屑。	製品｜性偏溫而氣香，行氣消食回乳；用於食積不消，婦女斷乳。
焦麥芽	取淨麥芽，置炒製容器內，用中火炒至表面呈焦褐色，取出，晾涼，篩去灰屑。	製品｜性偏溫而味甘微澀，消食化滯，止瀉。用於食積不消，脘腹脹痛，泄瀉。

評注

大麥發芽過程中，酶活性因發芽程度不同而有顯著差異。有胚芽者酶的活性、乳酸含量均遠高於無胚芽者，芽亦不能太長，纖維素含量高，藥效降低。因此其芽長要控制在約0.5cm。

麥芽炒製時，隨加熱程度的升高，澱粉酶效價會降低或消失。但是中醫臨床用炒麥芽、焦麥芽入煎劑，均取得了確切的臨床療效。可見，酶類並非是其唯一有效成分。另外，臨床還常單用炒麥芽於婦女回乳，焦麥芽常與焦山楂、焦神曲配伍治療食積泄瀉。

▼ 麥芽｜質硬，粉質，氣微，味微甘

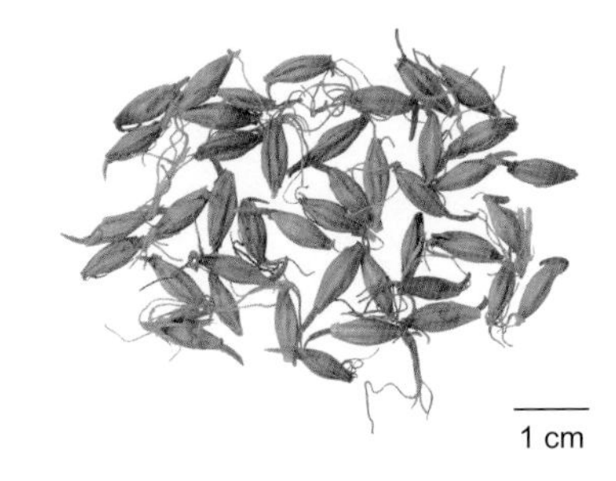

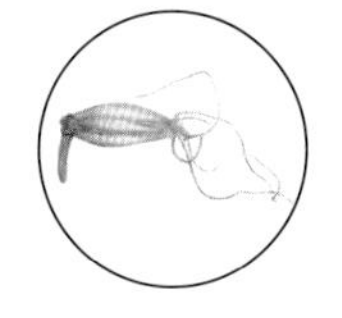

表面淡黃色，一端有淡黃色幼芽，皺縮或脫落，下端有纖細而彎曲的鬚根數條

▼ 炒麥芽｜有香氣

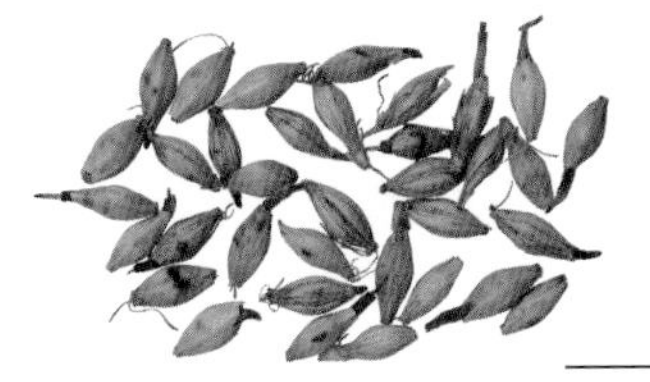

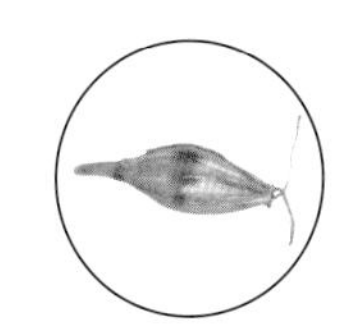

表面深黃色或棕黃色，偶見焦斑，鬚根多脫落

▼ 焦麥芽｜有焦香氣

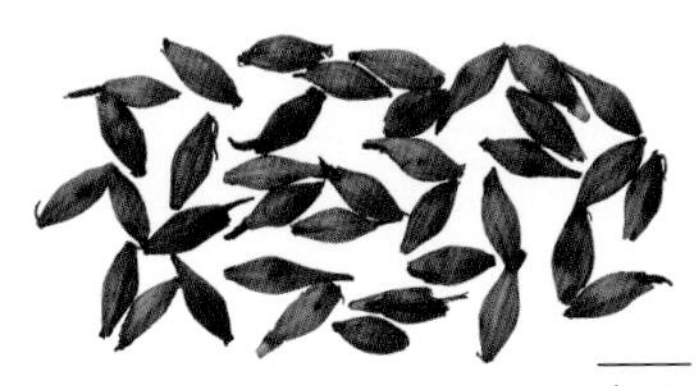

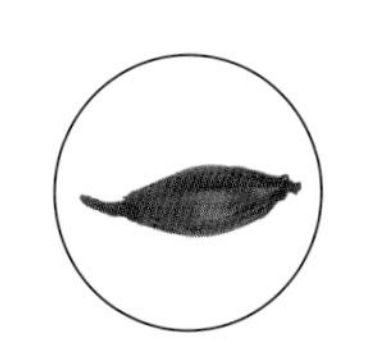

表面焦褐色或焦黃色，偶見鬚根

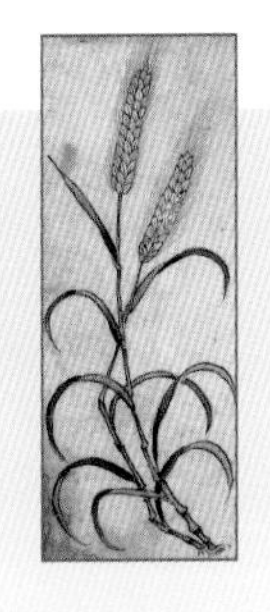

《補遺雷公炮製便覽》大麥圖 ▶

麻黃

Mahuang

學名：Herba Ephedrae

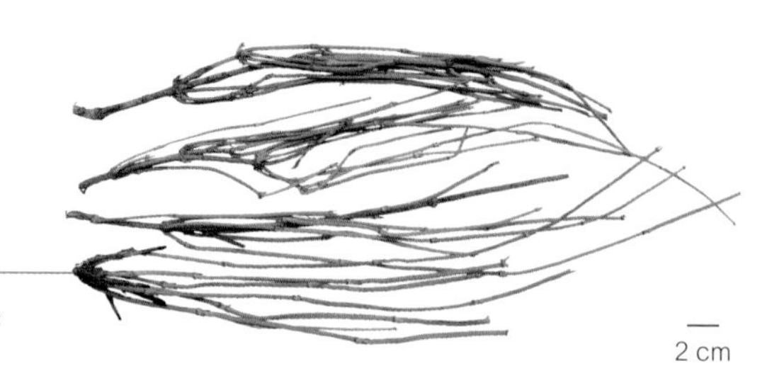

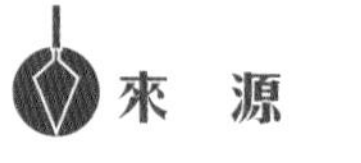

來　源　麻黃科植物草麻黃 *Ephedra sinica* Stapf. 的乾燥草質莖。秋季採割綠色的草質莖，曬乾。

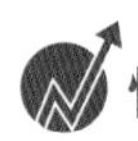

性味功效　辛、微苦，溫。發汗散寒，宣肺平喘，利水消腫。

飲片比較

	製作方法	功效
麻黃	取原藥材，除去木質莖、殘根及雜質，切段。	**生品**｜以發汗解表，利水消腫作用力強。多用於風寒表實證和風水浮腫。
蜜麻黃	取煉蜜加沸水適量稀釋，淋入麻黃段中拌勻，悶透，置炒製容器內用文火炒至至不黏手，取出，放涼。每100公斤麻黃段，用煉蜜20公斤。	**製品**｜味甘而微苦，性溫偏潤，辛散發汗作用緩和，宣肺平喘止咳的效力增強。多用於表證較輕，而肺氣壅阻咳嗽氣喘的患者。

評注

《中國藥典》尚收載木賊麻黃 *Ephedra equisetina* Bge. 或中麻黃 *Ephedra intermedia Schrenk* ex C. A. Mey. 的乾燥草質莖，亦作麻黃藥用。

麻黃主含麻黃鹼，揮發油等成分。麻黃鹼能鬆弛支氣管平滑肌，具有平喘作用，揮發油能抑制流感病毒，並能興奮汗腺，有發汗作用。蜜炙後的麻黃揮發油含量降低，故發汗作用緩和。蜂蜜性味甘平，具有甘緩潤燥作用，與麻黃的止咳平喘的功效起協同作用，從而增強宣肺平喘止咳的效力。

麻黃炮製時還需去根，因為地上部分能升高血壓，可發汗，根降低血壓，止汗。

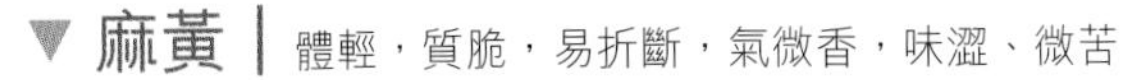

▼ 麻黃 | 體輕，質脆，易折斷，氣微香，味澀、微苦

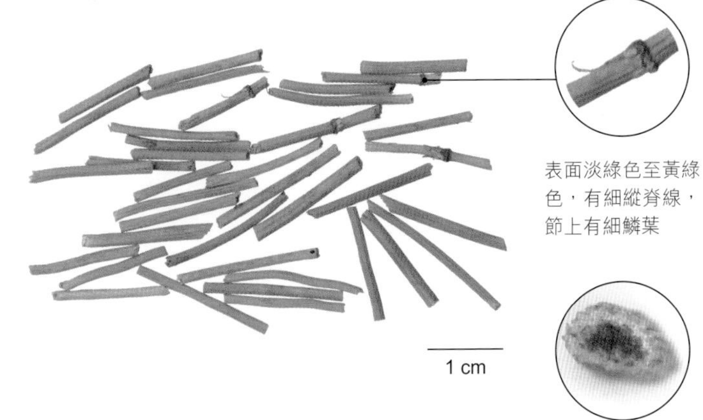

表面淡綠色至黃綠色，有細縱脊線，節上有細鱗葉

切面略呈粉性，髓部紅棕色

▼ 蜜麻黃 | 微有黏性，具蜜香氣，味微甜

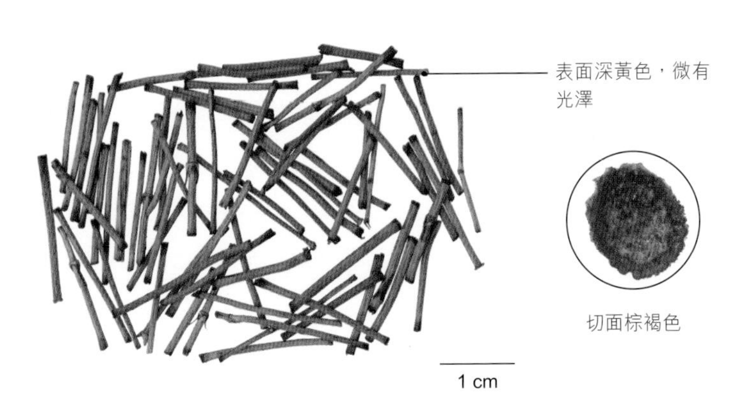

表面深黃色，微有光澤

切面棕褐色

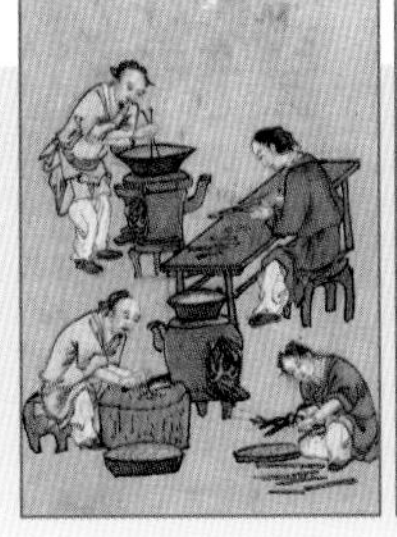

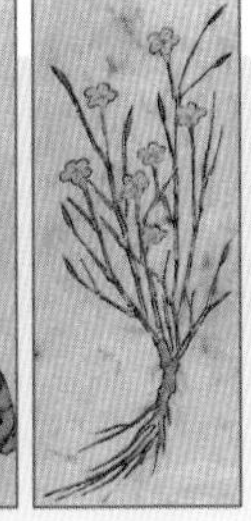

《補遺雷公炮製便覽》麻黃炮製圖 ▶

《雷公炮炙論》記載："凡使，去節並沫，若不盡，服之令人悶。用夾刀剪去節並頭，槐砧上用銅刀細銼，煎三、四十沸，竹片掠去上沫盡，漉出，曬乾用之。"

莪朮

Ezhu

學名：Rhizoma Curcumae

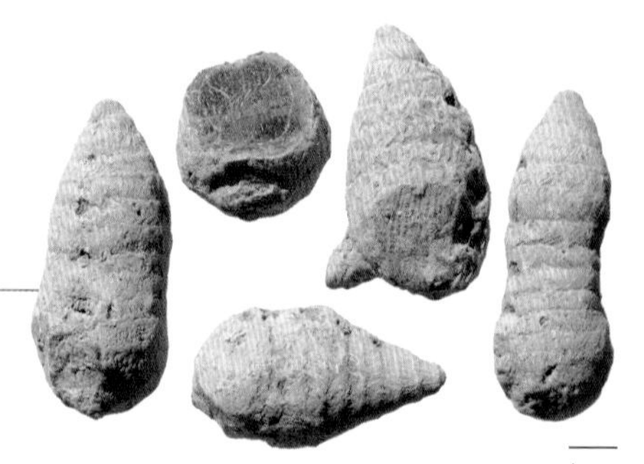

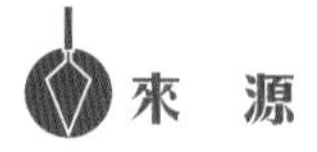

來　源　薑科植物蓬莪朮 *Curcuma phaeocaulis* Val. 的乾燥根莖。冬季莖葉枯萎後採挖，洗淨，蒸或煮至透心，曬乾或低溫乾燥後除去鬚根及雜質。

性味功效　辛、苦，溫。行氣破血，消積止痛。

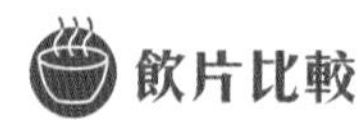

飲片比較

	製作方法	功效
莪朮	取原藥材，除去雜質，略泡，洗淨，蒸軟，切厚片，乾燥。	**生品**｜行氣消積力強，多用於食積胃痛，瘀疾腹痛。
醋莪朮	取莪朮片置煮製容器內，加米醋與適量水浸沒藥面，煮至米醋被吸盡透心，取出，稍涼，切厚片，乾燥。每莪朮100公斤，用米醋20公斤。	**製品**｜重在入肝經血分，增強破血消癥作用，多用於瘀滯經閉，脅下癥塊。

評注

《中國藥典》尚收載廣西莪朮 *Curcuma kwangsiensis* S. G. Lee et C. F. Liang 或溫郁金 *Curcuma wenyujin* Y. H. Chen et C. Ling 的乾燥根莖，亦作莪朮藥用，後者習稱"溫莪朮"。

莪朮為"氣中血藥"，生用能行氣消食積，但其行氣止痛消積的作用極強，非有堅頑之積不可輕用。醋製可引藥入肝經、引藥入血分，增強破血消癥的作用，常和"血中氣藥"三棱配伍成藥對，用來治療瘀血疼痛，癥瘕積聚。另外，醋製後還可降低揮發油含量，使其猛烈過偏之性得以緩和，從而更適合臨床使用。

▼ 莪朮 | 氣微香，味微苦而辛

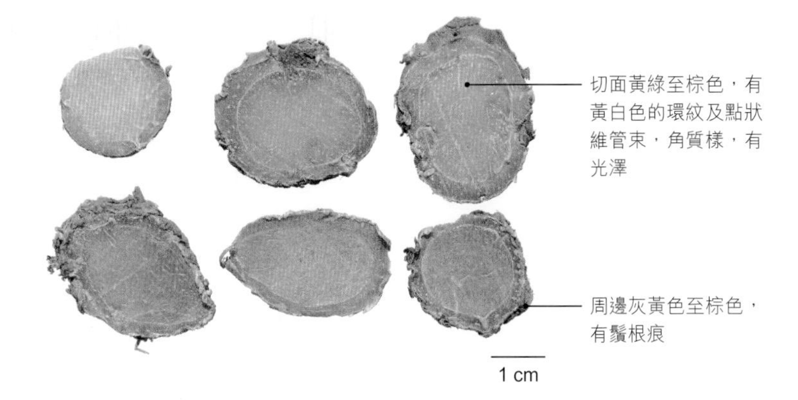

▼ 醋莪朮 | 質堅脆，略有醋氣

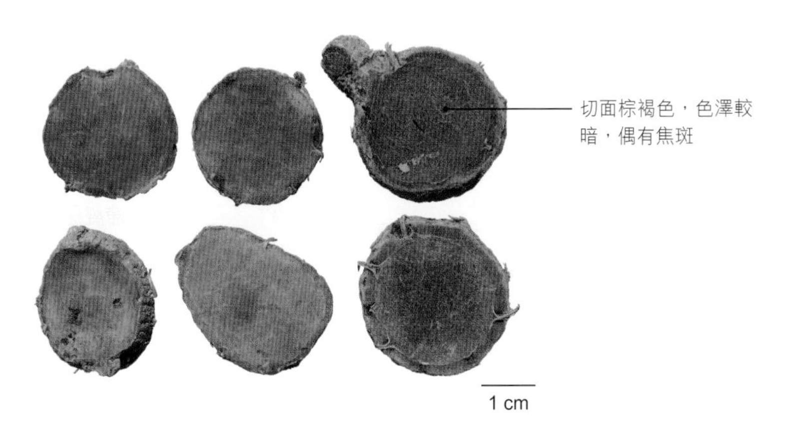

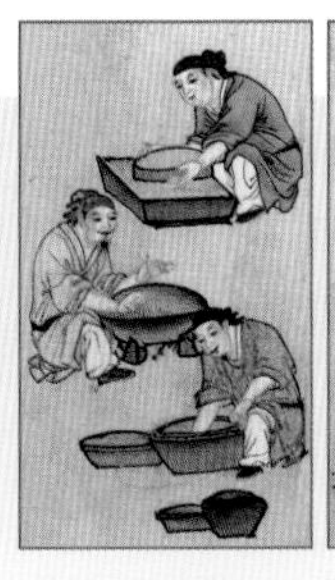
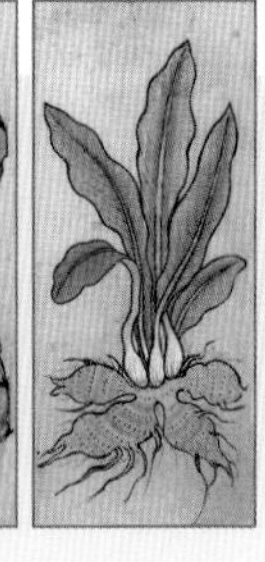

《補遺雷公炮製便覽》莪朮炮製圖 ▶
《雷公炮炙論》："凡使，於砂盆中用醋磨令盡，然後於火畔吸令乾，重篩過用。"

棕櫚

Zonglü

學名：Petiolus Trachycarpi

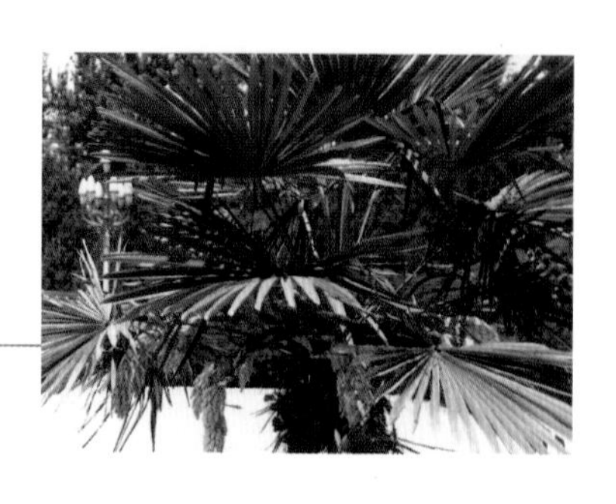

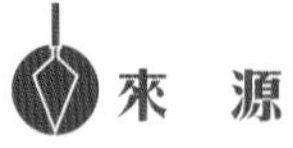

來　源　棕櫚科植物棕櫚 *Trachycarpus fortunei*（Hook. f.）H. Wendl. 的乾燥葉柄。採棕時割取舊葉柄下延部分及鞘片，除去纖維狀的棕毛，曬乾。

性味功效　苦、澀，平。收澀止血。

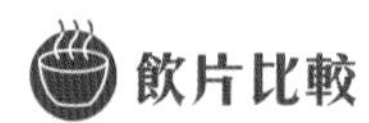

飲片比較

	製作方法	功效
棕櫚	取原藥材，除去雜質，洗淨，乾燥。	生品｜臨床不直接使用。
棕櫚炭	1. 取淨棕櫚，置煅鍋內，密封，用武火燜煅至黑褐色，放涼，取出。 2. 取淨棕櫚，切成小塊，置炒製容器內，用武火炒至表面黑褐色，內部焦褐色，噴淋清水少許，滅盡火星，取出，晾涼。	製品｜具有收斂止血的功能。

評注

古代大多數文獻記載的棕櫚均用棕櫚皮或陳棕。現今由於用藥習慣不同，有的地方用棕櫚的葉鞘纖維，即棕皮，有的用棕櫚的乾燥葉柄，即棕板。但無論是以棕皮還是棕板入藥，均需製炭後方可藥用，製炭後才具收斂止血的功能。

現代研究也發現，製炭後所含成分發生了複雜的變化，如大分子鞣質被裂解為小分子鞣質。

▼ 棕櫚 | 質硬而韌，不易折斷，無臭，味淡

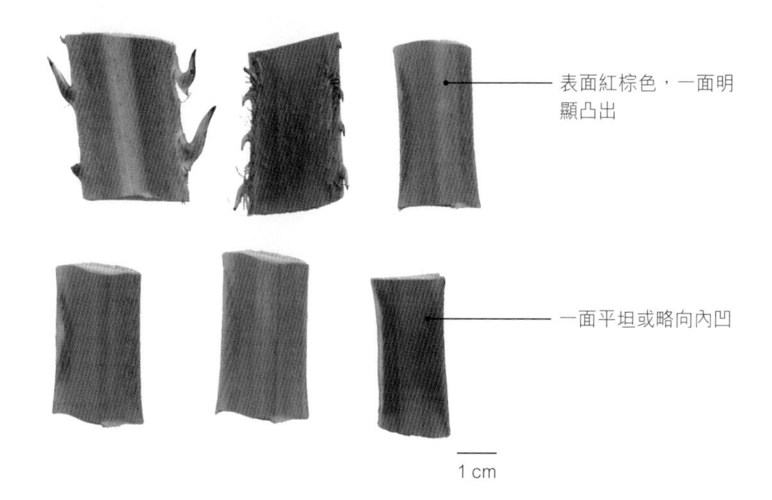

▼ 棕櫚炭 | 質酥鬆易碎，味微苦

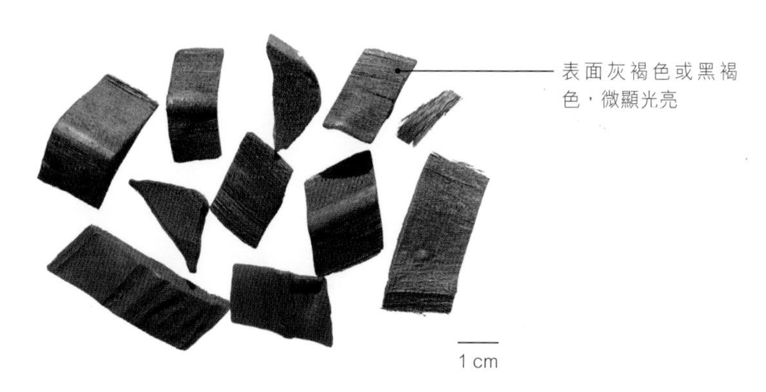

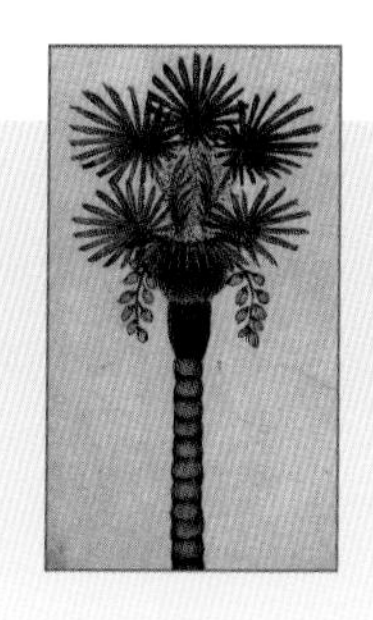

《補遺雷公炮製便覽》棕櫚圖 ▶

款冬花

Kuandonghua

學名：Flos Farfarae

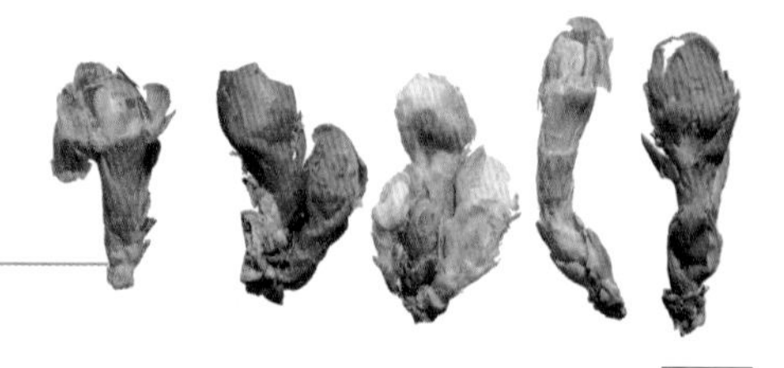

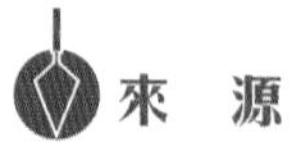

來　源　菊科植物款冬 *Tussilago farfara* L. 的乾燥花蕾。12月或地凍前當花尚未出土時採挖，除去花梗及泥沙，陰乾。

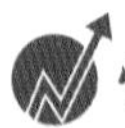

性味功效　辛、微苦，溫。潤肺下氣，止咳化痰。

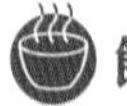

飲片比較

	製作方法	功效
款冬花	取原藥材，除去雜質及殘梗。	生品｜長於散寒止咳。多用於風寒咳喘或痰飲咳嗽。
蜜款冬花	取煉蜜加沸水適量稀釋，淋入淨款冬花中拌勻，悶透，置炒製容器內用文火炒至不黏手，取出，放涼。每100公斤款冬花，用煉蜜25公斤。	製品｜藥性溫潤，能增強潤肺止咳的功效。多用於肺虛久咳或陰虛燥咳。

評注

南北朝《雷公炮炙論》中已有甘草水浸法炮製款冬花的記載。歷代文獻記載款冬花的炮製方法還有炒、焙、蜜水炒等。

現代款冬花的炮製主要沿用蜜炙法。明代《本草通玄》中對款冬花蜜炙的原始意圖有較明確的記載，認為其可"治久咳"。

款冬花 | 體輕，質軟，氣香，味微苦而辛

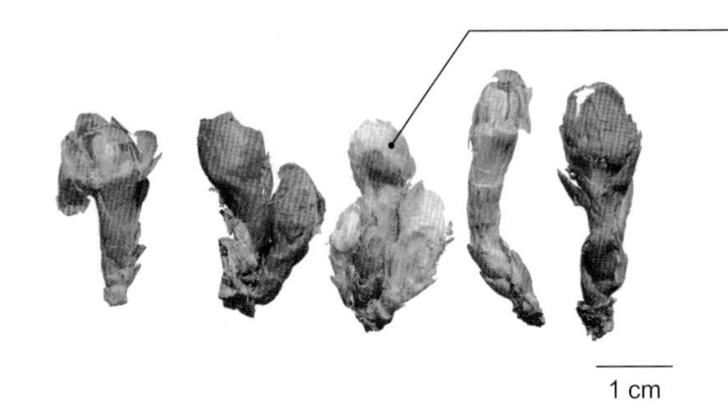

單生或2~3個基部連生，外面被有多數魚鱗狀苞片，外表面紫紅色或淡紅色

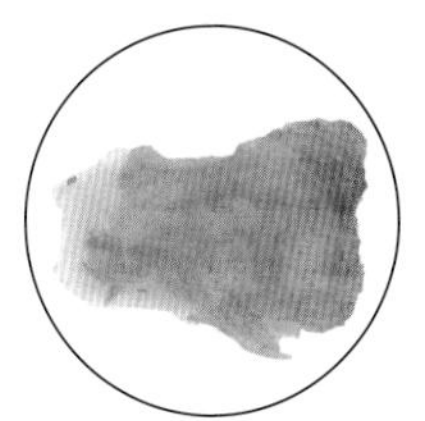

內表面密被白色絮狀茸毛

蜜款冬花 | 略帶黏性，味甜

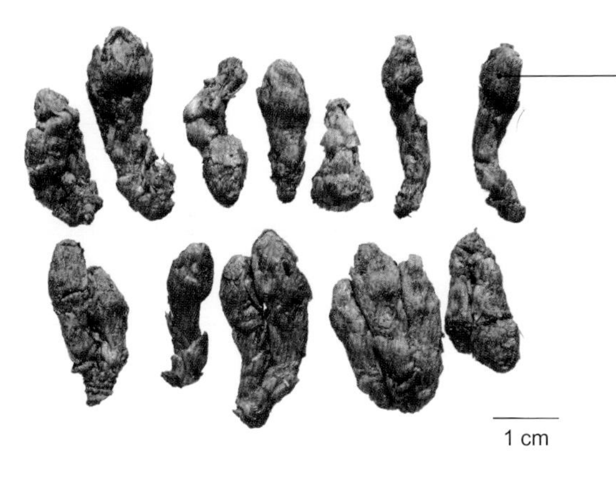

表面呈棕黃色具光澤，略有焦斑

《補遺雷公炮製便覽》款冬花炮製圖 ▶

《雷公炮炙論》："凡採得，須去向裏裹花蕊殼、並向裏實如栗零殼者，並枝葉。用以甘草水浸一宿，卻取款冬花、葉相伴裛一夜，臨用時，即乾曬，去兩件伴者葉了用。"

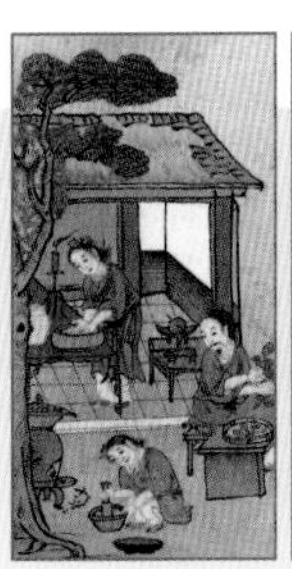

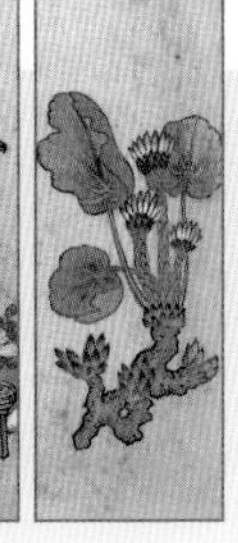

紫菀

Ziwan

學名：Radix et Rhizoma Asteris

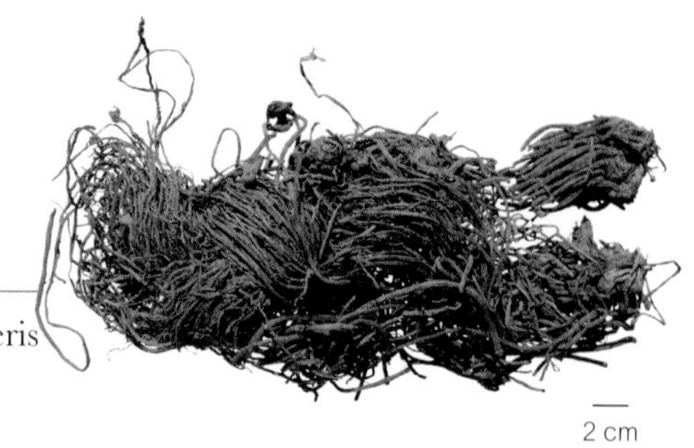

2 cm

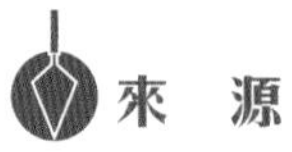

來　源　菊科植物紫菀 *Aster tataricus* L. f.的乾燥根及根莖。春、秋二季採挖，除去有節的根莖(習稱“母根”)和泥沙，編成辮狀曬乾，或直接曬乾。

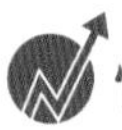

性味功效　苦、辛，溫。潤肺下氣，消痰止咳。

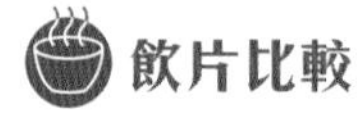

飲片比較

	製作方法	功效
紫菀	取原藥材，除去雜質，洗淨，稍潤，切厚片或段，乾燥。	**生品**︱擅於散寒降氣祛痰，多用於風寒咳喘，痰飲咳喘，新久咳嗽。
蜜紫菀	取煉蜜加沸水適量稀釋，淋入紫菀片中拌勻，悶透，置炒製容器內用文火炒至不黏手，取出，放涼。每100公斤紫菀片，用煉蜜25公斤。	**製品**︱潤肺祛痰作用增強，多用於肺虛久咳，癆瘵咳嗽，痰中帶血或肺燥咳嗽。

評注　自南北朝的《雷公炮炙論》首次記載用蜜浸火焙法炮製紫菀以來，歷代文獻記載的炮製品均以生紫菀和蜜紫菀為主，臨床上亦以生品應用居多。蜜炙後主要增加其潤肺作用，多用於陰虛咳嗽。

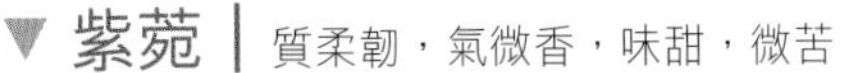

▼ 紫菀 | 質柔韌，氣微香，味甜，微苦

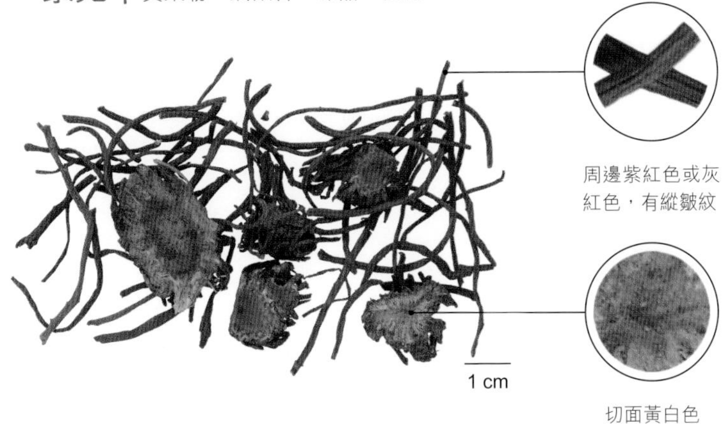

▼ 蜜紫菀 | 質柔軟，味甜

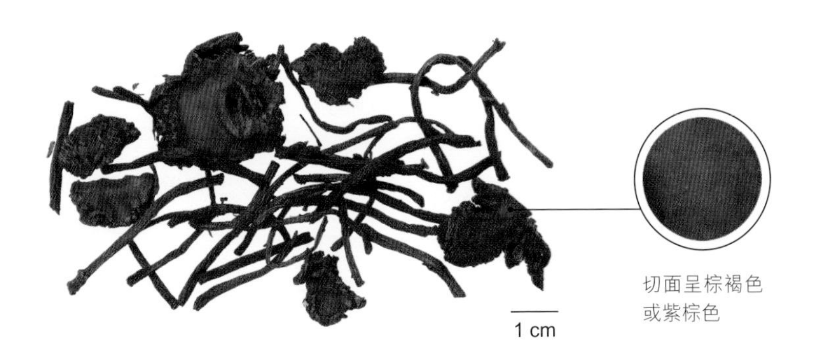

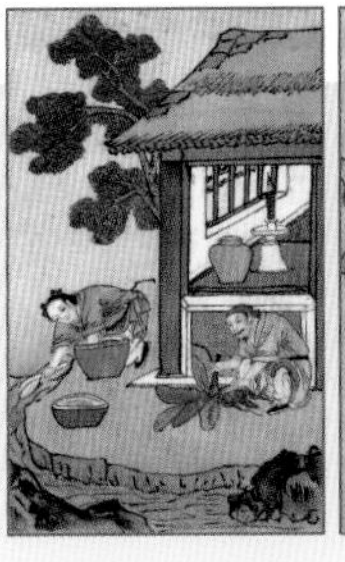

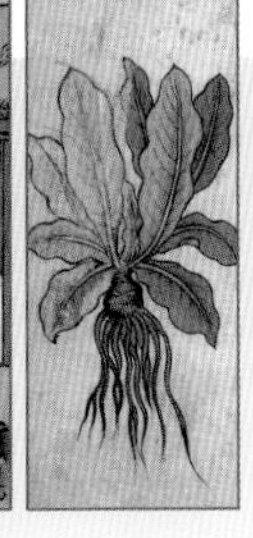

《補遺雷公炮製便覽》紫菀炮製圖 ▶

《雷公炮炙論》："採得後，去頭土了，用東流水淘洗令淨，用蜜浸一宿，至明於火上焙乾用。凡修一兩，用蜜二分。"

萊菔子

Laifuzi

學名：Semen Raphani

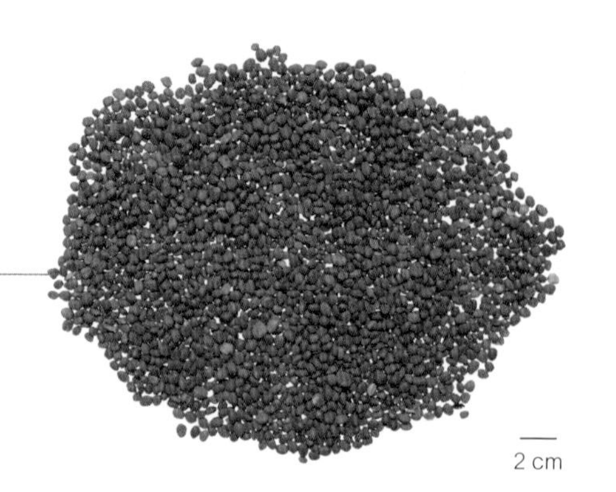

2 cm

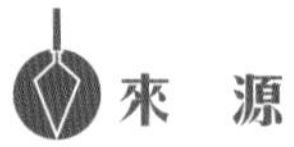

來　源　十字花科植物蘿蔔 *Raphanus sativus* L. 的乾燥成熟種子。夏季果實成熟時採割植株，曬乾，搓出種子，除去雜質，再曬乾。

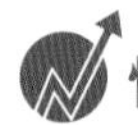

性味功效　辛、甘，平。消食除脹，降氣化痰。

飲片比較

	製作方法	功效
萊菔子	取原藥材，除去雜質，洗淨，乾燥。用時搗碎。	**生品**｜長於湧吐風痰，用於痰涎壅盛者。
炒萊菔子	取淨萊菔子，置炒製容器內，用文火炒至微鼓起，取出，晾涼，用時搗碎。	**製品**｜藥性緩和，有香氣，可避免生萊菔子服後噁心的副作用，並長於消食除脹，降氣化痰。常用於食積腹脹，氣喘咳嗽。

評注

萊菔子生品能生能散，可吐風痰，炒後性降，可消食除脹，降氣化痰，與"生升熟降"的炮製理論相合。

萊菔子目前臨床上主要用於食積脹滿和喘咳痰多，故以炒用為主。炒萊菔子的火候很重要，傳統經驗要求炒萊菔子的煎液不"渾湯"即要求煎液澄明，只有火候適中才能達到此要求。火候不及其作用與生品無明顯差異，且煎液渾濁；火候太過則損耗大，且影響療效。

▼ 萊菔子 | 有油性，無臭，味淡微苦辛

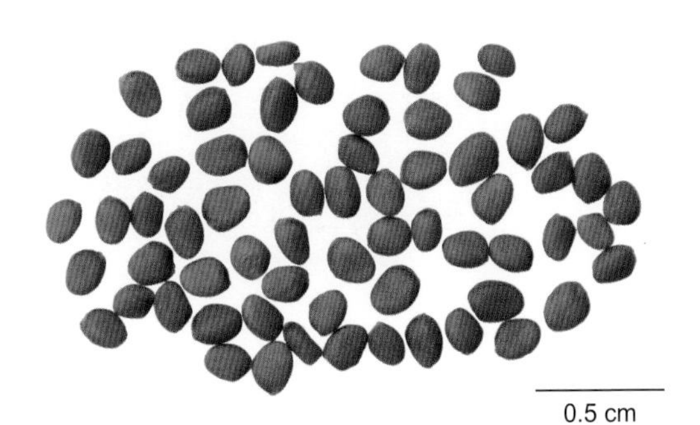
0.5 cm

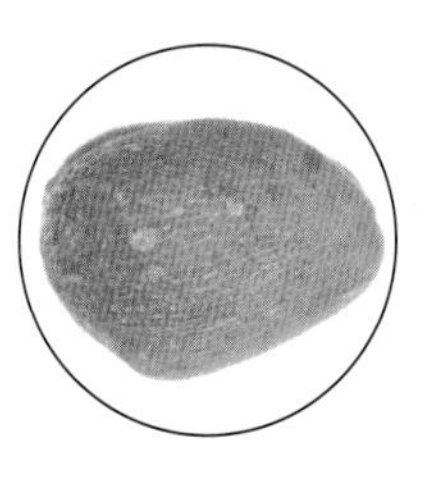
表面黃棕色至紅棕色，一側有數條縱溝，一端有深棕色圓形種臍

▼ 炒萊菔子 | 質酥脆，有香氣

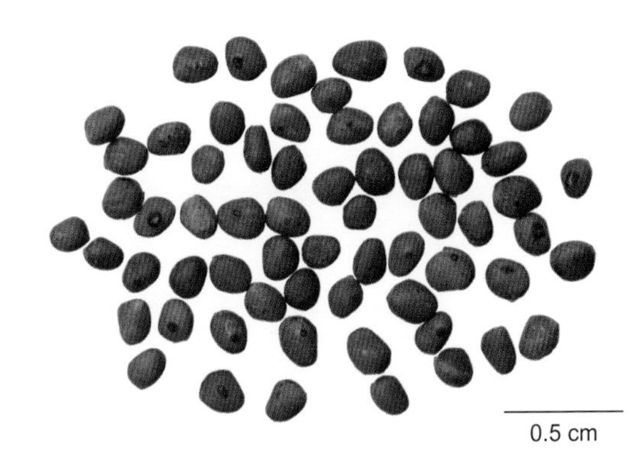
0.5 cm

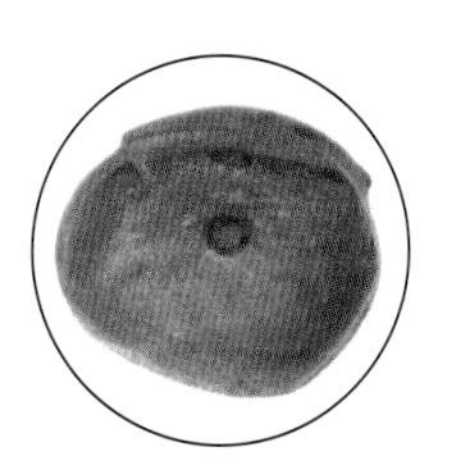
表面微鼓起，顏色加深，有焦斑，種皮有些裂片

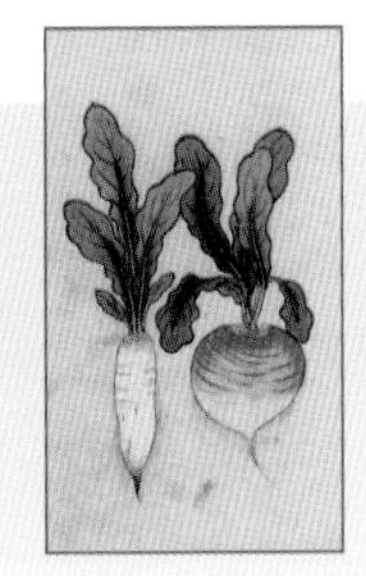
《補遺雷公炮製便覽》萊菔圖 ▶

菟絲子

Tusizi

學名：Semen Cuscutae

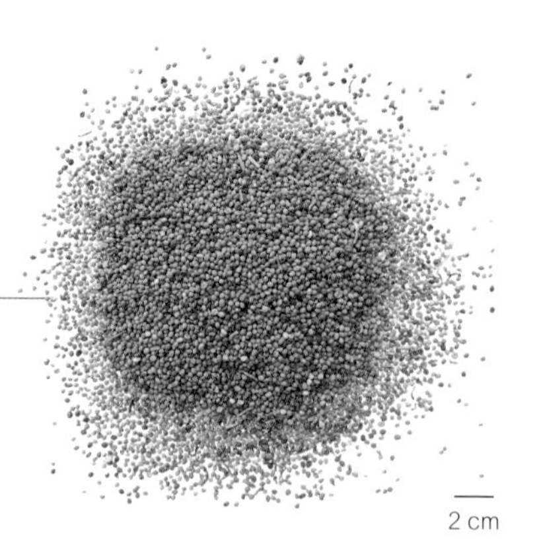

來　源　旋花科植物菟絲子 *Cuscuta chinensis* Lam. 的乾燥成熟種子。秋季果實成熟時採收植株，曬乾，打下種子，除去雜質。

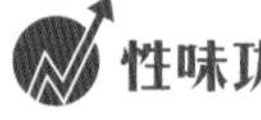

性味功效　甘，溫。滋補肝腎，固精縮尿，安胎，明目，止瀉。

飲片比較

	製作方法	功效
菟絲子	取原藥材，除去雜質，洗淨，乾燥。	**生品**｜性溫，以養肝明目力勝，多用於目暗不明。
鹽菟絲子	取淨菟絲子，加鹽水拌勻，悶潤至鹽水被吸盡，置炒製容器中，文火炒至略鼓起，微有爆裂聲，並有香氣溢出時，取出，放涼。	**製品**｜不溫不寒，平補肝腎，並能增強補腎固澀作用。常用於陽痿，遺精滑泄，胎元不固等。

評注

菟絲子古代有多種炮製方法，沿用至今的除鹽炙外，還有清炒，水煮後加黃酒製餅。

菟絲子質地堅硬，體積細小，不易粉碎，煎出效果很差，且生品與炒品功效基本一致，因此臨床上宜考慮用炒品代替生品入藥。鹽菟絲子和酒菟絲子餅亦可提高煎出效果，但作用則略有區別，鹽菟絲子平補陰陽，酒菟絲子則偏於溫補脾腎，臨床上若為腎之陰陽兩虛者，則可選用鹽菟絲子，若偏於腎陽虛者可選用酒菟絲子餅。

▼ 菟絲子 | 質堅實，氣微，味淡

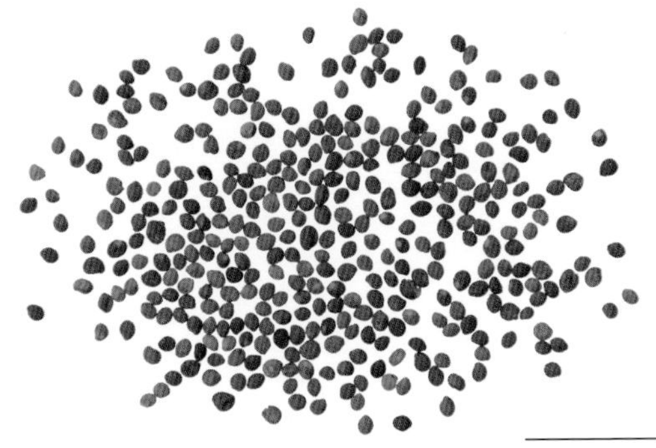
0.5 cm

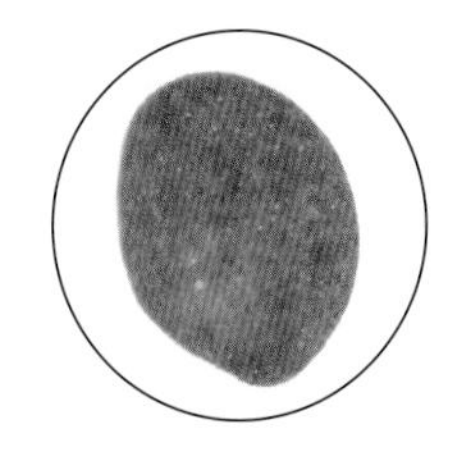
表面灰棕色或黃棕色，具細密突起的小點

▼ 鹽菟絲子 | 略有香氣，味微鹹

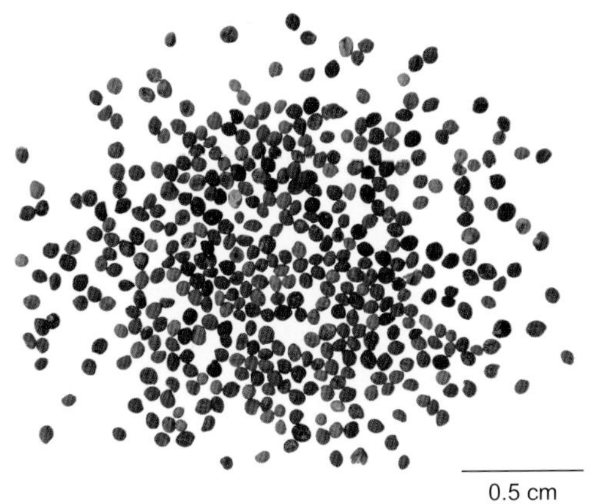
0.5 cm

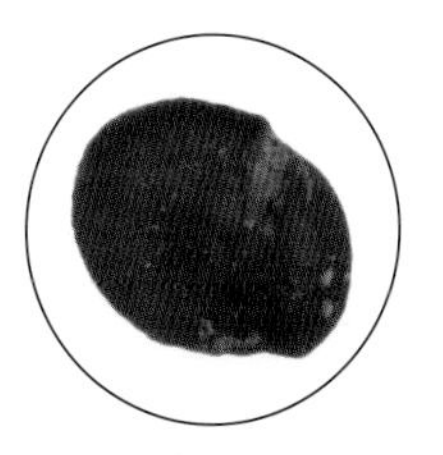
表面黃褐色或棕褐色，裂開

《補遺雷公炮製便覽》菟絲子炮製圖 ▶

《雷公炮炙論》："全採得，出粗薄殼了，用苦酒浸二日，漉出，用黃精自然汁浸一宿，至明，微用火煎至乾，入臼中，熱燒鐵杵，一勁三千餘杵成粉，用苦酒並黃精自然汁與菟絲子相對用之。"。

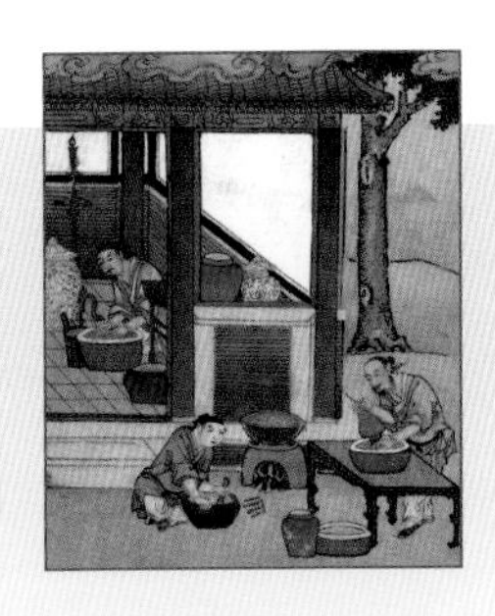

黃芩

Huangqin

學名：Radix Scutellariae

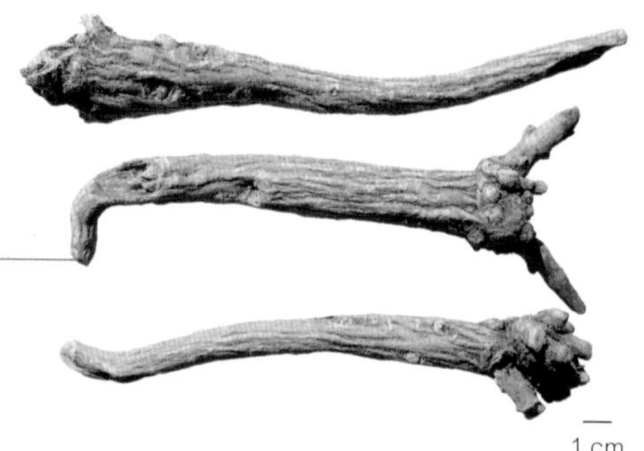

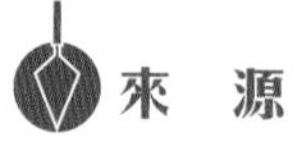

來　源　唇形科植物黃芩 *Scutellaria baicalensis* Georgi 的乾燥根。春、秋二季採挖，除去鬚根及泥沙，曬後撞去粗皮，曬乾。

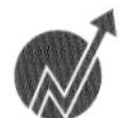

性味功效　苦，寒。清熱燥濕，瀉火解毒，止血，安胎。

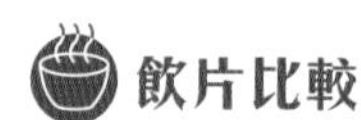

飲片比較

	製作方法	功效
黃芩片	取原藥材，除去雜質，置沸水中煮10分鐘，取出，悶透，切薄片，乾燥；或蒸半小時，取出，切薄片，乾燥(注意避免暴曬)。	生品 | 清熱瀉火力強。多用於熱病，濕溫，黃疸，瀉痢和癰疽疔癤。
酒黃芩	取黃芩片，加黃酒拌勻，悶潤至酒被吸盡後，置炒製容器內，用文火炒至深黃色，取出，放涼。每100公斤黃芩片，用黃酒10公斤。	製品 | 借酒性升散，引藥入血分，並可向上升騰和外行。治療目赤腫痛，瘀血壅盛，上部積血失血，上焦肺熱咳嗽。

評注

黃芩藥材需短時間煮或蒸後方可切片作為生黃芩使用，因為黃芩中所含的酶在一定溫度和濕度下，可酶解黃芩中的主要有效成分黃芩苷，產生葡萄糖醛酸和黃芩素。黃芩素是一種鄰位三羥基黃酮，本身不穩定，容易被氧化成綠色的醌類物質，導致療效下降。黃芩苷的水解與酶的活性有關，經蒸、煮可破壞酶，使其活性消失，從而有利於黃芩苷的保存，且可軟化藥材，便於切片。

酒黃芩一方面借酒性升散，引藥入血分，並可上升和外行；另一方面因酒性大熱，可緩黃芩苦寒之性，以免損傷脾陽，導致腹痛。

▼ 黃芩片 | 質脆易斷，氣微，味苦

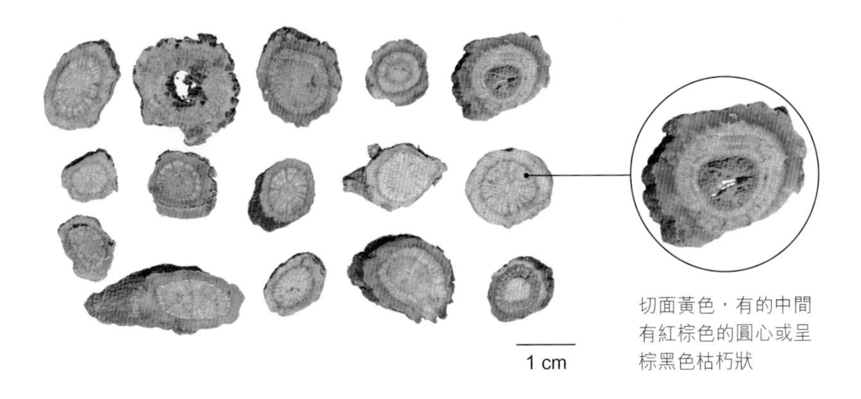

▼ 酒黃芩 | 略有酒氣，味苦

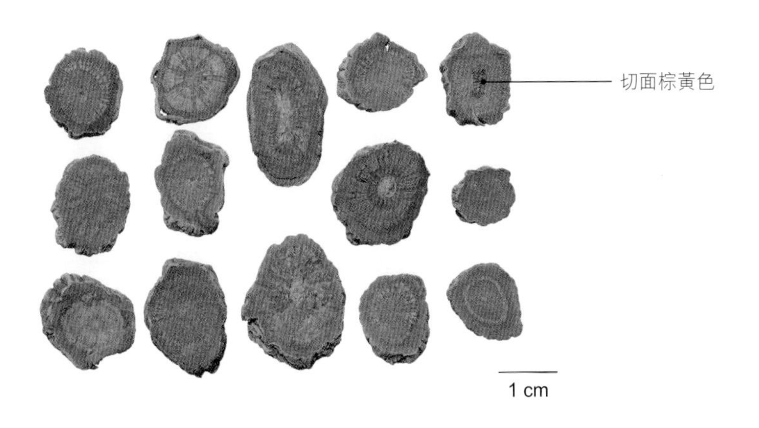

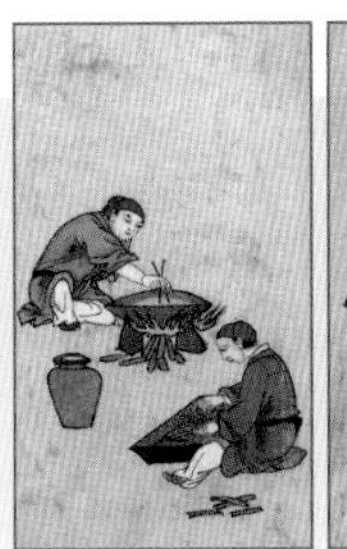
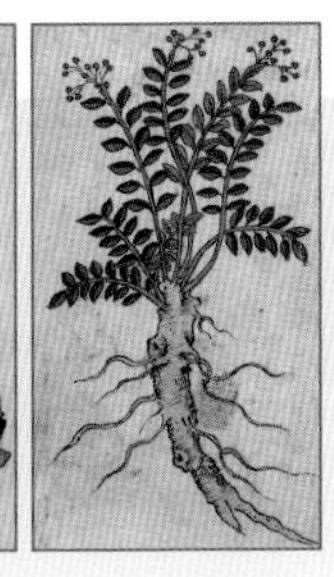

《補遺雷公炮製便覽》黃芩炮製圖 ▶
《補遺雷公炮製便覽》："凡修事去枯梗，酒炒入肺經。"

黃芪

Huangqi

學名：Radix Astragali

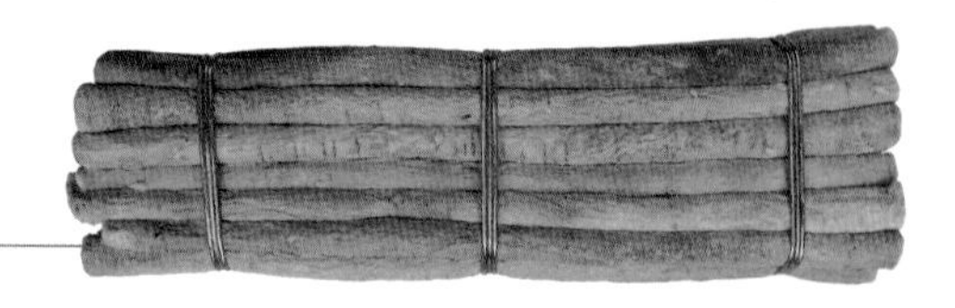

1 cm

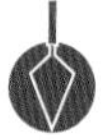

來　源　豆科植物蒙古黃芪 *Astragalus membranaceus*（Fisch.）Bge. var. *mongholicus*（Bge.）Hsiao 的乾燥根。春、秋二季採挖，除去鬚根及根頭，曬乾。

性味功效　甘，溫。補氣固表，利尿，托毒、排膿，斂瘡生肌。

飲片比較

	製作方法	功效
黃芪	取原藥材，除去雜質，大小分開，洗淨，潤透，切厚片，乾燥。	生品｜擅於固表止汗，利水消腫，托毒排膿，多用於衛氣不固，自汗時作，體虛感冒，水腫，瘡瘍難潰等。
炙黃芪	取煉蜜加沸水適量稀釋，淋入黃耆片中拌勻，悶透，置炒製容器內用文火炒至深黃色，不黏手，取出，放涼。每100公斤黃耆片，用煉蜜25公斤。	製品｜益氣補中，多用於氣虛乏力，食少便溏者。

評注

《中國藥典》尚收載膜莢黃芪 *Astragalus membranaceus*（Fisch.）Bge. 的乾燥根，亦作黃芪藥用。

南北朝《雷公炮炙論》中已有用蒸法炮製黃芪的記載，至宋代始有蜜製法炮製黃芪。傳統認為黃芪"與人參同功，氣虛者服之最佳"，但其生品固表的作用較強，如玉屏風散，即為生黃芪與白朮、防風配伍使用，達到益衛固表，以禦外邪的目的。蜜炙後可增強益氣補中的作用，如常用的補中益氣湯、歸脾湯中均選用蜜黃芪。

▼ 黃芪 | 氣微，味微甜，嚼之微有豆腥味

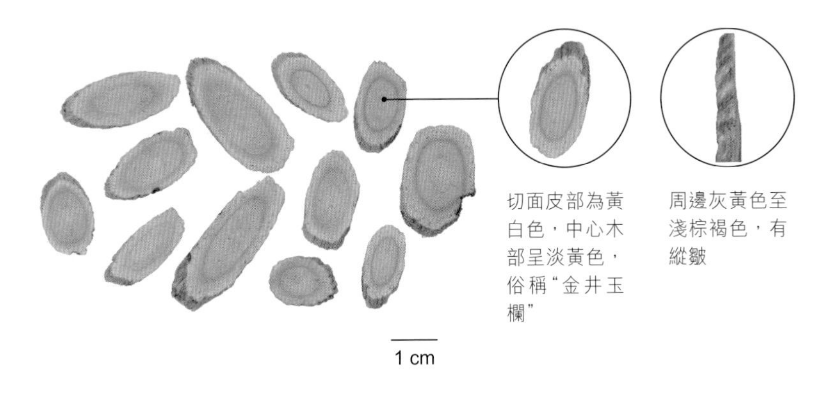

切面皮部為黃白色，中心木部呈淡黃色，俗稱“金井玉欄”

周邊灰黃色至淺棕褐色，有縱皺

1 cm

▼ 炙黃芪 | 略帶黏性，味甜

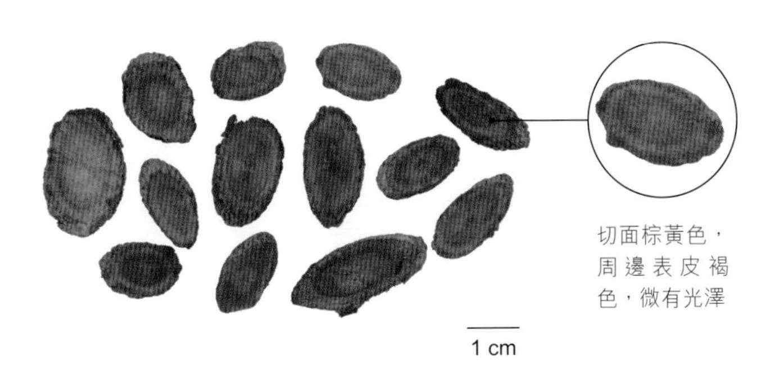

切面棕黃色，周邊表皮褐色，微有光澤

1 cm

《補遺雷公炮製便覽》黃芪炮製圖 ▶

《雷公炮炙論》：“先須去頭上皺皮一重了，蒸半日，出後，用手擘令細，於槐砧上銼用。”

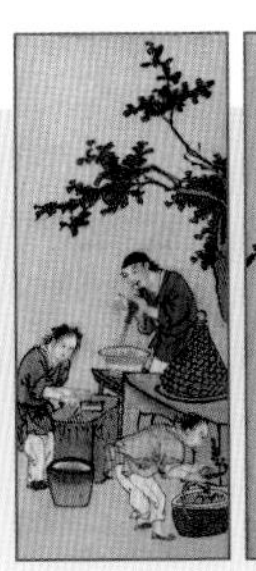

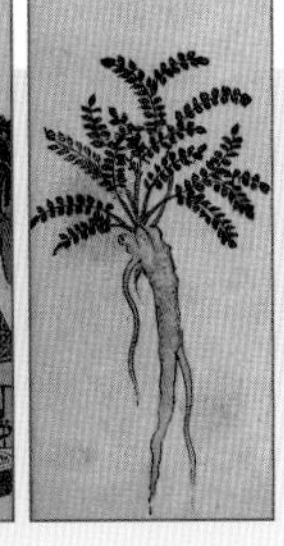

黃柏

Huangbo

學名：Cortex Phellodendri Chinensis

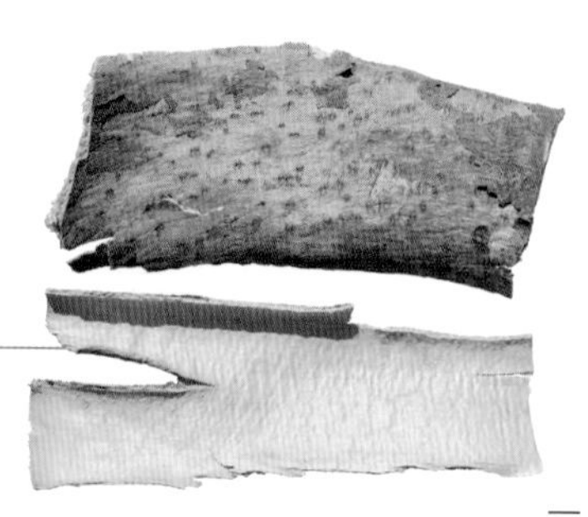

2 cm

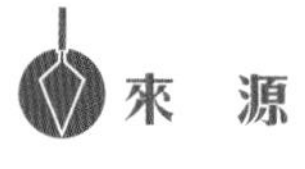

來　源　芸香科植物黃皮樹 *Phellodendron chinense* Schneid. 的乾燥樹皮。習稱“川黃柏”。剝取樹皮後，除去粗皮，曬乾。

性味功效　苦，寒。清熱燥濕，瀉火除蒸，解毒療瘡。

飲片比較

	製作方法	功效
黃柏	取原藥材，除去雜質，噴淋清水，潤透，切絲，乾燥。	生品丨性寒苦燥而沉，長於清熱、燥濕、解毒。多用於熱毒瘡瘍，濕疹，痢疾，黃疸。
鹽黃柏	取黃柏絲，加鹽水拌勻，悶潤至鹽水被吸盡，置炒製容器中，文火炒乾，取出，放涼。每100公斤黃柏絲，用食鹽2公斤。	製品丨苦燥之性緩和，不傷脾胃，長於滋陰降火。用於腎虛火旺，痿痹，帶下，骨間疼痛等症。
黃柏炭	取黃柏絲，置炒製容器內，用武火炒至表面焦黑色，噴淋少許清水，滅盡火星，取出，晾涼。	製品丨擅於止血。多用於便血，尿血，崩漏。

評注

明代《本草綱目》中有：“黃柏性寒而沉，生用則降實火，熟用則不傷胃，酒製則治上，鹽製則治下，蜜製則治中”的記載。

現代研究發現黃柏的廣譜抗菌作用，且對乙肝表面抗原也有選擇性地抑制作用。另外，黃柏對動物有明顯而持久的降壓作用。這些作用的主要活性成分為小檗鹼，但小檗鹼為季銨型生物鹼，易溶於水，故淨製和切製時要防止其流失。

炒炭後其小檗鹼損失殆盡，抗菌作用相應減弱，所以，傳統用黃柏炭治療崩漏，而不用於痢疾是有道理的。

▼ 黃柏 | 體輕，質硬，氣微，味甚苦，嚼之有黏性

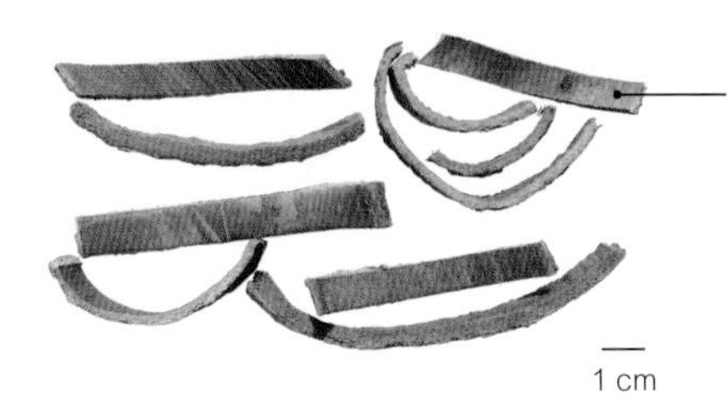

內表面暗黃色或淡棕色，具細密的縱棱紋

1 cm

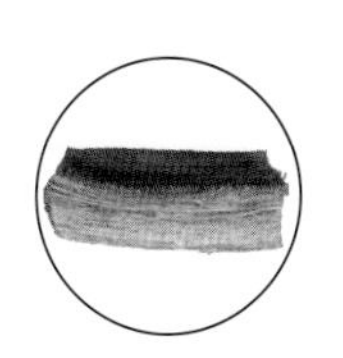

切斷面鮮黃色，纖維性，呈裂片狀分層

▼ 鹽黃柏 | 氣微，味苦鹹

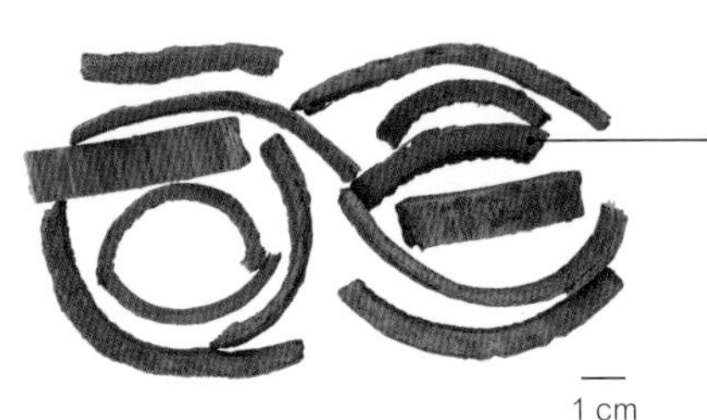

表面深黃色，偶有焦斑

1 cm

▼ 黃柏炭 | 質輕而脆，味微苦澀

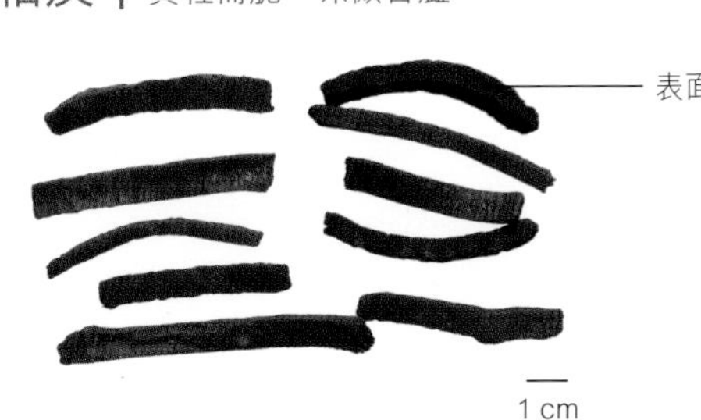

表面焦黑色

1 cm

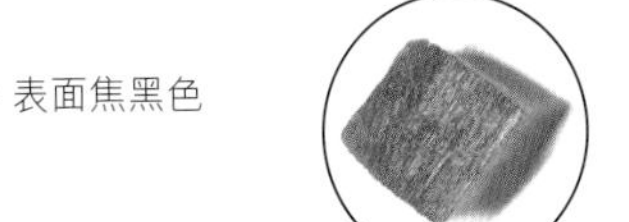

內部焦褐色

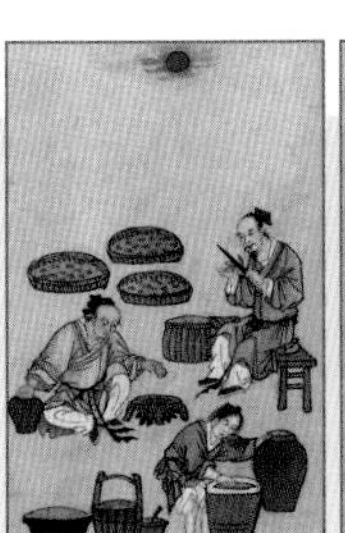

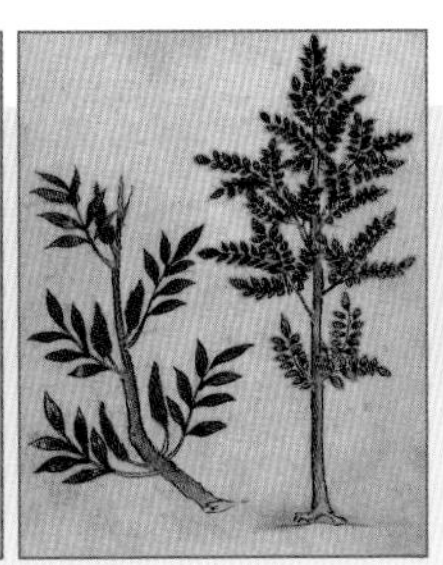

《補遺雷公炮製便覽》黃柏炮製圖 ▶

《雷公炮炙論》:"凡使，用刀削上粗皮了，用生蜜水浸半日，令蜜盡為度。凡修事五兩，用蜜三兩。"

黃連

Huanglian

學名：Rhizoma Coptidis

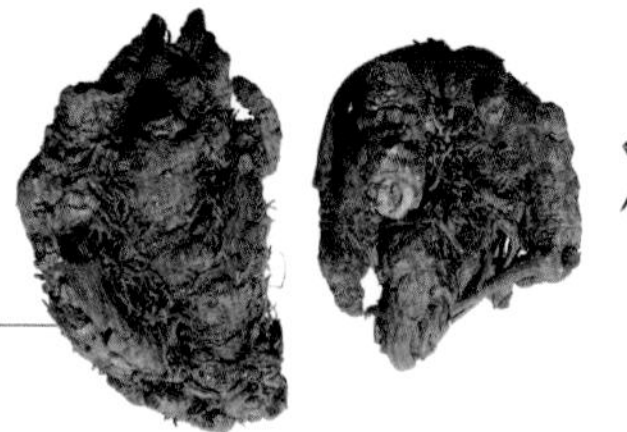
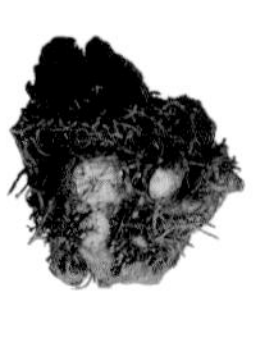

1 cm

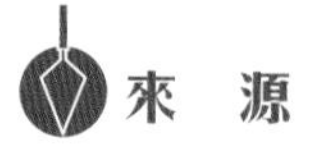

來　源　毛茛科植物黃連 *Coptis chinensis* Franch. 的乾燥根莖，習稱"味連"。秋季採挖，除去鬚根及泥沙，乾燥，撞去殘留鬚根。

性味功效　苦，寒。清熱燥濕，瀉火解毒。

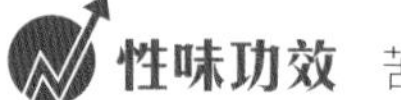

飲片比較　黃連、酒黃連、薑黃連、萸黃連

	製作方法	功效
黃連	取原藥材，除去雜質，潤透後切薄片，晾乾。	生品｜苦寒之性頗盛，擅清心火，解毒。多用於心火亢盛，煩躁不眠，神昏譫語，以及濕熱諸證如濕溫，痢疾，熱毒瘡瘍等病證。
酒黃連	取淨黃連片，加黃酒拌勻，悶潤至酒被吸盡後，置炒製容器內，用文火炒乾，取出，放涼。每100公斤黃連片，用黃酒12.5公斤。	製品｜借酒力引藥上行，寒性緩和，擅清頭目之火。多用於肝火偏旺，目赤腫疼。
薑黃連	取淨黃連片，加薑汁拌勻，悶潤至薑汁被吸盡後，置炒製容器內，用文火炒乾，取出，放涼。每100公斤黃連片，用生薑12.5公斤。	製品｜苦寒之性緩和，並增強其止嘔作用，擅清胃熱。

評注

《中國藥典》尚收載三角葉黃連 *Coptis deltoidea* C. Y. Cheng et Hsiao 或雲連 *Coptis teeta* Wall 的乾燥根莖，亦作黃連藥用，習稱"雅連"、"雲連"。

黃連為治火之主藥，其不同炮製品在中醫臨床上有不同的功效，如清心火用生品，清上焦之火用酒黃連，清胃熱止嘔用薑黃連，清氣分濕熱之火用萸黃連，各取所需，擴大了治療範圍，並從臨床中得到驗證。

現代研究發現，黃連中主含小檗鹼，又名黃連素，含量高達5%~8%，有明顯抗菌作用，其中對痢疾桿菌、結核桿菌、金黃色葡萄球菌的抗菌作用最強，對流感病毒也有明顯的效果。生黃連經酒、薑、吳茱萸炮製後，小檗鹼雖然有所下降，但煎藥時的其溶出率顯著增加。

	製作方法	功效
萸黃連	取吳茱萸加適量水煎煮，煎液與淨黃連拌勻待液吸盡，置炒製容器內用文火炒乾，取出，放涼。每黃連100公斤，用吳茱萸10公斤。	製品｜抑制苦寒之性，使其寒而不滯，清氣分濕熱，散肝膽鬱火。多用於肝氣犯胃，嘔吐吞酸等症。

▼ 黃連｜質堅硬，氣微，味極苦

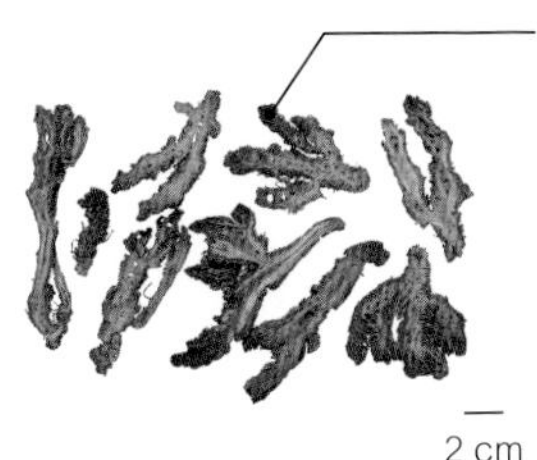

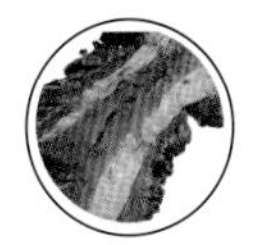
切面皮部棕色至暗棕色，木部金黃色或橙黃色，髓部紅棕色，有時中空

▼ 酒黃連｜質堅硬，略有酒氣，味極苦

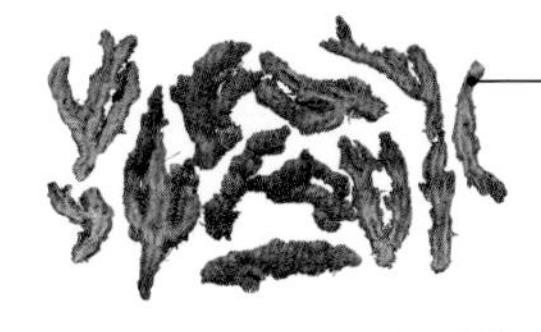

▼ 薑黃連｜質堅硬，味極苦，有薑的辛辣味

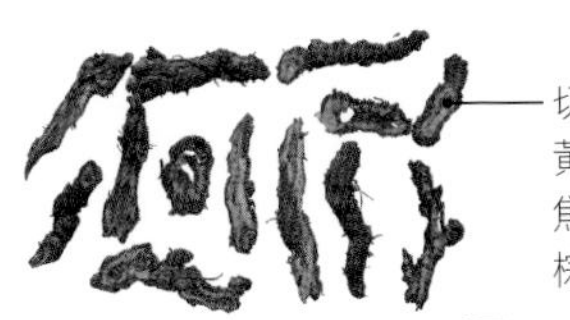

▼ 萸黃連｜質堅硬，味極苦，有吳茱萸的辛辣味

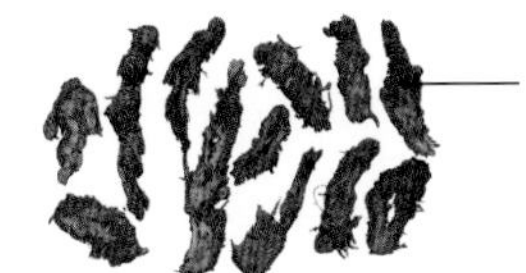

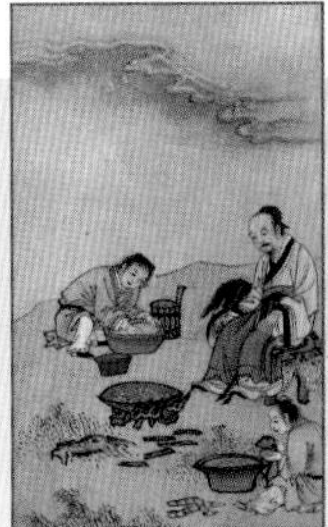
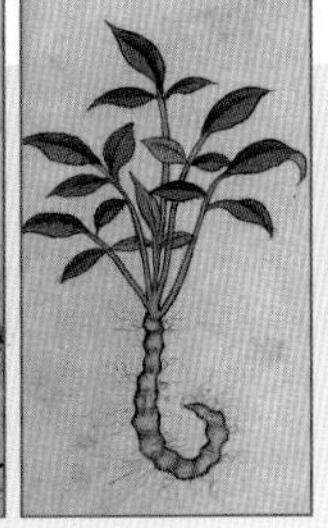

《補遺雷公炮製便覽》黃連炮製圖 ▶
《雷公炮炙論》："凡使，以布拭上肉毛，然後用漿水浸二伏時，漉出，於柳火中焙乾用。"

黃精

Huangjing

學名：Rhizoma Polygonati

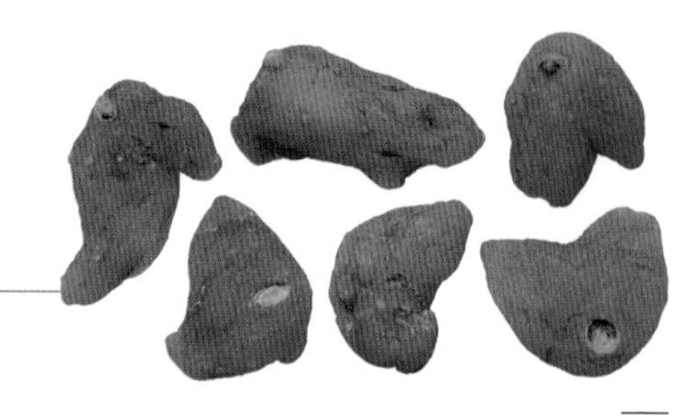

1 cm

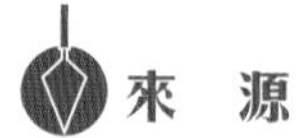

來　源　百合科植物黃精 *Polygonatum sibiricum* Red. 的乾燥根莖。春、秋二季採挖，除去鬚根，洗淨，置沸水中略燙或蒸至透心，乾燥。

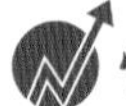

性味功效　甘，平。補氣養陰，健脾，潤肺，益腎。

飲片比較

	製作方法	功效
黃精	取原藥材，除去雜質，洗淨，略潤，切厚片，乾燥。	生品｜有刺人咽喉的副作用，故少用。
酒黃精	取淨黃精，用黃酒拌勻，置密閉容器內，蒸氣加熱，至酒被吸盡；或置蒸製容器內，蒸至內外滋潤，色黑，取出，曬至外皮稍乾時，切厚片，乾燥。每100公斤黃精，用黃酒20公斤。	製品｜蒸製後能增強補氣養陰，健脾潤肺作用，酒製使其滋而不膩，更好地發揮補腎益血作用。多用於腎虛精虧，頭暈目眩等。

評注

《中國藥典》尚收載滇黃精 *Polygonatum kingianum* Coll. et Hemsl.、或多花黃精 *Polygonatum cyrtonema* Hua 的乾燥根莖，亦作黃精藥用。

黃精，又稱神仙百歲草，顧名思義服用後可以令人長壽，身體強壯，其含有多種多糖，氨基酸，黏液質，自古以來即為藥食兼用之佳品。

傳統上黃精需九蒸九曬後入藥，因其生品對人咽喉有刺激性，蒸製後可除去麻味，又因本品味甘質潤，多服久服妨礙脾胃運化，酒製使其滋而不膩，更好地發揮補腎益血作用。

黃精 | 質硬而韌，氣微，味甜，嚼之有黏性

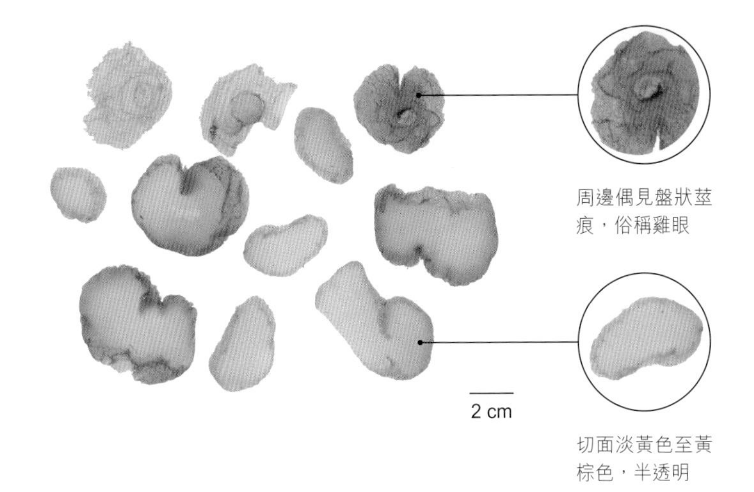

酒黃精 | 質柔軟，味甜，微有酒氣

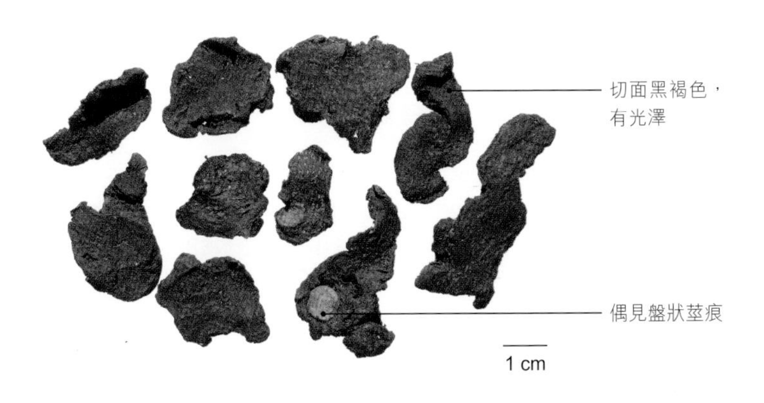

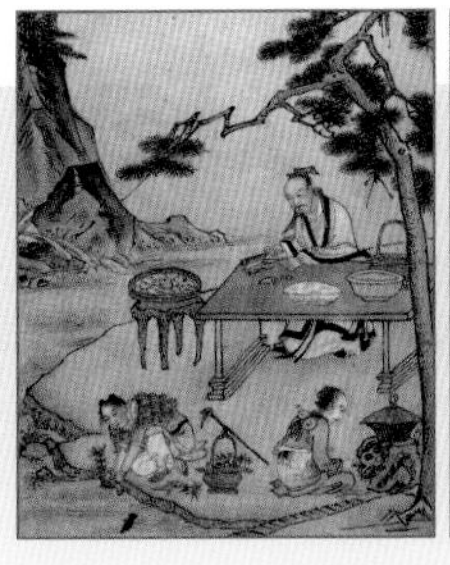
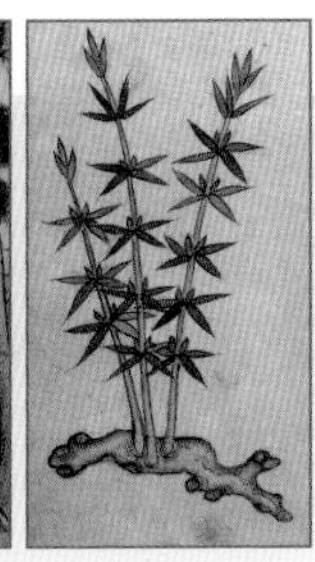

《補遺雷公炮製便覽》黃精炮製圖 ▶
《雷公炮炙論》："凡採得，以溪水洗淨後蒸，從巳至子，刀薄切，曝乾用。"

當歸

Danggui

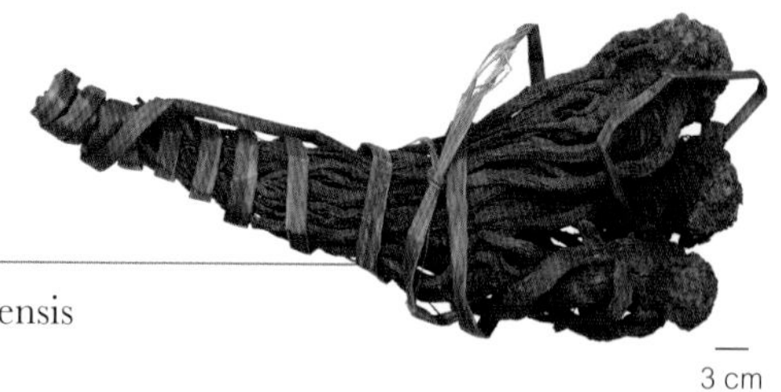

學名：Radix Angelicae Sinensis

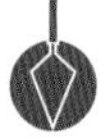

來　源　傘形科植物當歸 *Angelica sinensis*（Oliv.）Diels 的乾燥根。秋末採挖，除去鬚根及泥沙，待水分稍蒸發後，捆成小把，上棚，用煙火慢慢熏乾。

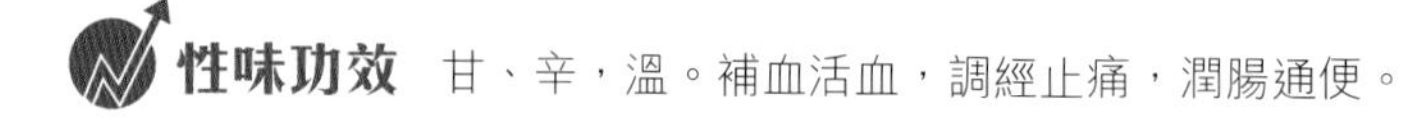

性味功效　甘、辛，溫。補血活血，調經止痛，潤腸通便。

飲片比較

	製作方法	功效
當歸	取原藥材，除去雜質，洗淨，潤透，切薄片，曬乾或低溫乾燥。	生品｜質潤，長於補血，調經，潤腸通便。用於血虛體虧、面色無華，神疲體倦，妊娠沖任血虛，腹中疼痛，或血氣凝滯，少腹疼痛，產後惡露不盡，心腹作痛，血虛便秘等證。
酒當歸	取當歸片，加黃酒拌勻，悶潤至酒被吸盡後，置炒製容器中，用文火炒至深黃色，取出，放涼。每100公斤當歸片，用黃酒10公斤。	製品｜增強活血補血調經的作用。用於血瘀經閉，痛經，月經不調，及風濕痹痛等證。

評注

當歸的炮製品種較多，生當歸的頭、身、尾可分別入藥，傳統認為"頭止血上行，梢破血下行，身養血而中守，全活血而不定"。

當歸酒炙，取其散性，增強活血散瘀之功；當歸用灶心土炒後，可補血免致滑腸；當歸炒炭後辛烈之性緩和，而功專於止血，和血。

▼ 當歸 | 質柔韌，香氣濃郁

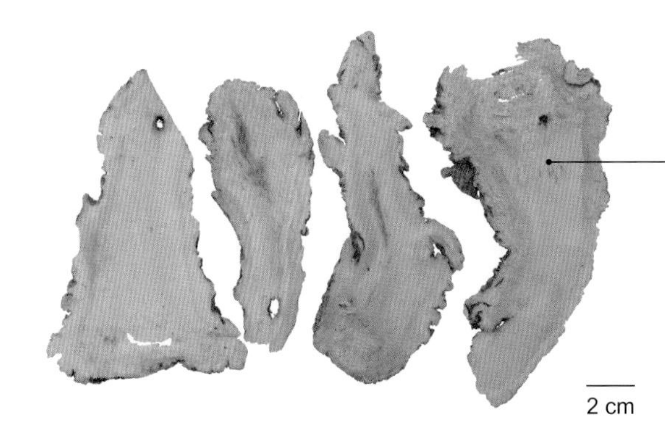

▼ 酒當歸 | 質韌，略有酒香氣

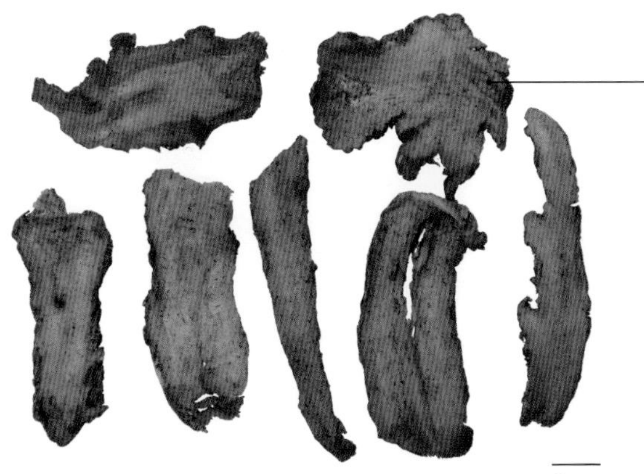

《補遺雷公炮製便覽》當歸圖 ▶

《雷公炮炙論》："凡使，先去塵並頭尖硬處一分已來，酒浸一宿。若要破血，即使頭一節硬實處。若要止痛止血，即用尾。若一時用，不如不使，服食無效，單使妙也。"

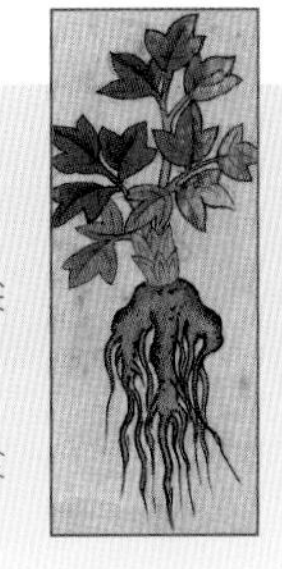

補骨脂

Buguzhi

學名：Fructus Psoraleae

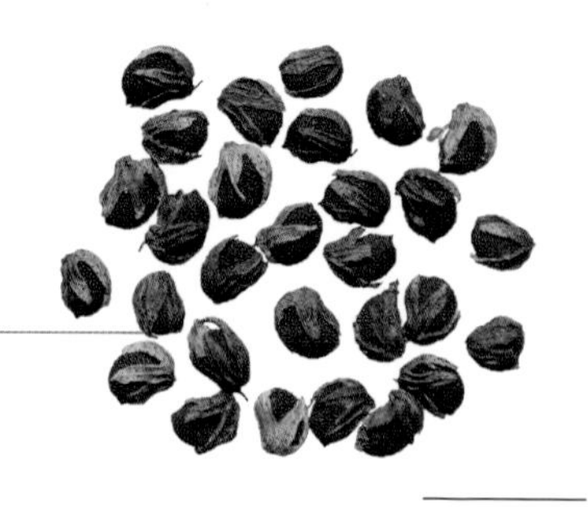

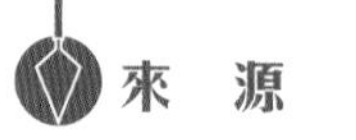

來　源　豆科植物補骨脂 *Psoralea corylifolia* L. 的乾燥成熟果實。秋季果實成熟時採收果序，曬乾，搓出果實，除去雜質。

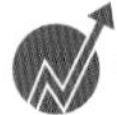

性味功效　辛、苦，溫。溫腎助陽，納氣，止瀉。

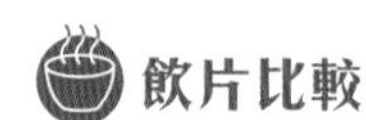

飲片比較

	製作方法	功效
補骨脂	取原藥材，除去雜質。	生品｜辛熱而燥，溫腎助陽作用強，長於溫補脾腎，止瀉痢。多用於脾腎陽虛，五更泄瀉；外用治銀屑病、白癜風。
鹽補骨脂	取淨補骨脂，用鹽水拌勻，悶潤至鹽水被吸盡，置炒製容器中，用文火炒至微鼓起，取出，放涼。每100公斤補骨脂，用食鹽2公斤。	製品｜辛竄溫燥之性緩和，避免傷陰，並引藥入腎，增強補腎納氣的作用。多用於陽痿，腎虛腰痛，滑精，遺尿，尿頻，腎虛哮喘等。

評注

生補骨脂辛熱走竄，服用時間稍長，有些患者可出現口乾、舌燥、咽痛等傷陰現象，且對胃還有一定刺激性，故臨床上補骨脂內服基本上是製用。鹽製後揮發油含量降低，緩和了辛燥之性，還可提高補骨脂素等活性成分的煎出率。

藥理實驗表明，過量的補骨脂對動物的腎臟有一定的損傷，但臨床上按照傳統的使用方法和用量都是安全的，且傳統炮製法中的酒製品對動物的腎毒性最低，值得進一步研究。

▼ 補骨脂 | 質硬，氣香，味辛、微苦

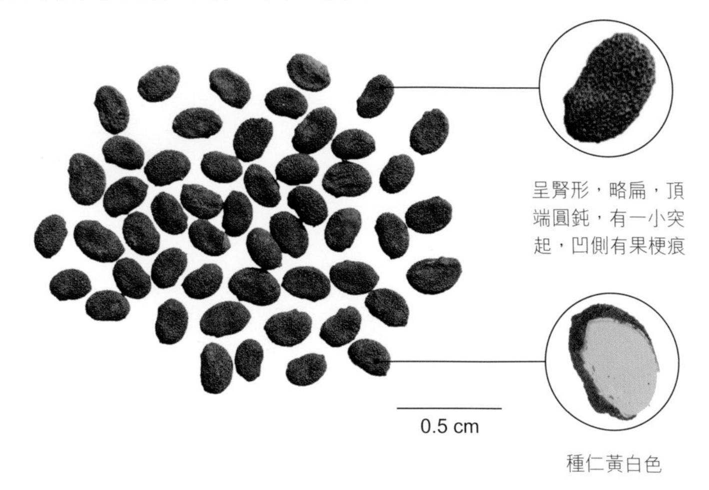

▼ 鹽補骨脂 | 氣香，略有鹹味

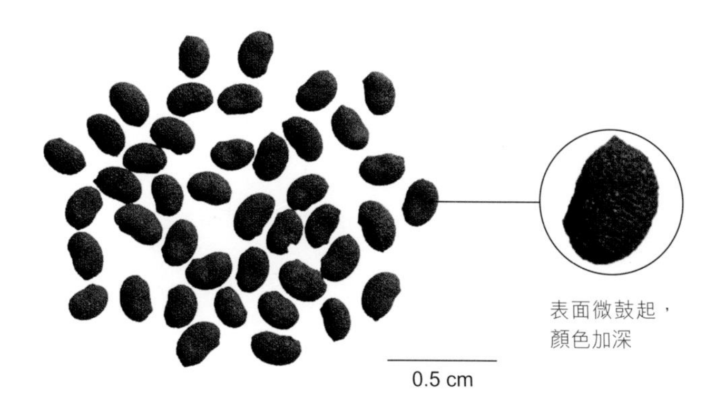

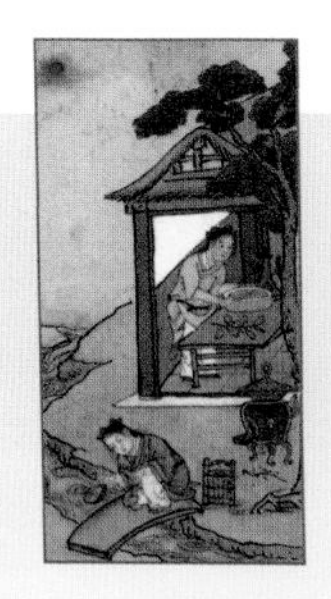

《補遺雷公炮製便覽》補骨脂炮製圖 ▶
《雷公炮炙論》記載：“凡使，性本大燥毒，用酒浸一宿後，漉出，卻用東流水浸三日夜，卻蒸從巳至申出，日乾用。”

椿皮

Chunpi

學名：Cortex Ailanthi

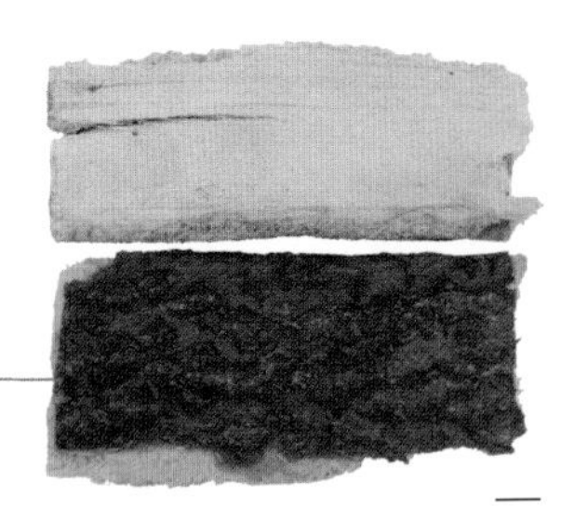

2 cm

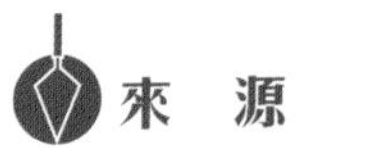

來　源　苦木科植物臭椿 *Ailanthus altissima*（Mill.）Swingle的乾燥根皮或幹皮。全年均可剝取，曬乾，或刮去粗皮曬乾。

性味功效　苦、澀，寒。清熱燥濕，收澀止帶，止瀉，止血。

飲片比較

	製作方法	功效
椿皮	取原藥材，除去雜質，洗淨，潤透，切絲或段，乾燥。	生品｜具清熱燥濕，收澀止帶，止瀉，止血的功能。用於赤白帶下，濕熱瀉痢，久瀉久痢，便血，崩漏。
麩炒椿皮	將麥麩撒入熱鍋內，中火加熱，待冒煙時加入淨椿皮絲，炒至表面微黃色，取出，篩去麥麩，放涼。每100公斤椿皮絲，用麥麩10公斤。	製品｜苦寒之性降低，並能矯臭。功效與椿皮相同。

評注

椿皮為苦木科植物臭椿的乾燥根皮或幹皮，具有特殊臭氣。將椿皮與麥麩同炒後可有效降低此種臭氣。

古時稱臭椿皮為樗白皮，香椿皮為椿皮。目前僅在四川、貴州等地以楝科植物香椿的幹皮和根皮入藥用，其他大部分地區多用臭椿皮。

▼ 椿皮 | 質硬而脆，氣微，味苦

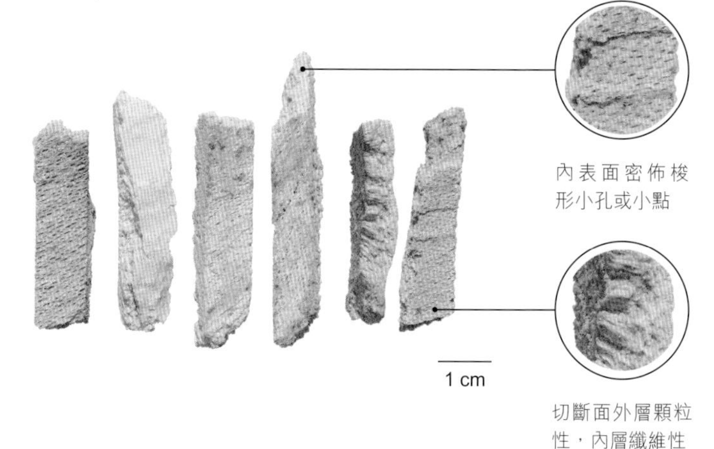

▼ 麩炒椿皮 | 質脆，微具香氣，味苦

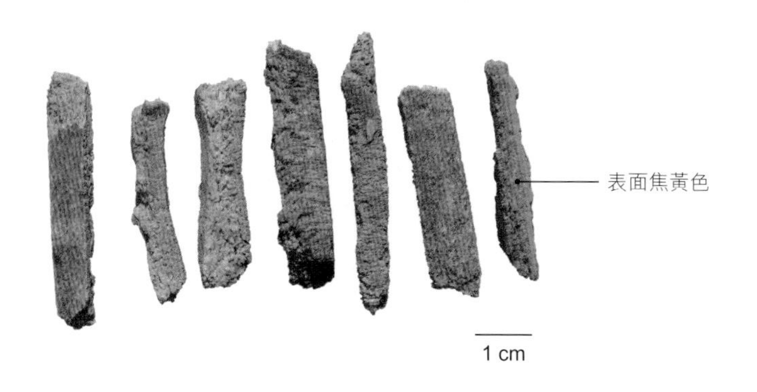

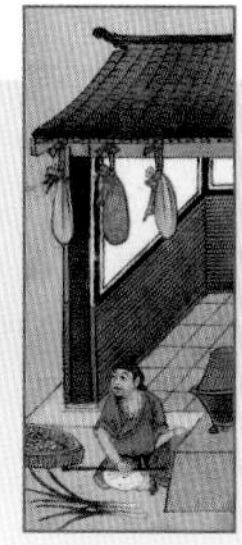
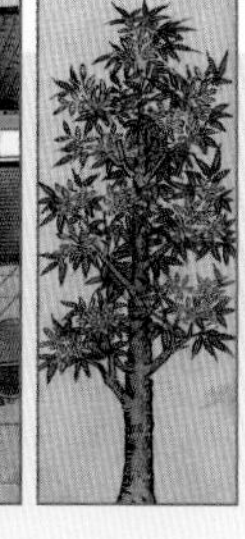

《補遺雷公炮製便覽》椿木葉炮製圖 ▶
《雷公炮炙論》："凡使(椿)根，採出；拌生蔥，蒸半日，出生蔥，細銼，用袋盛掛屋南畔，陰乾用。"

葶藶子

Tinglizi

學名：Semen Descurainiae

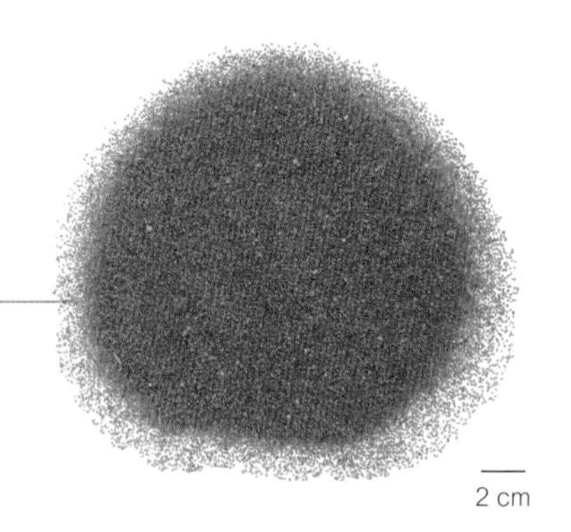

2 cm

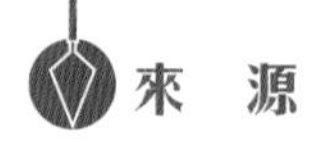

來　源　十字花科植物播娘蒿 *Descurainia sophia*（L.）Webb. ex Prantl. 的乾燥成熟種子，習稱"南葶藶子"。夏季果實成熟時採割植株，曬乾，搓出種子，除去雜質。

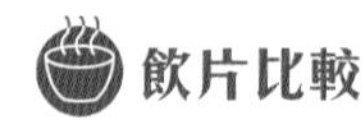

性味功效　辛、苦，大寒。瀉肺平喘，行水消腫。

飲片比較

	製作方法	功效
葶藶子	取原藥材，除去雜質及灰屑。	生品｜力速而較猛，降瀉肺氣的作用較強，長於利水消腫，常用於胸水、水腫之證。
炒葶藶子	取淨葶藶子，置炒製容器內，用文火炒至有爆聲，並有香氣逸出時，取出晾涼。	製品｜藥性緩和，可用於實中夾虛的患者，常用於痰飲喘咳，肺癰，腹水脹滿等。

評注

《中國藥典》尚收載獨行菜 *Lepidium apetalum* Willd. 的乾燥成熟種子，亦作葶藶子藥用，習稱"北葶藶子"。

葶藶子的炮製歷史悠久，漢代《金匱玉函經》中已有"熬黃黑色"記載，此後炒法就成了歷代炮製方法的主流。

生葶藶子藥性大寒，作用較猛，易傷正氣，炒後可使藥性緩和。現代研究發現葶藶子含芥子苷、脂肪油等成分，炒後可殺酶保苷，使苷煎出率升高，減少有刺激性的芥子油含量。

▼ 葶藶子 | 氣微，味微辛辣，黏性較強

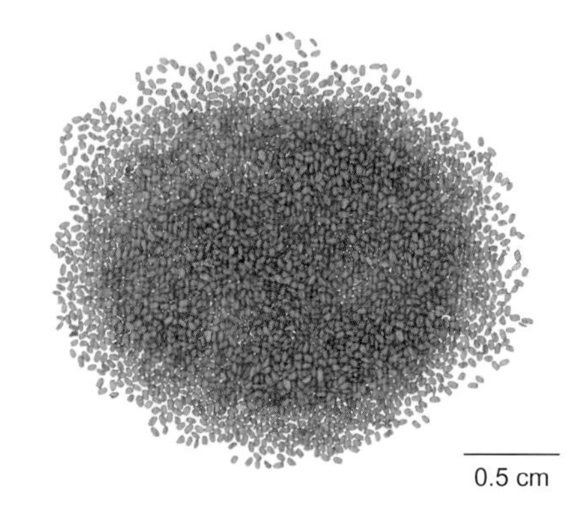

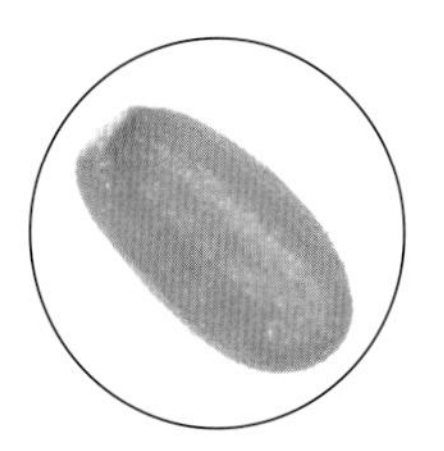

具縱溝二條，其中一條較明顯，一端平截，另端略尖而微凹，凹入處具類白色種臍

0.5 cm

▼ 炒葶藶子 | 微有香氣，無黏性

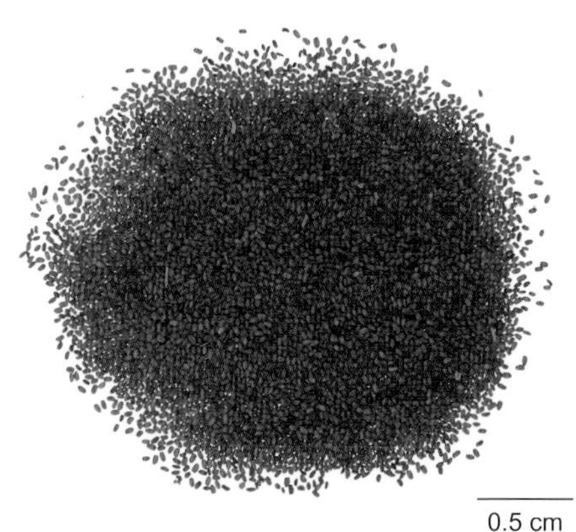

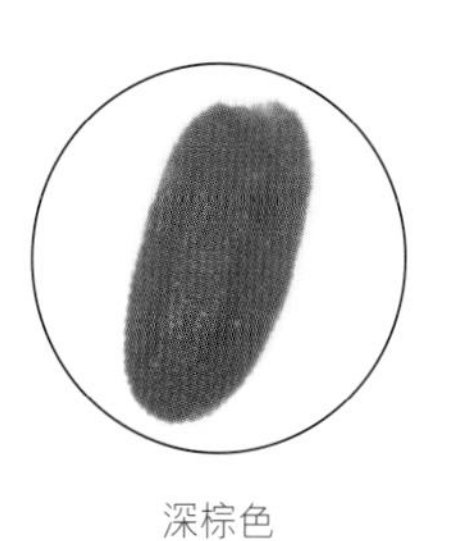

深棕色

0.5 cm

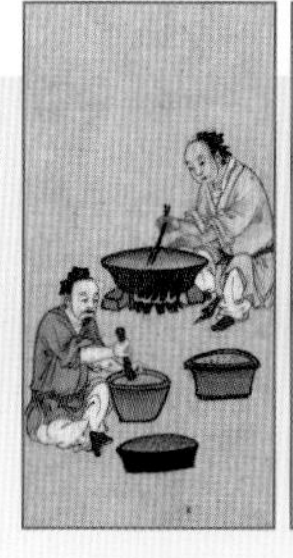

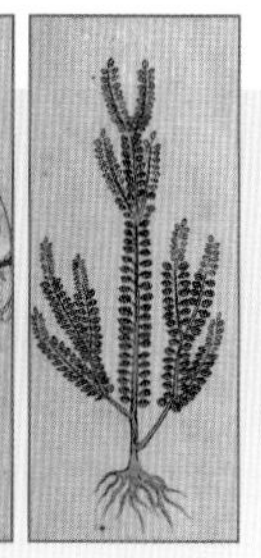

《補遺雷公炮製便覽》葶藶子炮製圖 ▶
《雷公炮炙論》："凡使，以糯米相合，於焙上微微焙，待米熟，去米，單搗用。"

槐角

Huaijiao

學名：Fructus Sophorae

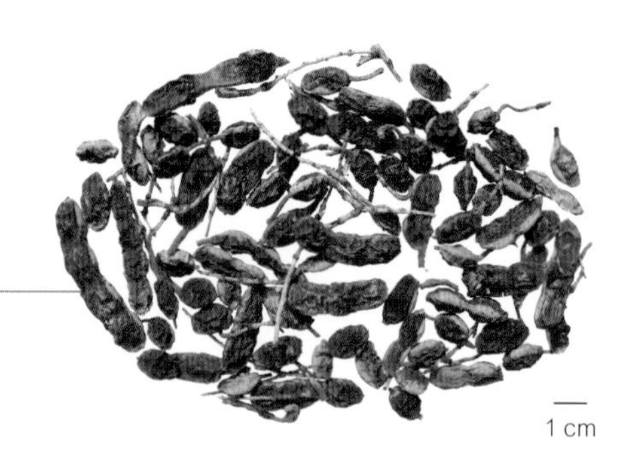

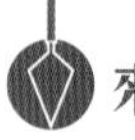
來　源　豆科植物槐 *Sophora japonica* L. 的乾燥成熟果實。冬季採收，除去雜質，乾燥。

性味功效　苦，寒。清熱瀉火，涼血止血。

飲片比較

	製作方法	功效
槐角	取原藥材、除去雜質。	生品｜清熱涼血力較強。用於血熱妄行出血證，肝火目赤，肝熱頭痛、眩暈，陰瘡濕癢；亦用於腸熱便血和痔腫出血。
蜜槐角	取淨槐角，置炒製容器內，用文火炒至鼓起，再用煉蜜加適量沸水稀釋，噴灑均勻，繼續炒至外皮光亮，不黏手，取出，晾涼。每100公斤槐角，用煉蜜5公斤。	製品｜苦寒之性減弱，並有潤腸作用。用於便血、痔血，尤其適於脾胃不健或兼有便秘的患者。

評注

槐角和槐花一樣，均來源於豆科植物槐，因此也有一定清熱瀉火，涼血止血的作用。生槐角主要用於大腸火盛，濕熱瘀結引起的痔瘡出血，腸風下血、血痢等，亦有用於肝火目赤者，取其苦能燥濕，寒能清熱涼血，苦寒相合，使實熱下泄。蜜炙法為近代出現的一種可取的炮製方法，因痔瘡患者相當多的人兼有便秘現象，故蜜製槐角一可緩和苦寒之性，免傷脾氣；二是蜂蜜滋潤，蜜槐角在涼血消痔的同時兼能潤腸通便，減輕患者大便時的痛苦。

▼ 槐角 | 質柔潤，果肉氣微，味苦，種子嚼之有豆腥氣

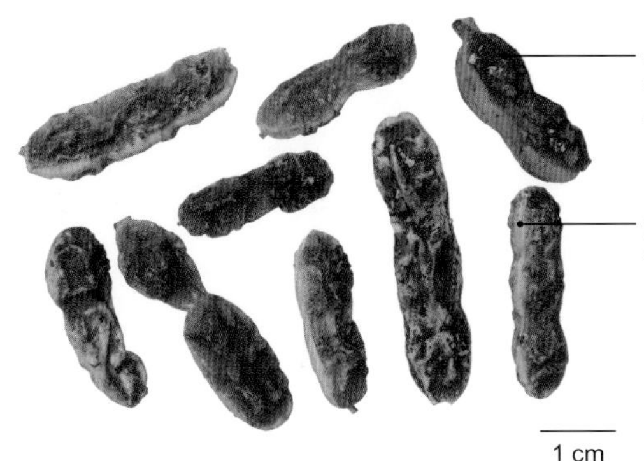

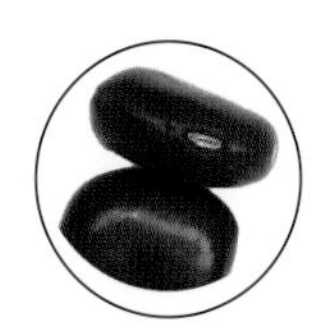

種子腎形，表面光滑，棕黑色

▼ 蜜槐角 | 略帶黏性，味甜

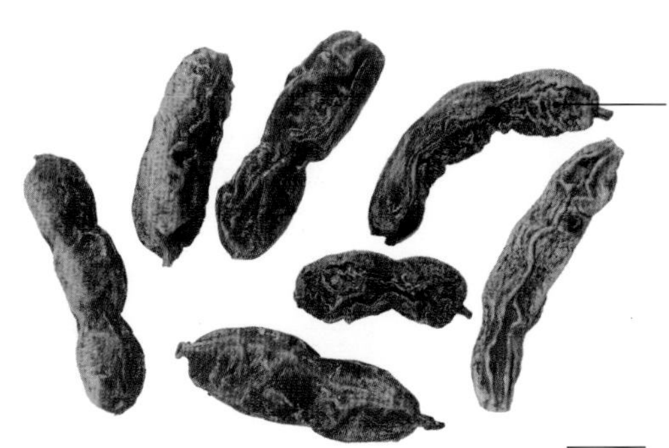

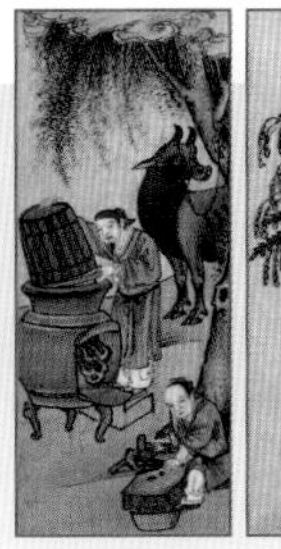
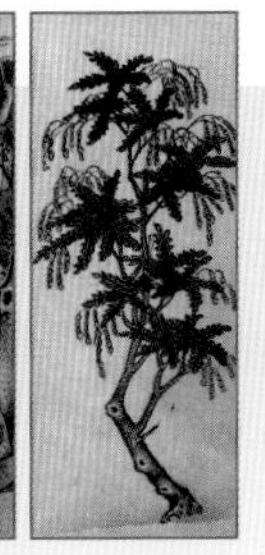

《補遺雷公炮製便覽》槐角炮製圖 ▶
《雷公炮炙論》：“凡使，用銅錘捶之，令破，用烏牛乳浸一宿，蒸過用良。”

槐花

Huaihua

學名：Flos Sophorae

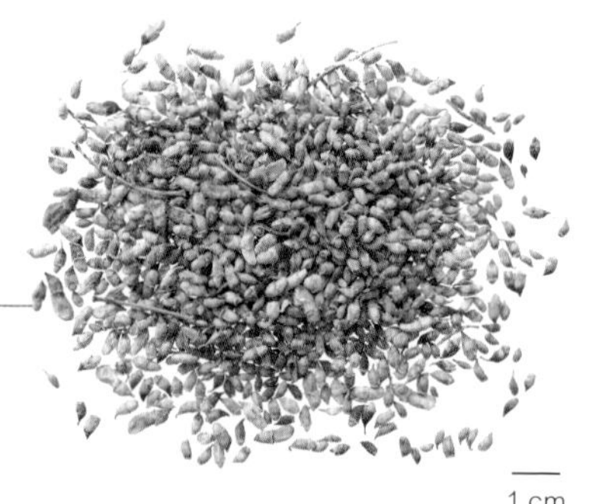

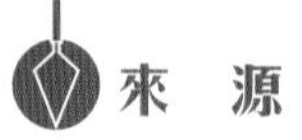

來　源

豆科植物槐 *Sophora japonica* L. 的乾燥花及花蕾。夏季花開放或花蕾形成時採收，及時乾燥，除去枝、梗及雜質。前者習稱槐花，後者習稱槐米。

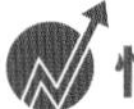

性味功效

苦，微寒。涼血止血，清肝瀉火。

飲片比較

	製作方法	功效
槐花	取原藥材，除去雜質及灰屑。	生品｜長於清肝瀉火，清熱涼血。多用於血熱妄行，肝熱目赤，頭痛眩暈。
炒槐花	取淨槐花，置炒製容器內，用文火炒至表面深黃色，取出，晾涼。	製品｜寒性緩和，不致傷中且有利於有效成分的保存，多用於脾胃虛弱的出血患者。
槐花炭	取淨槐花，置炒製容器內，用中火炒至表面焦褐色，噴淋少許清水，滅盡火星，取出，晾涼。	製品｜清熱涼血作用極弱，具澀性，以止血力勝。多用於咯血、衄血、便血、痔血、崩漏下血等。

評注

五月槐花香，中國不少地區有蒸食槐花習慣，其實槐花不但可食，也是一味良藥。槐花性涼味苦，生槐花有很好的清熱涼血，清肝瀉火的作用，隨着炒製的程度不斷加深，清熱涼血作用減弱，而止血的作用增強。

現代研究發現，槐花炒後止血作用增強，和鞣質含量增加有一定的關係，隨着炒製溫度的升高，槐花中的鞣質含量也不斷升高，但當達到200℃左右時，鞣質也會被破壞分解，因此無論是大生產還是小規模操作，都要注意炮製溫度。

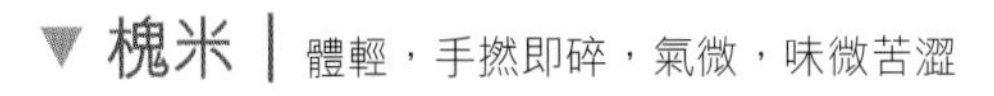

▼ 槐米 | 體輕，手撚即碎，氣微，味微苦澀

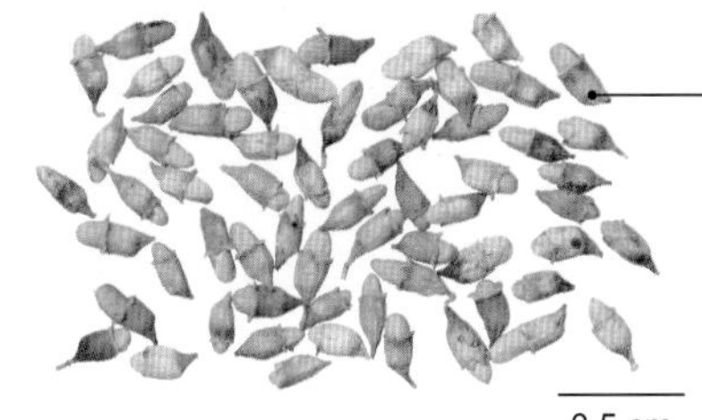

0.5 cm

黃綠色花萼鐘狀，萼的上方為黃白色未開放的花瓣

▼ 炒槐米 | 氣焦香，易破碎

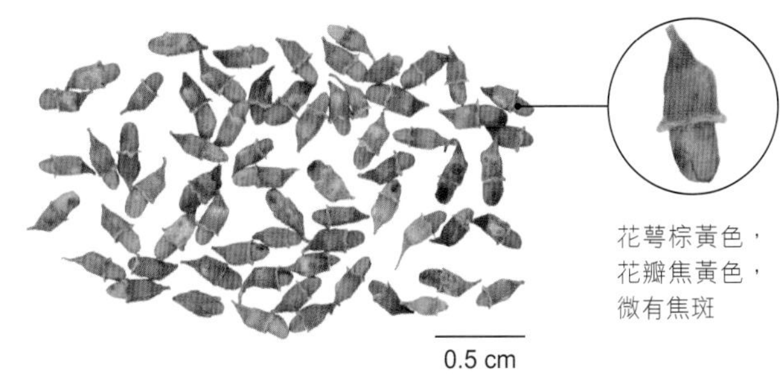

0.5 cm

花萼棕黃色，花瓣焦黃色，微有焦斑

▼ 槐米炭 | 氣焦香，質輕脆易碎

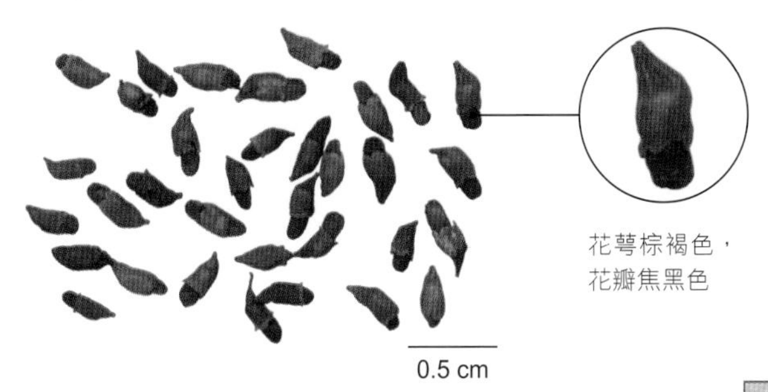

0.5 cm

花萼棕褐色，花瓣焦黑色

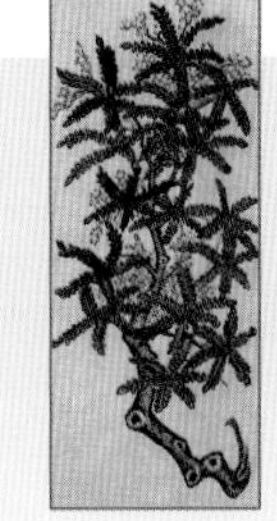

《補遺雷公炮製便覽》槐花圖 ▶

蒲黃

Puhuang

學名：Pollen Typhae

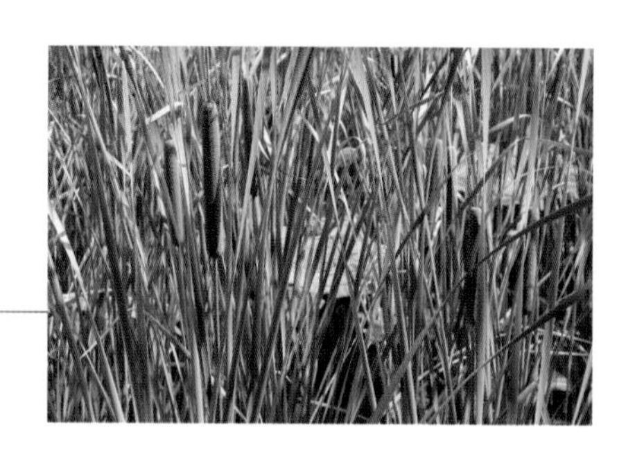

**來　源**　香蒲科植物水燭香蒲 *Typha angustifolia* L. 的乾燥花粉。夏季採收蒲棒上部的黃色雄花序，曬乾後輾軋，篩取花粉。

**性味功效**　甘，平。止血，化瘀，通淋。

飲片比較

	製作方法	功效
蒲黃	取原藥材，揉碎結塊，除去雜質，過篩。	**生品**｜性滑，以行血化瘀，利尿通淋力勝。多用於瘀血阻滯的心腹疼痛，痛經，產後瘀痛，跌撲損傷，血淋澀痛。
蒲黃炭	取蒲黃，置炒製容器中，用中火炒至棕褐色，噴淋少許清水，取出，晾涼。	**製品**｜性澀，止血作用增強。常用於咯血，吐血，衄血，尿血，便血，崩漏及外傷出血。

評注

《中國藥典》尚收載東方香蒲 *Typha orientalis* Presl 或同屬植物的乾燥花粉，亦作蒲黃藥用。

蒲黃為花粉類藥物，質輕，呈粉末狀，炒製時火力不可過大，火力稍大或翻炒不及時，即產生火星，引起燃燒，達不到“炒炭存性”的要求，造成藥材浪費。

出鍋後應攤涼散熱，防止復燃，檢查確已涼透，方能收貯。如炒製過程噴水較多，則須晾乾，以免發霉。

▼ 蒲黃 | 體輕，手撚有滑膩感，易附着手指上，氣微，味淡

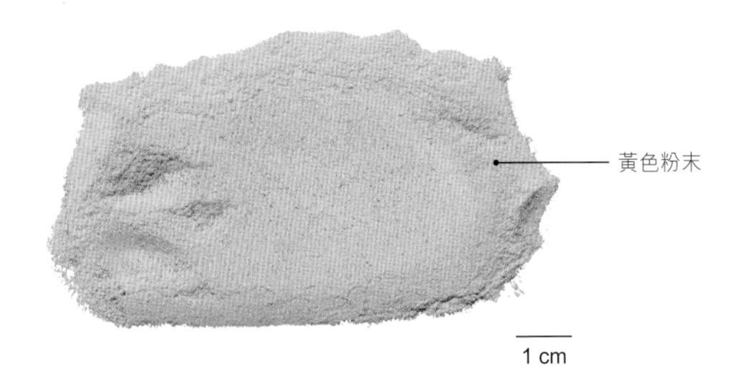

▼ 蒲黃炭 | 無滑膩感，味澀

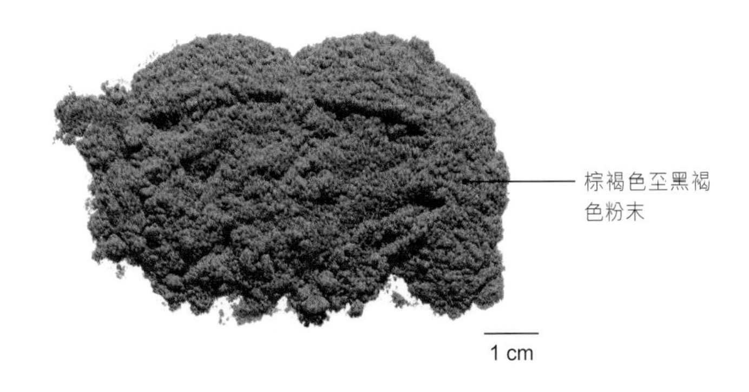

《補遺雷公炮製便覽》香蒲圖 ▶

《雷公炮炙論》："凡欲使蒲黃，須隔三重紙焙令色黃，蒸半日，卻焙令乾，用之妙。"

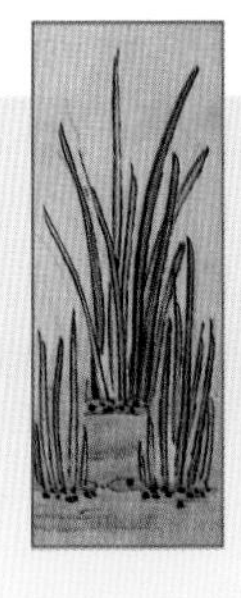

蒼朮

Cangzhu

學名：Rhizoma Atractylodis

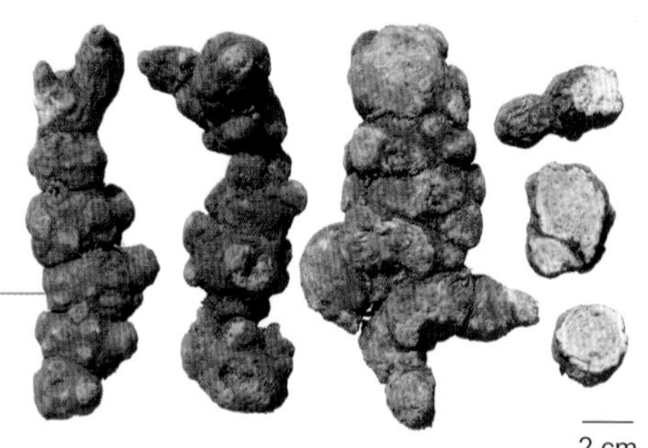

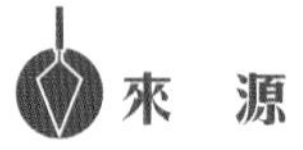

來　源　菊科植物茅蒼朮 *Atractylodes lancea*（Thunb.）DC. 的乾燥根莖。春、秋二季採挖，除去泥沙，曬乾，撞去鬚根。

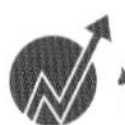

性味功效　辛、苦，溫。燥濕健脾，祛風散寒，明目。

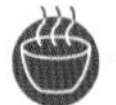

飲片比較

	製作方法	功效
蒼朮	取原藥材，除去雜質，洗淨，潤透，切厚片，乾燥。	**生品**｜溫燥而辛烈，燥濕，祛風，散寒力強。用於風濕痹通，肌膚麻木不仁，腳膝疼痛，風寒感冒，肢體疼痛，濕溫發熱，肢節酸痛等證。
麩炒蒼朮	將麥麩撒入熱鍋內，中火加熱，待冒煙時加入蒼朮片，炒至表面深黃色，取出，篩去麥麩，放涼。每100公斤蒼朮片，用麥麩10公斤。	**製品**｜辛味減弱，燥性緩和，氣變芳香，增強了健脾和胃的作用。用於脾胃不和，痰飲停滯，脘腹痞滿，青盲，雀目等證。

評注

《中國藥典》尚收載北蒼朮 *Atractylodes chinensis*（DC.）Koidz. 的乾燥根莖，亦作蒼朮藥用。

蒼朮中富含揮發油，切面暴露稍久，揮發油就會析出形成白色毛狀晶體，即傳統所說的“起霜”。可以利用加熱和麥麩的吸附作用，降低揮發油的含量，從而緩和燥性，並能增強健脾和胃的作用。

除了用麩炒法炮製蒼朮，還可用米泔水浸炒法、炒焦法炮製蒼朮，都可達到緩和燥性的目的。

▼ 蒼朮 | 質堅實，氣香特異，味微甘、辛、苦

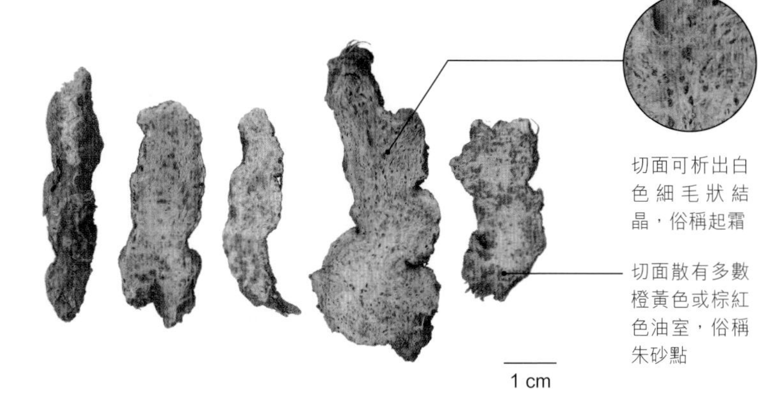

▼ 麩炒蒼朮 | 香氣減弱，味微甘、辛、苦

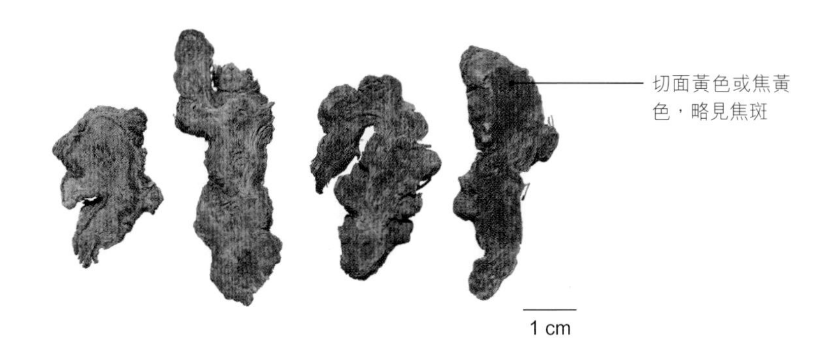

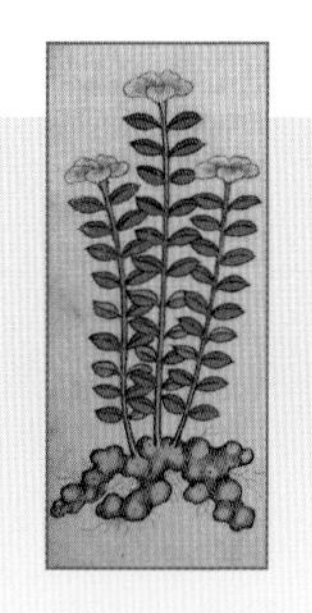

《補遺雷公炮製便覽》蒼朮圖 ▶

蒼耳子

Cang'erzi

學名：Fructus Xanthii

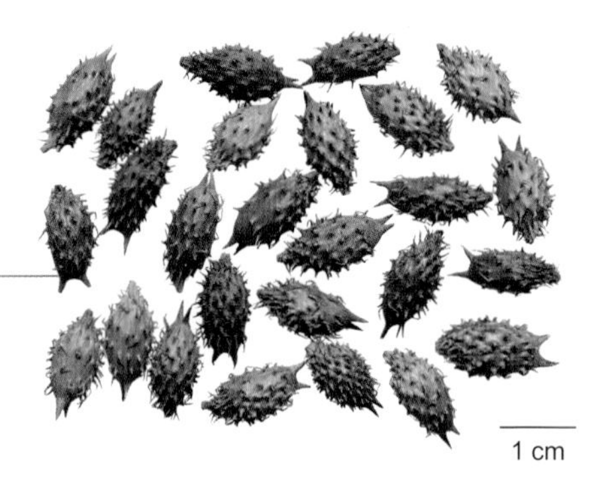

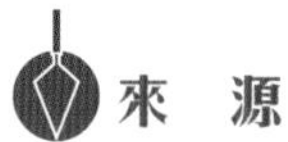

來　源　菊科植物蒼耳 *Xanthium sibiricum* Patr. 的乾燥成熟帶總苞的果實。秋季果實成熟時採收，乾燥，除去梗、葉等雜質。

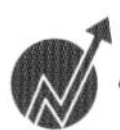

性味功效　辛、苦，溫；有毒。散風除濕，通鼻竅。

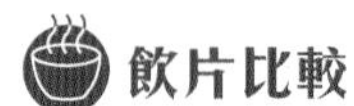

飲片比較

	製作方法	功效
蒼耳子	取原藥材、除去雜質。	**生品**｜以消風止癢力強。常用於皮膚癢疹，疥癬及其他皮膚病。
炒蒼耳子	取淨蒼耳子，置炒製容器內，用中火炒至黃褐色刺焦時取出，晾涼，碾去刺，篩淨。	**製品**｜毒性降低，長於通鼻竅，祛濕止痛。用於鼻淵，風濕痹痛，外感頭痛。

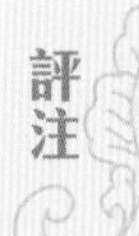

評注

生蒼耳子被列入香港常見毒劇中藥31種名單。

蒼耳子在臨床應用上，外用宜生用，雖然炒後效果不如生品，但因生品對胃的刺激性較強，故內服一般都炒用。

古代認為蒼耳刺有小毒，不宜服用，炮製上需去刺。現代炮製也要求去刺，主要是從方便調劑出發，而多數學者認為蒼耳子的毒性主要與其所含的毒性蛋白有關，通過加熱可使毒蛋白變性失活，達到減毒的目的。

▼ 蒼耳子 | 氣微，味微苦

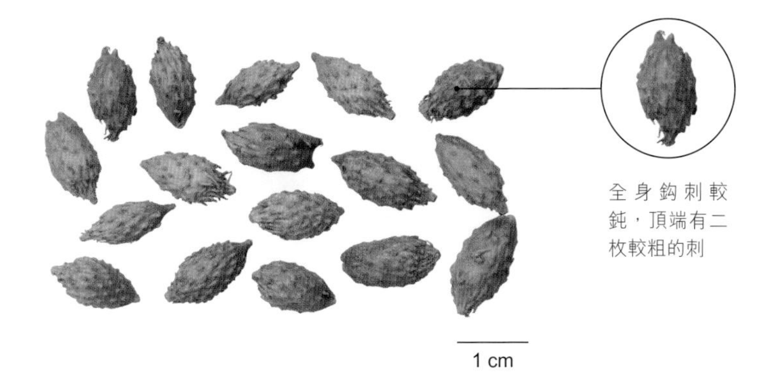

▼ 炒蒼耳子 | 具香氣，味微苦

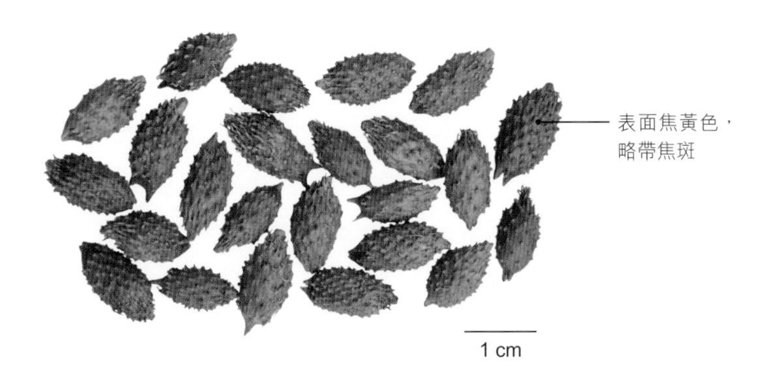

《補遺雷公炮製便覽》蒼耳子炮製圖 ▶

《雷公炮炙論》記載："凡採得，去心，取黃精用竹刀細切拌之，同蒸，從巳至亥，去黃精，取出陰乾用。"

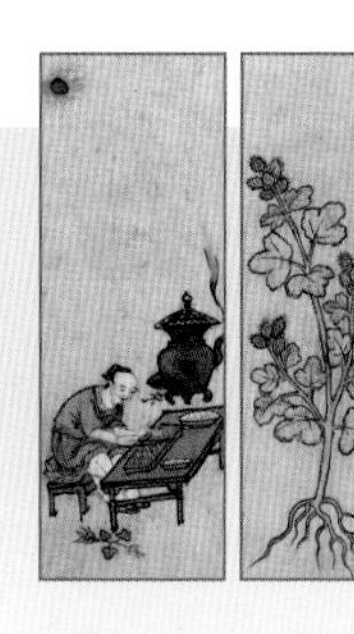

遠志

Yuanzhi

學名：Radix Polygalae

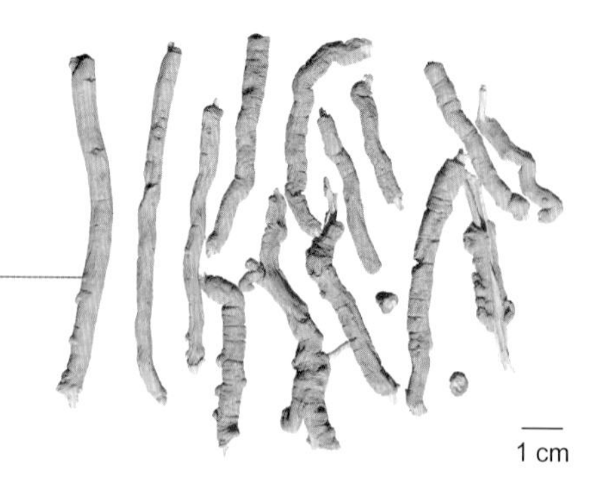

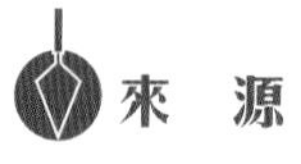

來　源　遠志科植物遠志 *Polygala tenuifolia* Willd. 的乾燥根。春、秋二季採挖，除去鬚根及泥沙，曬乾。

性味功效　苦、辛，溫。安神益智，祛痰，消腫。

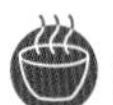

飲片比較

	製作方法	功效
遠志	取原藥材，除去雜質，略洗，潤透，除去木心，切段，乾燥。	**生品**｜多外用，以消腫為主，用於癰疽瘡毒，乳房腫痛。
製遠志	取甘草，加適量水煎湯，去渣，加入淨遠志，用文火煮至湯吸盡，取出，乾燥。每100公斤遠志，用甘草6公斤。	**製品**｜以安神益智為主，用於心悸，失眠，健忘，精神不安等證。

評注

《中國藥典》尚收載卵葉遠志 *Polygala sibirica* L. 的乾燥根，亦作遠志藥用。

遠志淨製時，需去除木質心，傳統認為"如不去心，令人煩悶"，現代研究發現，遠志根皮中有效成分皂苷的含量是遠志心的25倍。

生遠志有麻嘴刺喉的副作用，即傳統說的"戟人喉嚨"，故一般不內服，甘草水製後，既可消除刺喉麻感，又可緩和其苦燥之性，達到安神益智的目的。

▼ 遠志 | 質硬而脆，易折斷，氣微，味苦、微辛，嚼之有刺喉感

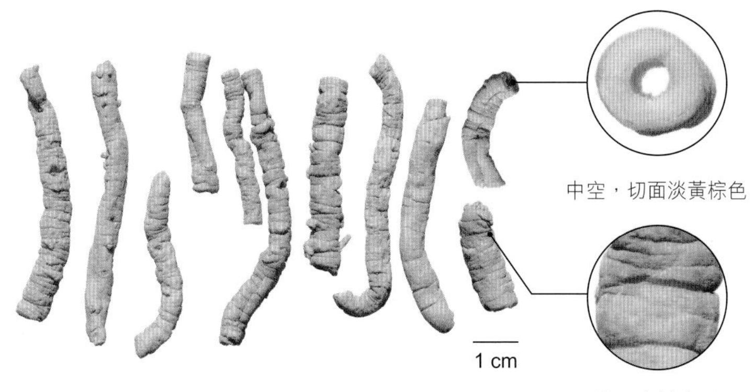

▼ 製遠志 | 氣微，味微甘

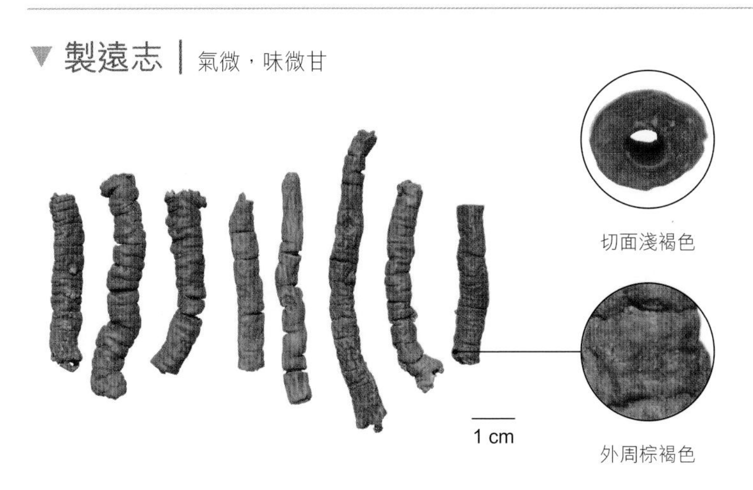

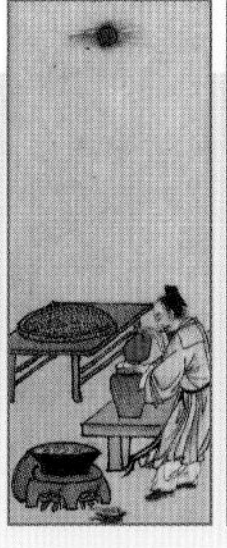

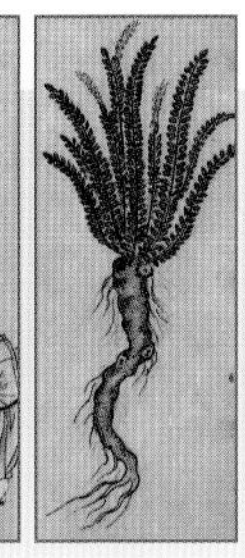

《補遺雷公炮製便覽》遠志炮製圖 ▶
《雷公炮炙論》："凡使，先須去心，若不去心，服之令人悶。去心了，用熟甘草湯浸一宿，漉出，曝乾，用之也。"

酸棗仁

Suanzaoren

學名：Semen Ziziphi Spinosae

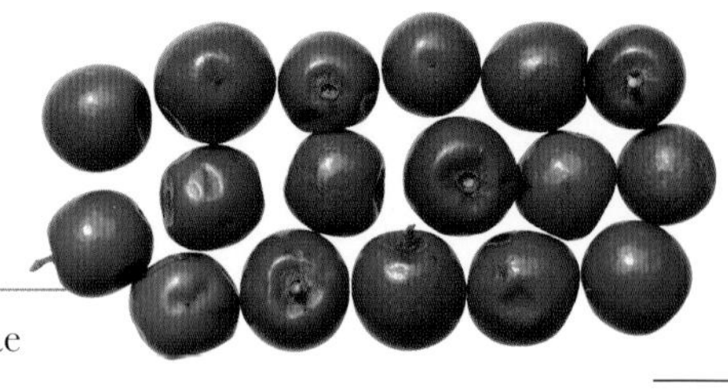

1 cm

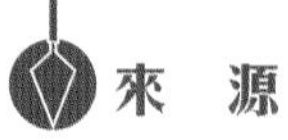

來　源　鼠李科植物酸棗 *Ziziphus jujuba* Mill. var. *spinosa*（Bge.）Hu. ex H. F. Chou的乾燥成熟種子。秋末冬初採收成熟果實，除去果肉和果殼，收集種子，曬乾。

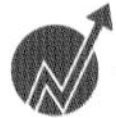

性味功效　甘、酸，平。補肝，寧心，斂汗，生津。

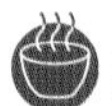

飲片比較

	製作方法	功效
酸棗仁	取原藥材，除去殘留核殼。用時搗碎。	**生品**｜性平，宜入清劑，具有養心安神，滋補肝腎的作用，用於心陰不足或肝腎虧損及肝膽虛熱所致的失眠，驚悸，眩暈，耳鳴，目暗不明等。
炒酸棗仁	取淨酸棗仁，置炒製容器內，用文火炒至外皮鼓起，有爆裂聲，色微變深，取出，晾涼。用時搗碎。	**製品**｜性偏溫補，宜入溫劑，長於養心斂汗。用於氣血不足的驚悸健忘，盜汗、自汗，膽虛不眠等。

評注

生酸棗仁與炒酸棗仁均有寧心安神作用。但在溫劑中用炒棗仁，在清劑中用生棗仁較合理。對肝膽虛熱引起的驚悸不安、失眠等症，應選用生棗仁；對肝膽不足，以及心脾兩虛所致的驚悸、失眠，同時兼有脾胃虛弱，等患者，宜選用炒棗仁。

古代記載酸棗仁炮製作用的文獻多認為“熟用治失眠”，對炒製火候與療效關係也有論述，如“炒研用，炒久則油枯不香，碎則氣味俱失，便難見功”。

▼ 酸棗仁｜富油性，氣微，味淡

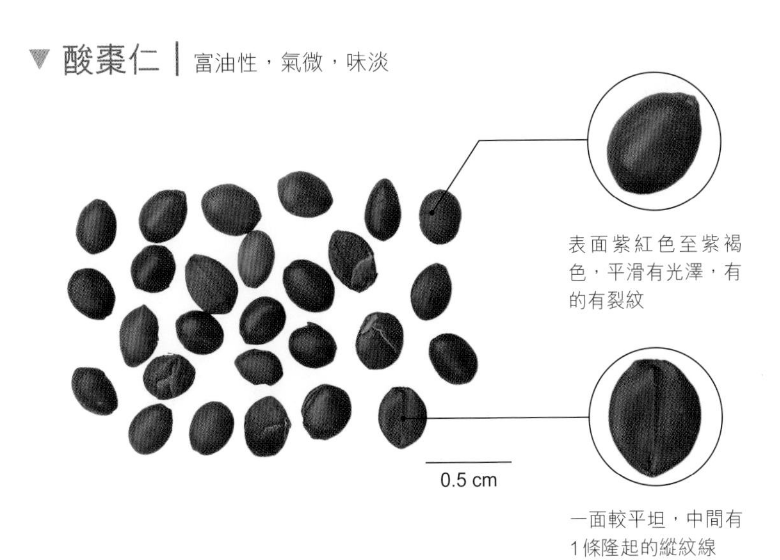

▼ 炒酸棗仁｜質較酥脆，微有香氣

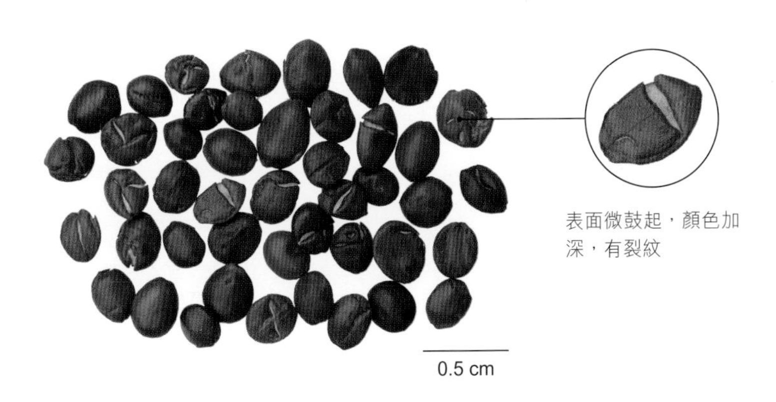

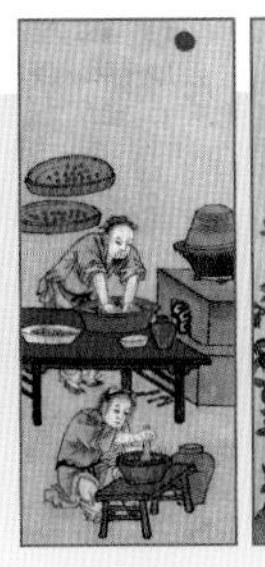
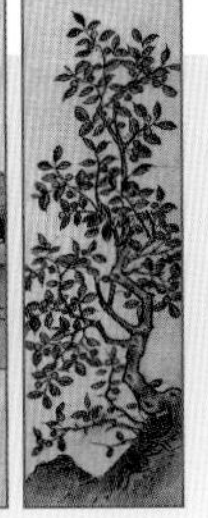

《補遺雷公炮製便覽》酸棗仁炮製圖 ▶
《雷公炮炙論》記載：“凡使，採得曬乾，取葉重拌酸棗仁，蒸半日了，去尖皮了，任研用。”

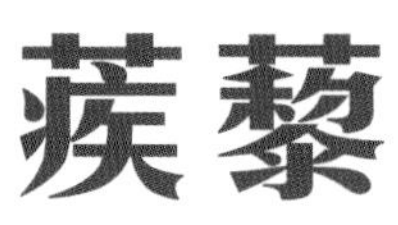

蒺藜

Jili

學名：Fructus Tribuli

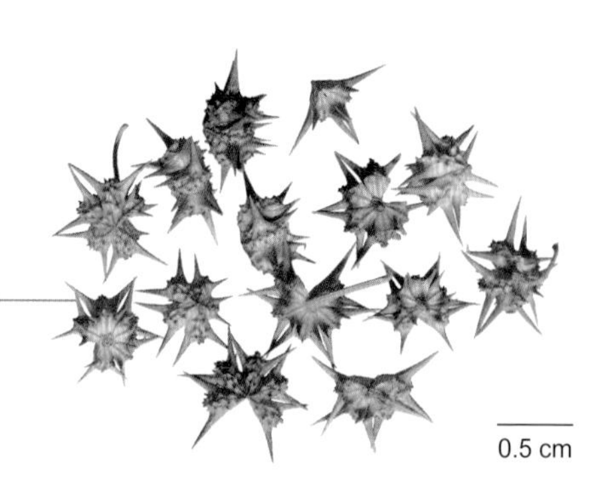

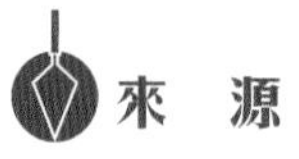

來　源　蒺藜科植物蒺藜 *Tribulus terrestris* L. 的乾燥成熟果實。秋季果實成熟時採割植株，曬乾，打下果實，除去雜質。

性味功效　辛、苦，微溫；有小毒。平肝解鬱，活血祛風，明目，止癢。

飲片比較

	製作方法	功效
蒺藜	取原藥材，除去雜質。	**生品**｜味辛，其性開散，能散肝經風邪。常用於風熱瘙癢，風熱目赤，白癜風等。
炒蒺藜	取淨蒺藜，置炒製容器內，用文火炒至微黃色，取出，放涼。	**製品**｜辛散之性減弱，長於平肝潛陽，開鬱散結。多用於肝陽頭痛、眩暈，肝鬱胸脅疼痛，乳汁不通；亦用於腎虛風熱的目赤昏暗。

評注

蒺藜的炮製歷史悠久，南北朝《雷公炮炙論》載有酒製的方法，酒製後辛散之性增強，從而增強其祛風的作用；炒法始現於唐朝，炒後可緩和辛散之性並易去刺，使其作用偏向於平肝潛陽，開鬱散結。

清朝還出現了鹽製法，認為鹽製能引藥下行，增強補肝腎的作用，但蒺藜本非補肝腎之品，有人認為歷史上沙苑蒺藜曾和蒺藜混用，而沙苑蒺藜為補腎之品，因此蒺藜鹽製可能為沙苑蒺藜炮製法之誤。

▼ 蒺藜 | 質堅硬，氣微，味苦、辛

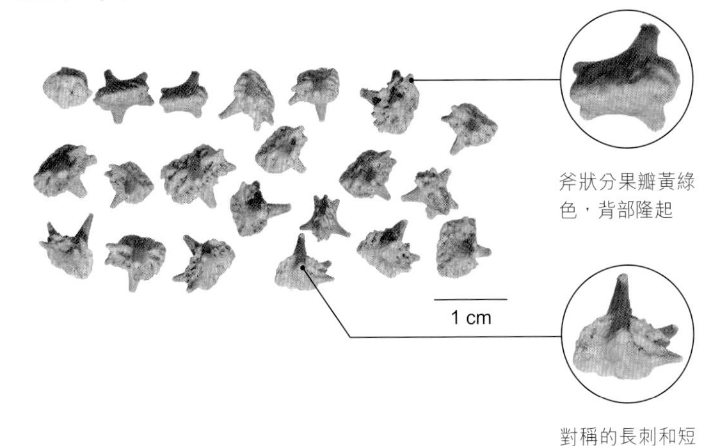

斧狀分果瓣黃綠色，背部隆起

對稱的長刺和短刺各1對

▼ 炒蒺藜 | 有香氣，味微苦

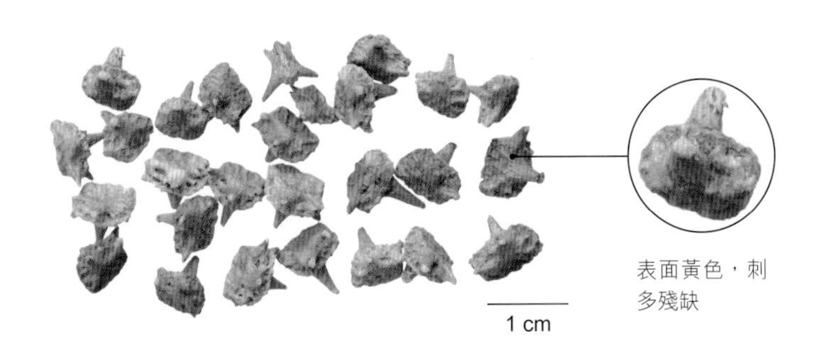

表面黃色，刺多殘缺

《補遺雷公炮製便覽》蒺藜炮製圖 ▶

《雷公炮炙論》："凡使，採得後，淨揀，擇了，蒸，從午至酉，出，日乾。於木臼中舂，令皮上刺盡，用酒拌再蒸，從午至酉，出，日乾用。"

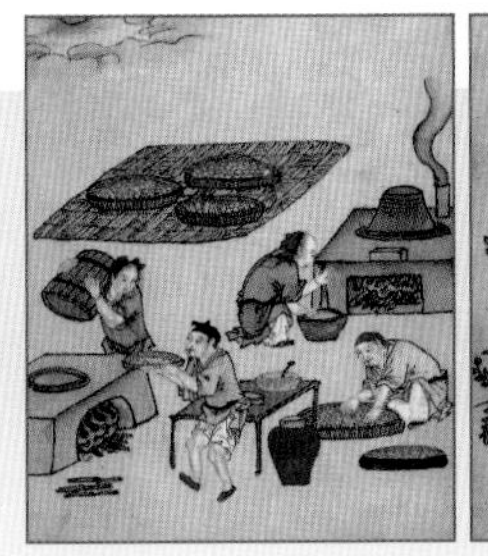

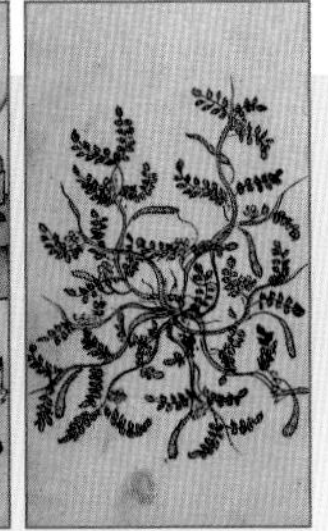

豨薟草

Xixiancao

學名：Herba Siegesbeckiae

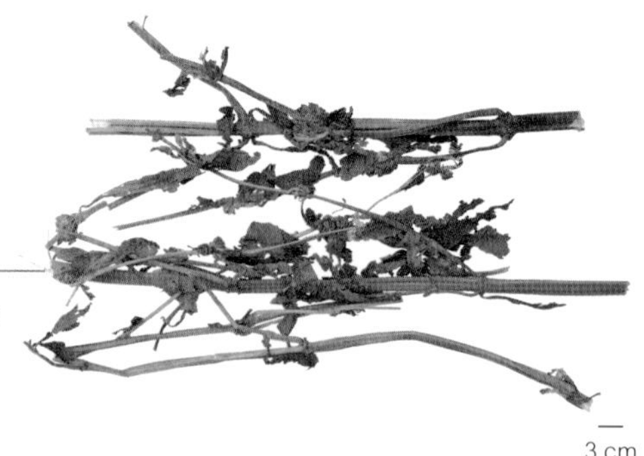

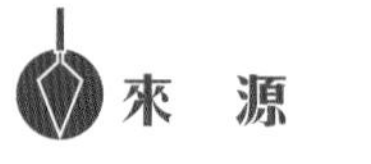

來　源　菊科植物豨薟 *Siegesbeckia orientalis* L. 的乾燥地上部分。夏、秋二季花開前及花期均可採割，除去雜質，曬乾。

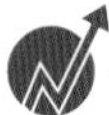

性味功效　辛、苦，寒。祛風濕，利關節，解毒。

飲片比較

	製作方法	功效
豨薟草	取原藥材，除去雜質，洗淨，稍潤，切段，乾燥。	生品︱善於清肝熱，解毒邪，多用於癰腫疔瘡，風疹，濕疹，風濕熱痹，濕熱黃疸。
酒豨薟草	取淨豨薟草段，用黃酒拌勻，悶潤至透，置蒸藥器具內，加熱蒸透呈黑色，取出乾燥。每100公斤豨薟草，用黃酒20公斤。	製品︱以祛風濕，強筋骨力強，多用於風濕痹痛，中風偏癱，頭痛眩暈，腰膝酸軟無力等。

評注

《中國藥典》尚收載腺梗豨薟 *Siegesbeckia pubescens* Makino 或毛梗豨薟 *Siegesbeckia glabrescens* Makino 的乾燥地上部分，亦作豨薟草藥用。

豨薟草始載於唐《新修本草》，主要是用生品治療蟲蛇咬傷，癰腫疔瘡等。自宋代起，陸續發現其可用於四肢麻痹，肝腎虧虛之偏癱，肝腎不足之頭痛眩暈等，但均需"久蒸久曬"，蒸黑為度。有些文獻更強調要"九蒸九曬"，如用於治療骨刺的豨薟丸。

▼ 豨薟草 | 氣微，味微苦

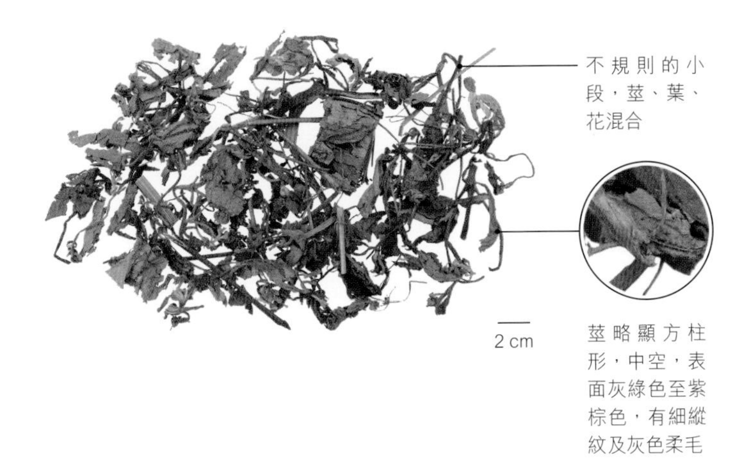

▼ 酒豨薟草 | 微有酒氣，味微苦

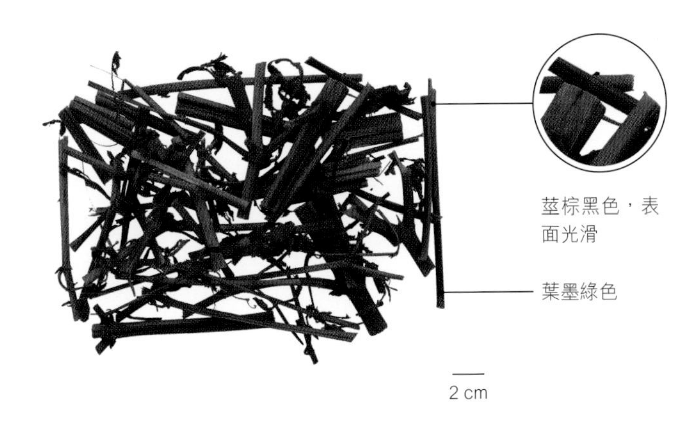

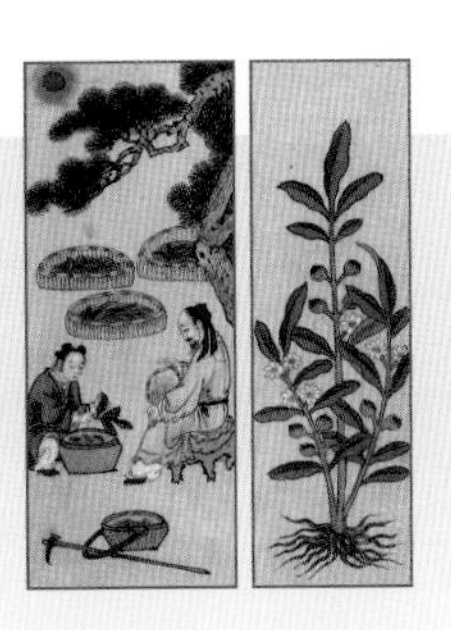

《補遺雷公炮製便覽》豨薟草炮製圖 ▶

澤瀉

Zexie

學名：Rhizoma Alismatis

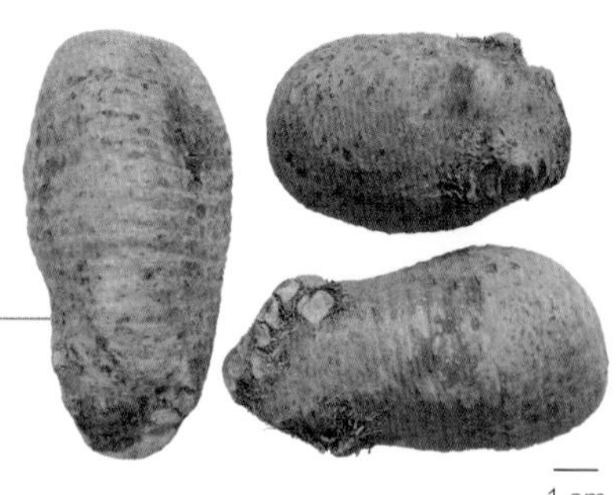

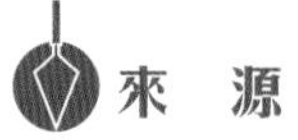

來　源

澤瀉科植物澤瀉 *Alisma orientalis*（Sam.）Juzep. 的乾燥塊莖。冬季莖葉開始枯萎時採挖，洗淨，乾燥，除去鬚根及根皮。

性味功效

甘，寒。利小便，清濕熱。

飲片比較

	製作方法	功效
澤瀉	取原藥材，除去雜質，大小個分開，稍浸，洗淨，潤透，切厚片，乾燥。	生品︱以利水滲濕為主，用於小便不利，水腫，泄瀉，淋濁，濕熱黃疸，濕熱帶下，痰飲等證。
鹽澤瀉	取淨澤瀉片，加鹽水拌勻，悶潤至鹽水被吸盡，置炒製容器中，文火炒乾，取出，放涼。每100公斤澤瀉片，用食鹽2公斤。	製品︱鹽炙能引藥下行，滋陰、泄熱、利尿的作用較強，並且利尿而不傷陰，用於小便淋澀，遺精淋漓，腰部重痛等證。

評注

澤瀉之功，長於行水，著名的利濕方劑五苓散即重用澤瀉，但正因其利水力強，則有傷陰之可能。故炮製上利用鹽水炙，從而引藥下行，增強泄熱滋陰的作用，達到利尿而不傷陰的目的。

臨床上還有用到麩炒澤瀉，麩炒後寒性緩和，以滲濕和脾，降濁以升清為主。用於脾濕泄瀉，痰濕眩暈等證。

▼ 澤瀉 | 質堅實，氣微，味微苦

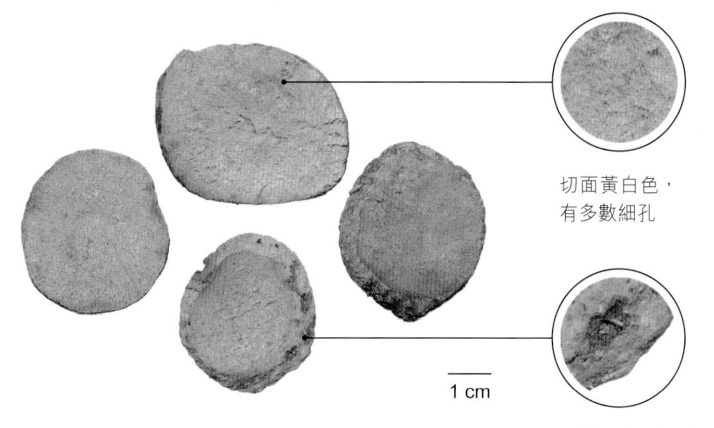

切面黃白色，有多數細孔

周邊有不規則的橫向環狀淺溝紋及細小突起的鬚根痕

▼ 鹽澤瀉 | 氣微，味微鹹

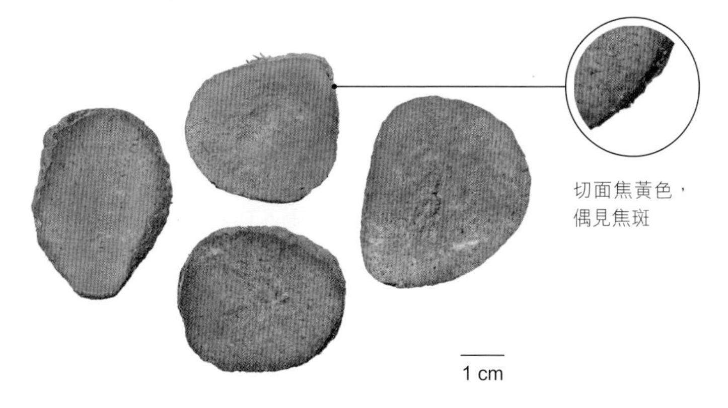

切面焦黃色，偶見焦斑

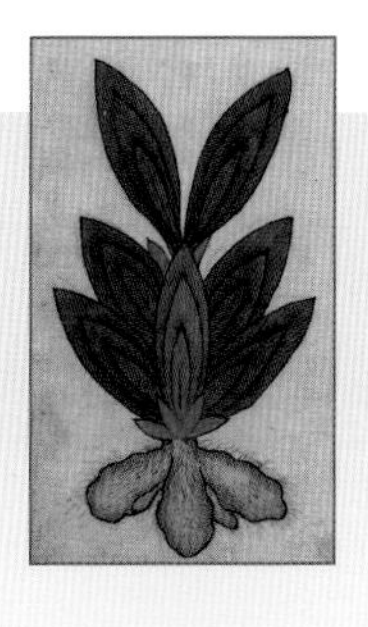

《補遺雷公炮製便覽》澤瀉圖 ▶

《雷公炮炙論》："不計多少，細銼，酒浸一宿，漉出，暴乾，任用也。"

燈心草

Dengxincao

學名：Medulla Junci

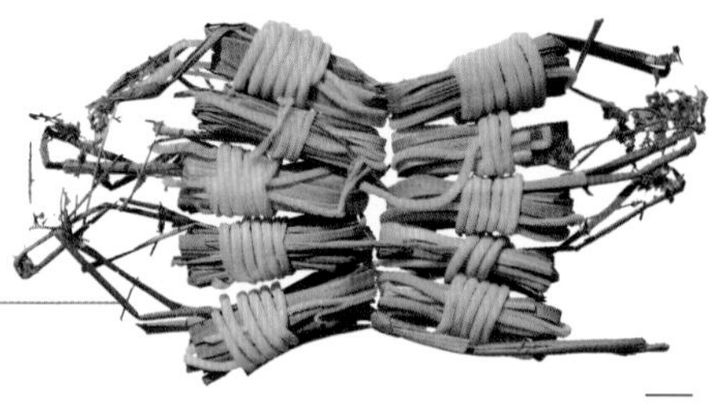

2 cm

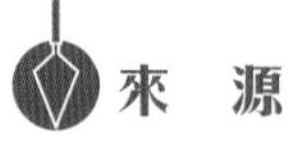

來　源　燈心草科植物燈心草 *Juncus effusus* L. 的乾燥莖髓。夏末至秋季割取莖，曬乾，取出莖髓，理直，扎成小把。

性味功效　甘、淡，微寒。清心火，利小便。

飲片比較

	製作方法	功效
燈心草	取原藥材，除去雜質，剪段。	生品｜擅於利水通淋。多用於熱淋，黃疸，水腫。
燈心炭	將淨燈心草，置煅鍋內，密封，用武火燜煅至透，放涼，取出。	製品｜專用於清熱斂瘡，多作外用。治療咽痹、乳蛾、陰疳。

評注

燈心草主要含木犀草素、纖維等成分。藥效學實驗證實，燈心炭能有效縮短出血和凝血時間。

除煅炭法，燈心草還可採用朱砂拌衣的方法炮製，其擅於降火安神。

▼ 燈心草 | 體輕，質軟，略有彈性，氣微，無味

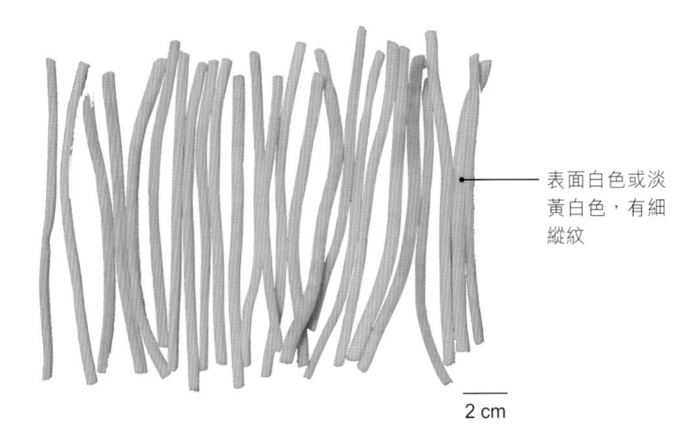

▼ 燈心炭 | 質輕鬆，易碎，無臭，無味

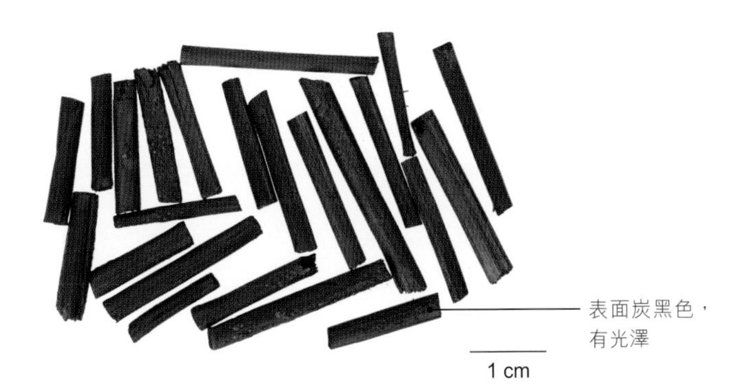

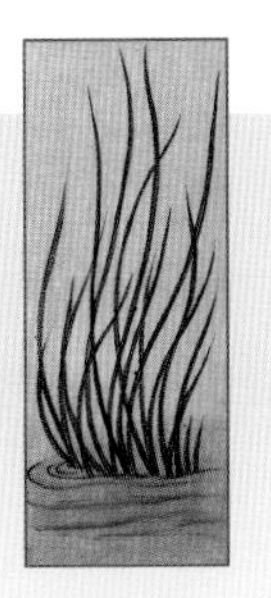

《補遺雷公炮製便覽》燈心草圖 ▶

薏苡仁

Yiyiren

學名：Semen Coicis

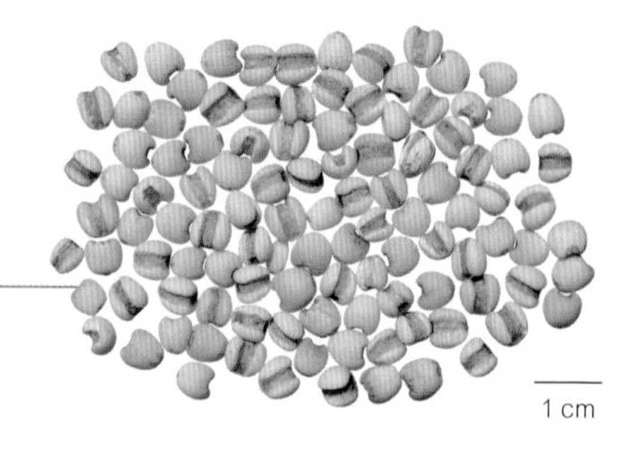

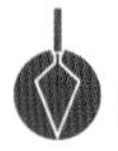

來　源　禾本科植物薏苡 *Coix lacryma-jobi* L. var. *ma-yuen*（Roman.）Stapf. 的乾燥成熟種仁。秋季果實成熟時採割植株，曬乾，打下果實，再曬乾，除去外殼、黃褐色種皮及雜質，收集種仁。

性味功效　甘、淡，涼。健脾滲濕，除痹止瀉，清熱排膿。

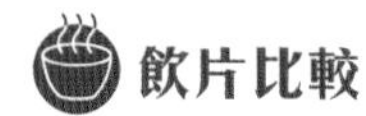

	製作方法	功效
薏苡仁	取原藥材，除去雜質。	生品丨性偏寒涼，長於利水滲濕，清熱排膿，除痹，用於小便不利，肺癰，風濕痹痛，筋脈攣急及濕溫病在氣分。
麩炒薏苡仁	取麥麩，撒在熱鍋中，加熱至冒煙時，加入薏苡仁，迅速翻動，用中火炒至表面呈微黃色，取出，篩去麥麩，放涼。每100公斤薏苡仁，用麥麩10公斤。	製品丨性偏平和長於健脾止瀉，常用於脾虛泄瀉。

評注

薏苡仁具有很好的除痹證、治濕溫的作用，據《後漢書》記載，東漢時馬援征交趾時即用此物防瘴氣。臨床上，薏苡仁以生用為主，但其作用較弱，故用量常較大，麩炒後僅用於健脾。

薏苡仁還有很高的食療價值，由於富含多種營養物質，被譽為"生命健康之禾"，近年還發現有很好的防癌效果。

臨床上常用的還有清炒薏苡仁。

▼ 薏苡仁 | 質堅實，粉性。氣微，味微甜

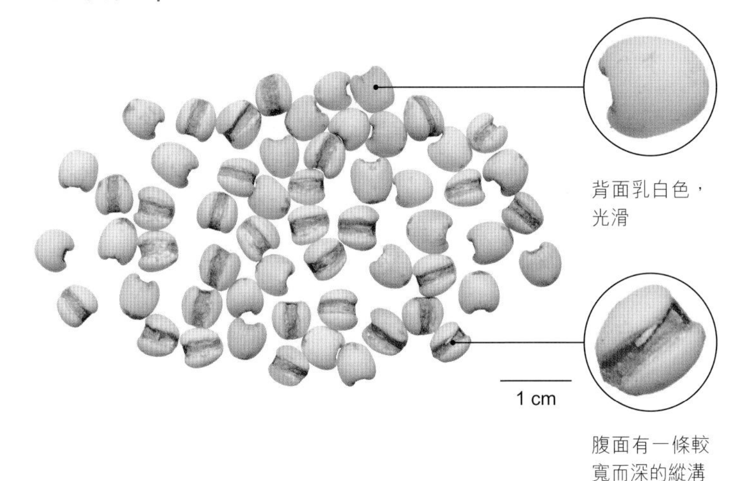

▼ 麩炒薏苡仁 | 質脆，有香氣

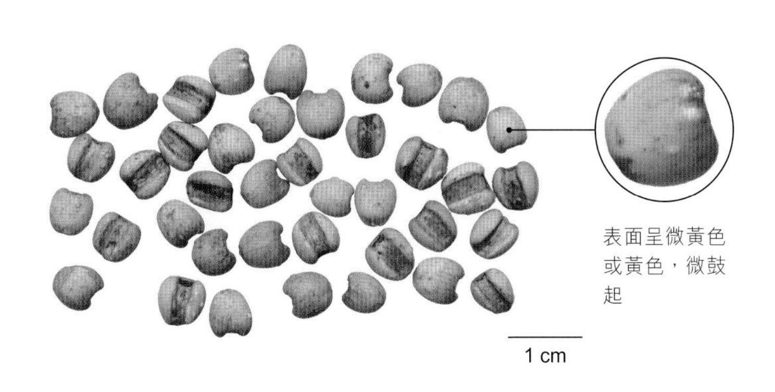

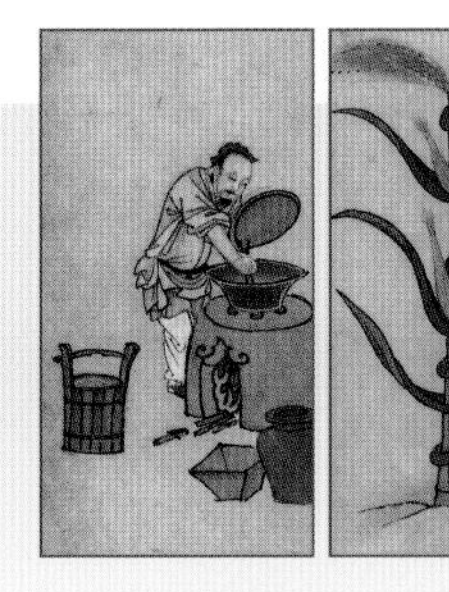

《補遺雷公炮製便覽》薏苡仁炮製圖 ▶
《雷公炮炙論》記載："夫用一兩，以糯米二兩同熬，令糯米熟，去糯米，取使若更以鹽湯煮過，別是一般修製亦得。"

檳榔

Binglang

學名：Semen Arecae

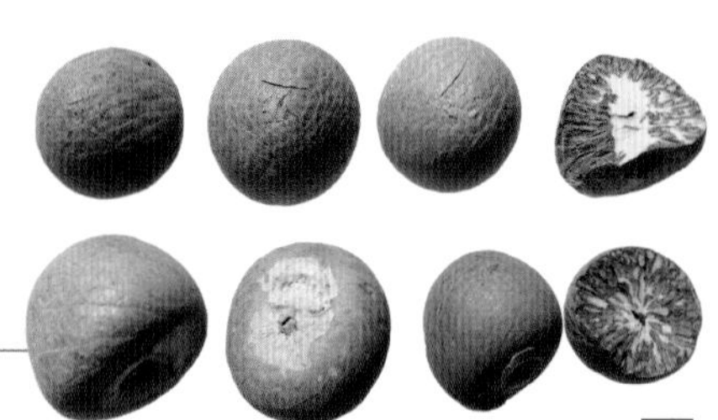

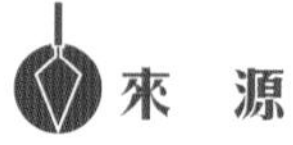

來　源　棕櫚科植物檳榔 *Areca cathecu* L. 的乾燥成熟種子。春末至秋初採收成熟果實，用水煮後，乾燥，除去果皮，取出種子，乾燥。

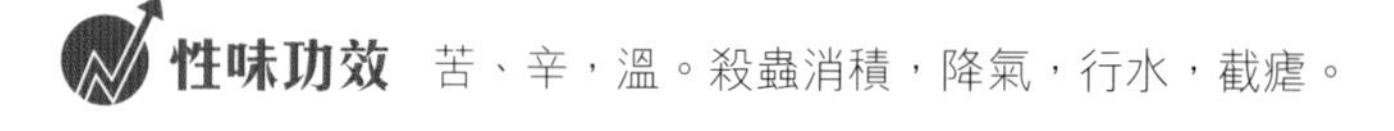

性味功效　苦、辛，溫。殺蟲消積，降氣，行水，截瘧。

飲片比較

	製作方法	功效
檳榔	取原藥材，除去雜質，浸泡，潤透，切薄片，陰乾。	生品｜作用較猛，以殺蟲，降氣，行水消腫，截瘧力勝。用於絛蟲，薑片蟲，蛔蟲及水腫，腳氣，瘧疾。
炒檳榔	取檳榔片，置炒製容器內，用文火炒至微黃色，取出，放涼。	製品｜藥性緩和，以免耗氣傷正，並能減少服用後噁心、腹瀉、腹痛的副作用，長於消積行滯。用於食積不消，裏急後重。
焦檳榔	取檳榔片，置炒製容器內，用中火炒至焦黃色，取出，放涼。	製品｜作用與炒檳榔相似而稍弱，但伐正氣的作用也弱於炒檳榔。

評注

檳榔為中國“四大南藥”之一，其質地堅硬，且所含的有效成分檳榔鹼為小分子季銨鹼，易溶於水，因此切片前的軟化工藝尤為重要，長時間浸泡或反復換水都會導致有效成分損失，時間太短又會導致切製時皺紋片、翹片等不合格飲片產生。

檳榔為利氣消積之品，不利於正氣，炒後可緩和藥性，但即便如此，也不適合長期服用。

▼ 檳榔 | 質脆易碎，氣微，味澀微苦

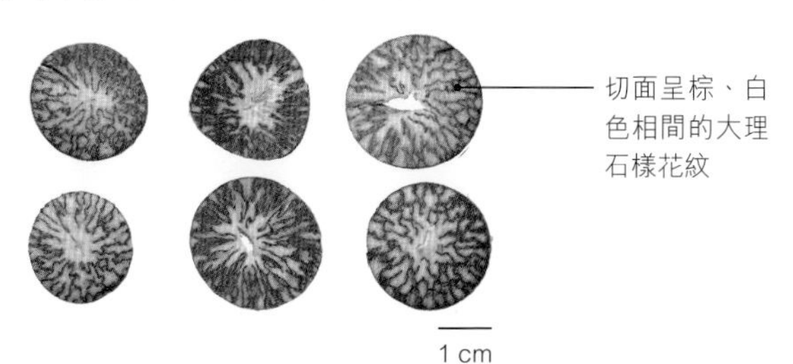

▼ 炒檳榔 | 質脆易碎，有焦香氣，味苦澀

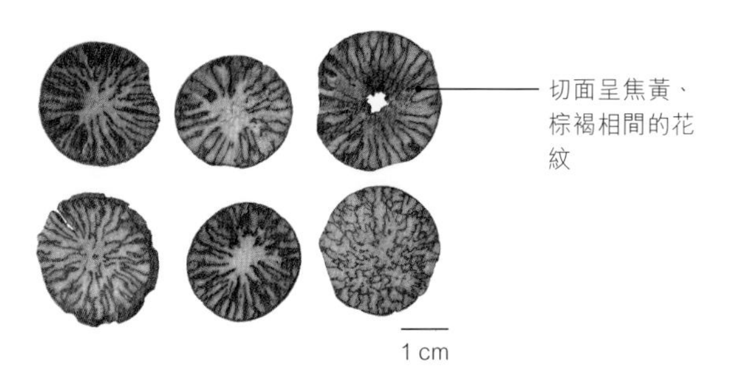

▼ 焦檳榔 | 質脆易碎，有焦香氣，味苦澀

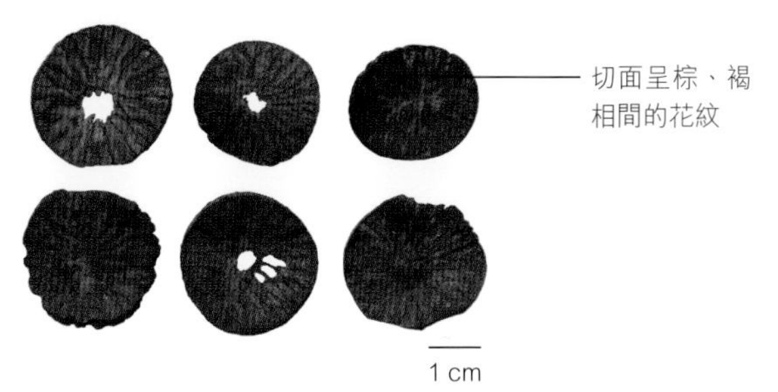

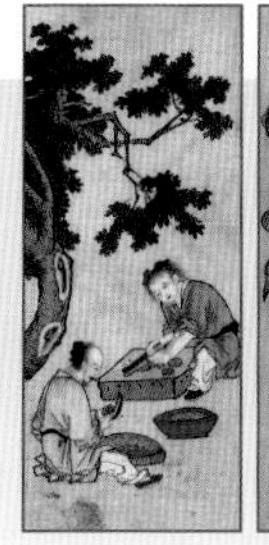
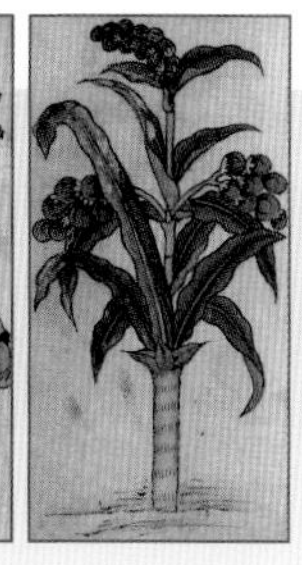

《補遺雷公炮製便覽》檳榔炮製圖 ▶
《雷公炮炙論》："欲使，先以刀刮去底，細切。勿經火，恐無力效。若熟使，不如不用。"

雞冠花

Jiguanhua

學名：Flos Celosiae Cristatae

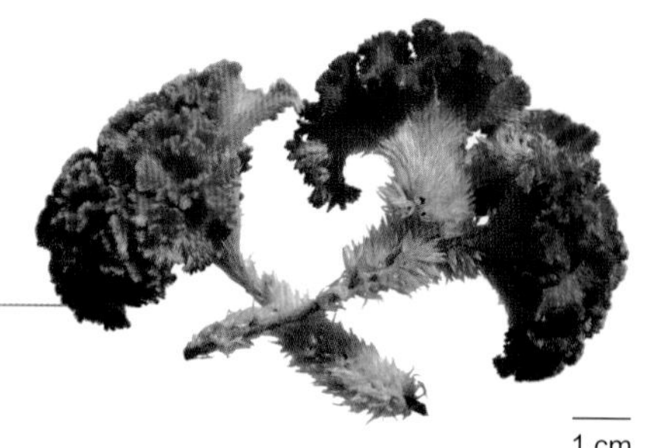

1 cm

來　源　莧科植物雞冠花 *Celosia cristata* L. 的乾燥花序。秋季花盛開時採收，曬乾。

性味功效　甘、澀，涼。收斂止血，止帶，止痢。

飲片比較

	製作方法	功效
雞冠花	取原藥材，除去雜質及殘莖，切段。	生品｜收澀之中兼有清熱作用。多用於濕熱帶下，濕熱痢疾，濕熱便血和痔血等證。
雞冠花炭	取淨雞冠花段，置炒製容器內，中火炒至焦黑色，噴淋少許清水，滅盡火星，取出，晾涼。	製品｜涼性減弱，收澀作用增強。常用於吐血、便血、崩漏反復不愈及帶下，久痢不止。

評注

雞冠花、雞冠花炭是《中國藥典》(2005版)收載的法定炮製品種，傳統認為炒炭後涼性減弱，收澀作用增強，可治吐血、便血、崩漏及帶下等。

但有實驗顯示，雞冠花製炭後止血效果並不明顯，且藥材製成炭後損耗率達50%左右。對這一問題，有待進一步研究探討。

▼ 雞冠花 | 體輕，質柔韌，氣微，味淡

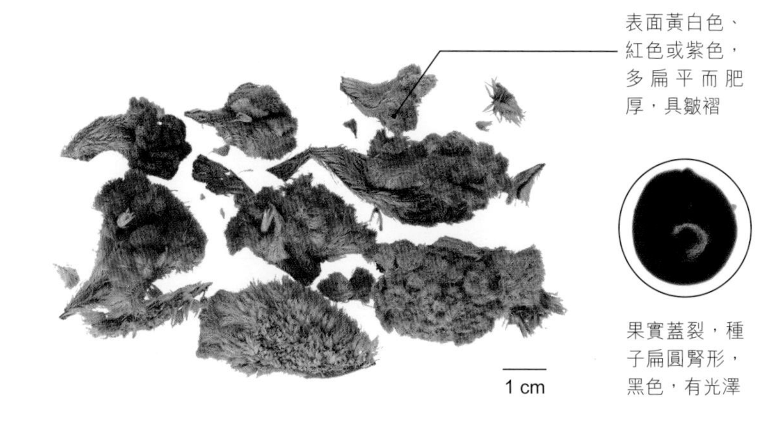

▼ 雞冠花炭 | 質輕，易碎，味苦、澀

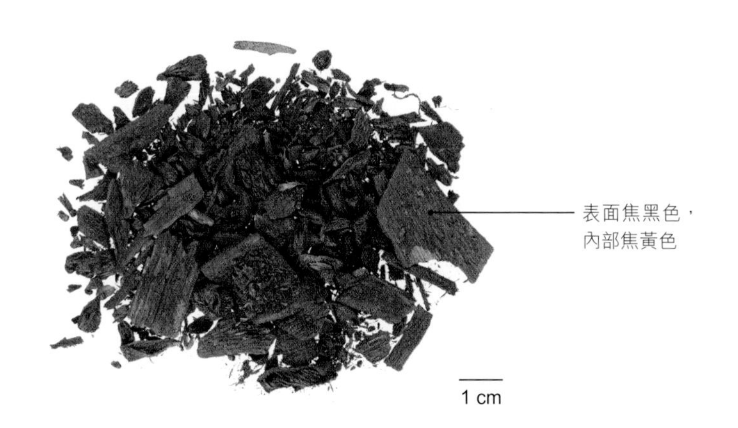

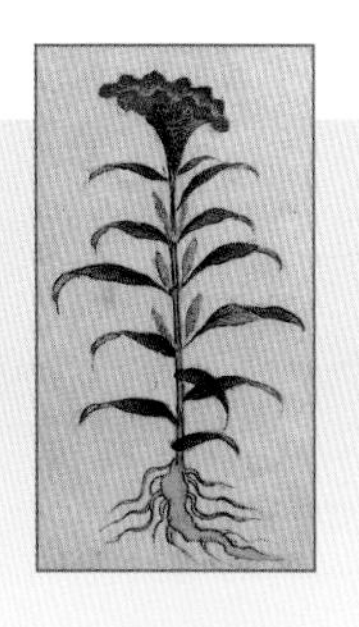

《補遺雷公炮製便覽》雞冠花圖 ▶

罌粟殼

Yingsuqiao

學名：Pericarpium Papaveris

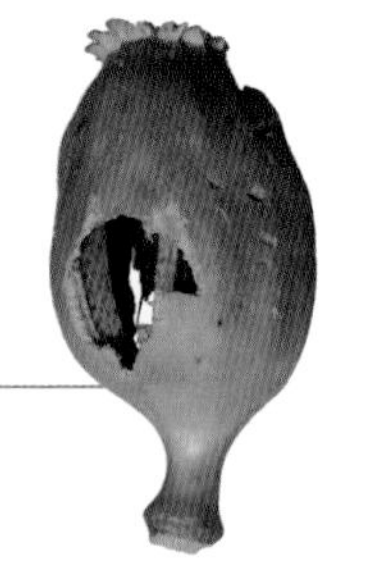

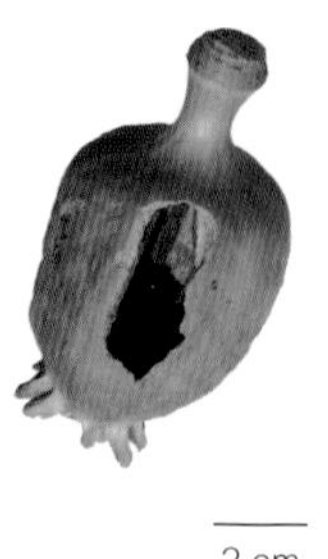

2 cm

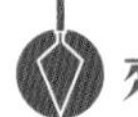

來　源　罌粟科植物罌粟 *Papaver somniferum* L. 的乾燥成熟果殼。秋季將已割取漿汁後的成熟果實摘下，破開，除去種子及枝梗，乾燥。

性味功效　酸、澀，平；有毒。斂肺，澀腸，止痛。

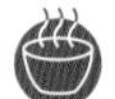

飲片比較

	製作方法	功效
罌粟殼	取原藥材，除去雜質，搗碎或洗淨，潤透，切絲或塊。	生品｜以止痛力勝，收斂作用亦強，多用於脘腹疼痛，筋骨疼痛；亦可用於久咳少痰或久瀉久痢。
醋罌粟殼	取淨罌粟殼，加米醋拌勻，悶潤至米醋被吸盡，置炒製容器內炒乾，取出，晾涼。罌粟殼每100公斤用煉蜜25公斤。	製品｜澀腸止瀉作用增強，用於瀉痢長久不愈。
蜜罌粟殼	取煉蜜用適量開水稀釋，加入淨罌粟殼，悶潤至蜜水被吸盡，置炒製容器內，用文火炒至不黏手，取出，晾涼。罌粟殼每100公斤，用米醋20公斤。	製品｜潤肺止咳作用增強，常用於肺虛久咳。

評注

生罌粟殼被列入香港常見毒劇中藥31種名單。

罌粟殼生品與製品作用基本一致。在臨床上，生品多用於止痛，但亦有令人嘔吐的副作用，蜜製品多用於止咳，醋製品多用於止瀉。但不論生品還是製品均以斂澀之功見長，斂肺止咳、澀腸止瀉作用雖強，但亦能斂邪氣，故咳嗽或瀉痢初起忌用，並且不宜久服多服，以免出現成癮、中毒的不良後果。

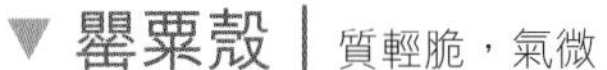

▼ 罌粟殼 | 質輕脆，氣微

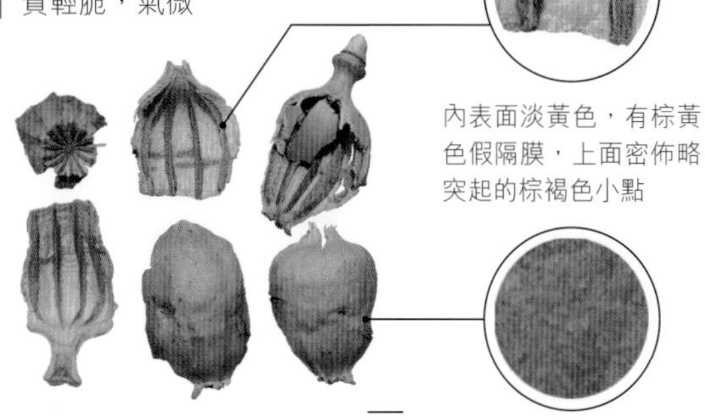

內表面淡黃色，有棕黃色假隔膜，上面密佈略突起的棕褐色小點

1 cm

外表面棕色，微有光澤

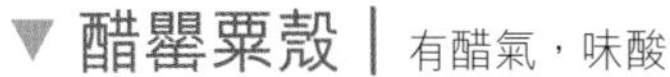

▼ 醋罌粟殼 | 有醋氣，味酸

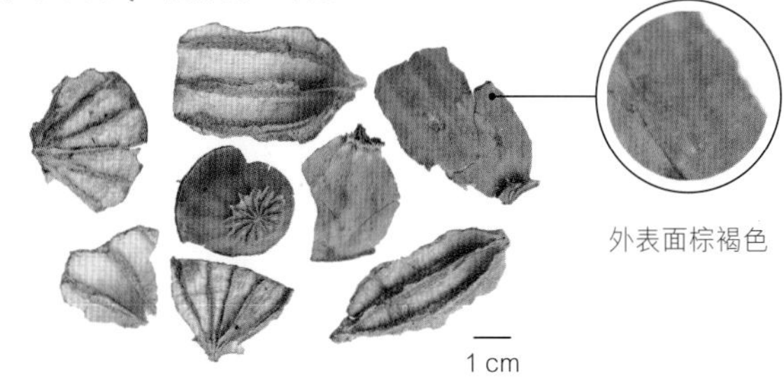

外表面棕褐色

1 cm

▼ 蜜罌粟殼 | 略有黏性，味甜

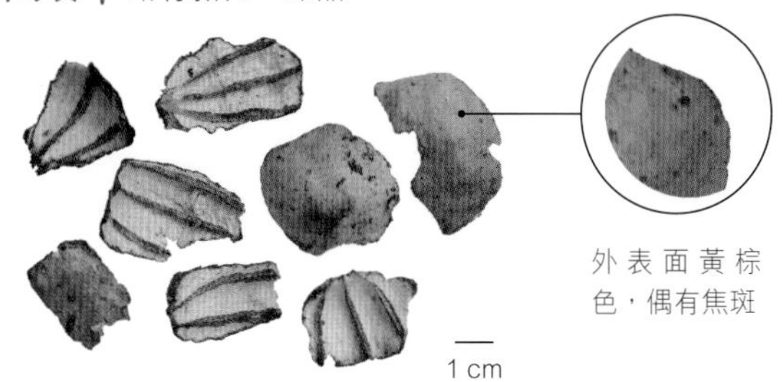

外表面黃棕色，偶有焦斑

1 cm

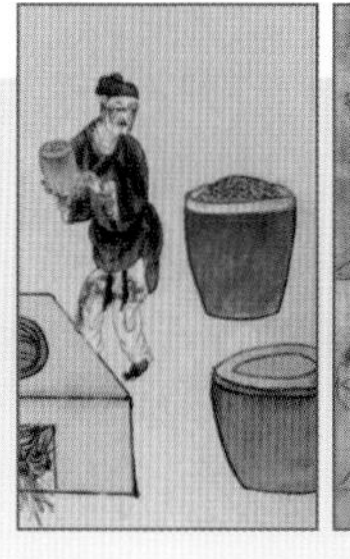

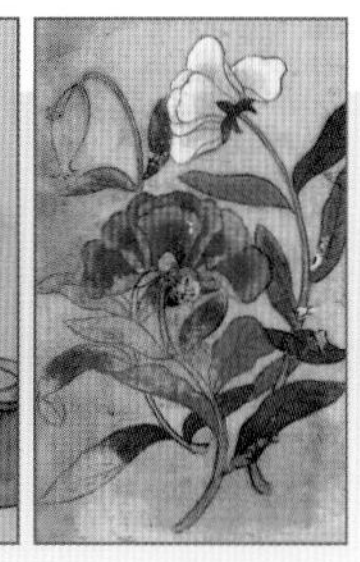

《食物本草》炮製罌粟圖（左）▶
《補遺雷公炮製便覽》罌粟圖（右）▶

續斷

Xuduan

學名：Radix Dipsaci

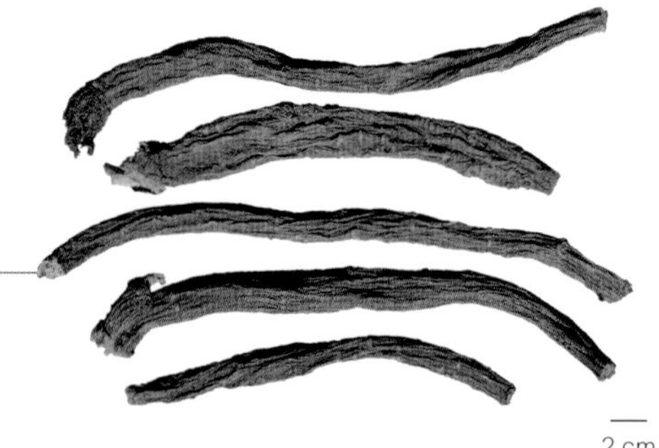

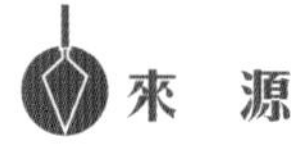

來　源　川續斷科植物川續斷 *Dipsacus asperoides* C. Y. Cheng et T. M. Ai 的乾燥根。秋季採挖，除去根頭及鬚根，用微火烘至半乾，堆置“發汗”至內部變綠色時，再烘乾。

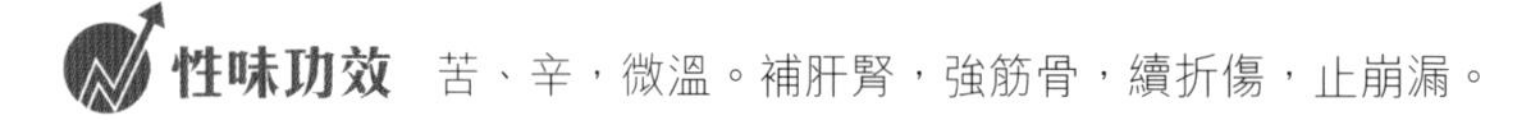

性味功效　苦、辛，微溫。補肝腎，強筋骨，續折傷，止崩漏。

飲片比較

	製作方法	功效
續斷	取原藥材，洗淨，潤透，切厚片，乾燥。	生品 ∣ 補肝腎，通血脈，強筋骨，多用於筋骨疼痛，多用於筋骨疼痛。
酒續斷	取續斷片，加黃酒拌勻，悶潤至酒被吸盡後，置炒製容器內，用文火炒乾至微帶黑色，取出，放涼。每100公斤續斷片，用黃酒10公斤。	製品 ∣ 能增強通血脈強筋骨作用，多用於風濕痹痛，跌打損傷。
鹽續斷	取續斷片，加鹽水拌勻，悶潤至鹽水被吸盡後，置炒製容器內，用文火炒乾，取出，放涼。每100公斤續斷片，用鹽2公斤。	製品 ∣ 經鹽製後可引藥下行，增強補肝腎作用，多用於肝腎不足，腰膝酸軟或胎動漏血。

評注

續斷因可接續斷傷而得名，《本草匯言》曰：大抵所斷之血脈非此不續；所傷之筋骨非此不養；所滯之關節非此不利；所損之胎孕非此不安。

酒續斷利用酒的活血通絡的作用，使其更適於跌打損傷、風濕痹痛；鹽續斷則利用鹽水引藥下行，使其更適於肝腎不足導致的崩漏下血、遺尿、遺精。

▼ 續斷 | 氣微香，味苦、微甜而後澀

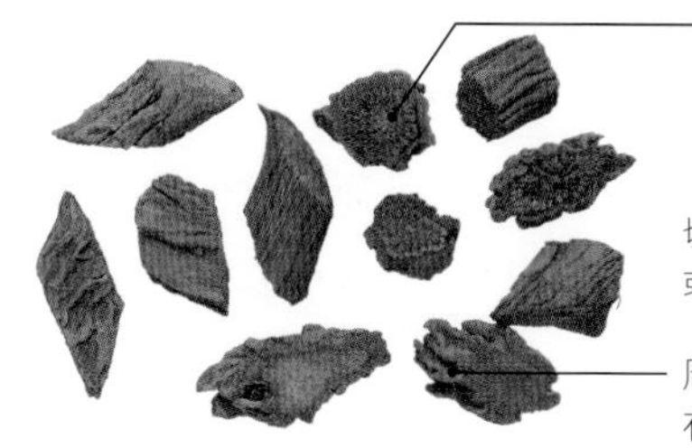
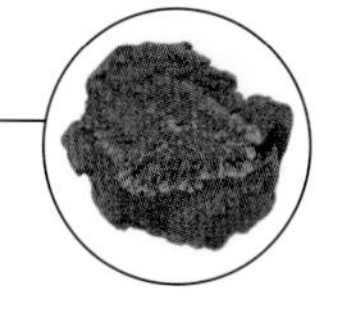

▼ 酒續斷 | 略有酒氣，味苦辛，微甜

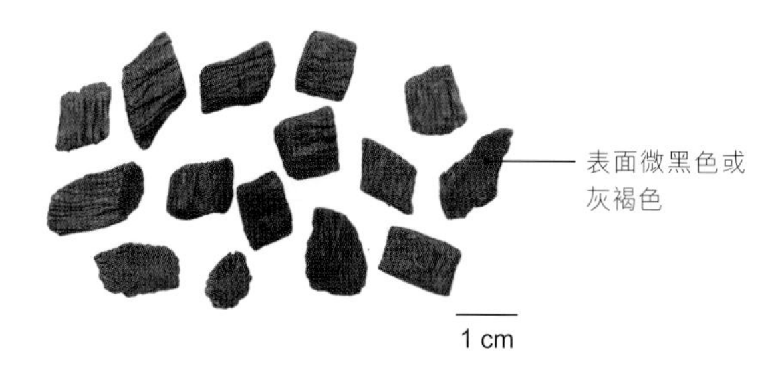

▼ 鹽續斷 | 味苦，微鹹

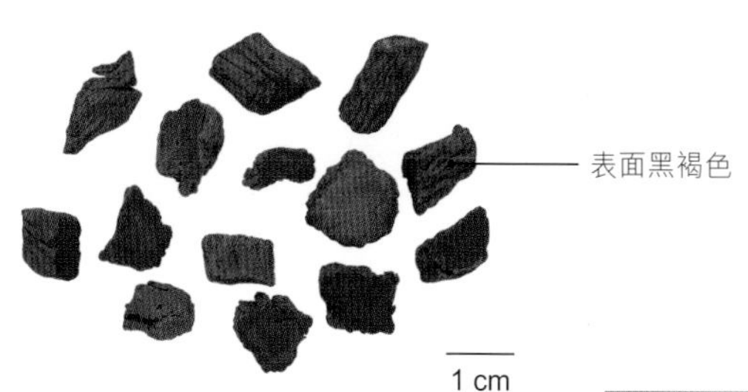

《補遺雷公炮製便覽》續斷炮製圖 ▶

《雷公炮炙論》："採得後，橫切銼之，又去向裏硬筋了，用酒浸一伏時，焙乾用。"

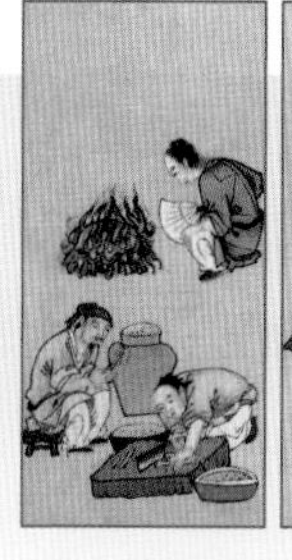
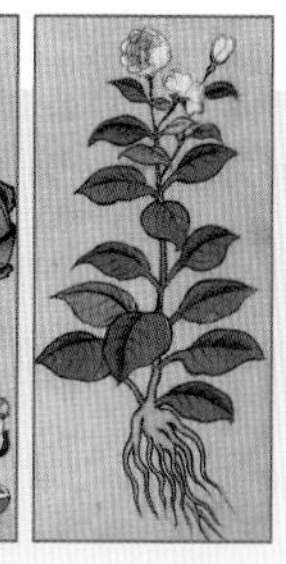

瓦楞子

Walengzi

學名：Concha Arcae

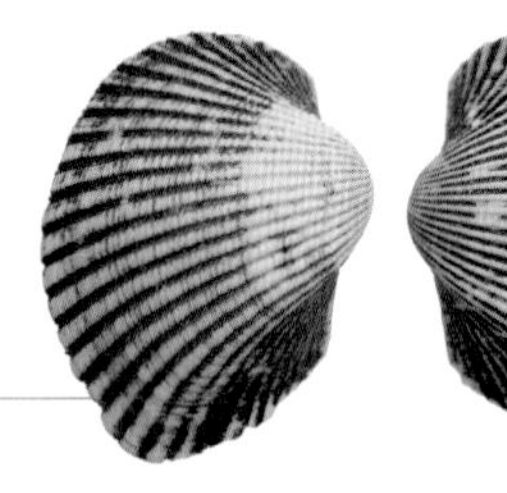

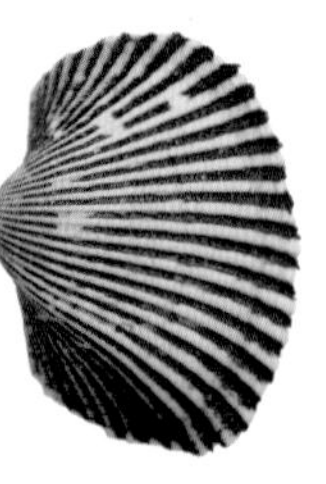

1 cm

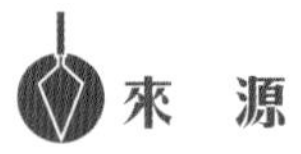

來　源

蚶科動物魁蚶 *Arca inflata* Reeve 的貝殼。秋、冬至次年春捕撈，洗淨，置沸水中略煮，去肉，乾燥。

性味功效

鹹，平。消痰化瘀，軟堅散結，制酸止痛。

飲片比較

	製作方法	功效
瓦楞子	取原藥材，洗淨，乾燥，碾碎。	生品｜擅於消痰化瘀，軟堅散結，用於頑痰積結，痰稠難咯，癭瘤，瘰癧，癥瘕痞塊。
煅瓦楞子	取淨瓦楞子，置適宜容器內，用武火煅至酥脆，取出，晾涼。	製品｜質地疏脆，便於粉碎，制酸止痛力強，偏於治胃酸過多，胃痛泛酸。

評注

《中國藥典》尚收載毛蚶 *Arca subcrenata* Lischke或泥蚶 *Arca granosa* Linnaeus 的貝殼，亦作瓦楞子藥用。

從唐代開始，瓦楞子的炮製方法依次有醋製、細研、炙、煅、醋煮、火煅醋淬等，近年來各地所使用的多是煅法。其主含碳酸鈣，煅後生成氧化鈣。氧化鈣較碳酸鈣易於吸收從而增強制胃酸作用。

火煅醋淬亦有其特定的炮製目的，可使瓦楞子質地酥脆，增強消痰化瘀、軟堅散結和"出火毒"作用。

瓦楞子｜質堅硬

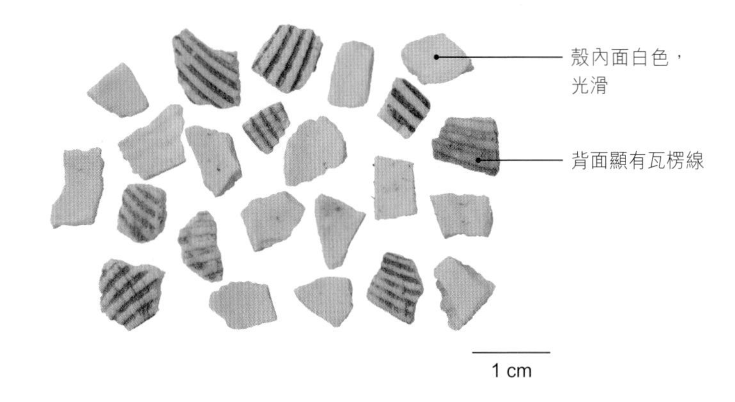

煅瓦楞子｜質酥脆

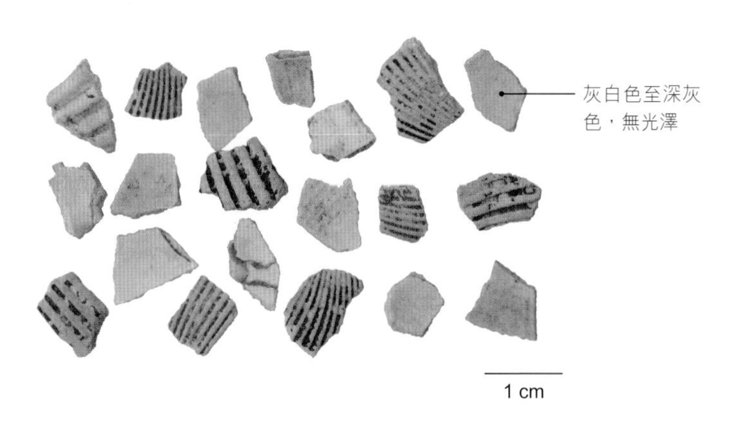

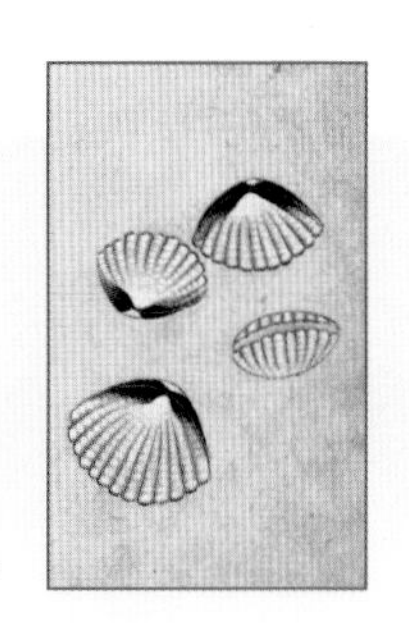
《補遺雷公炮製便覽》蚶圖 ▶

石決明

Shijueming

學名：Concha Haliotidis

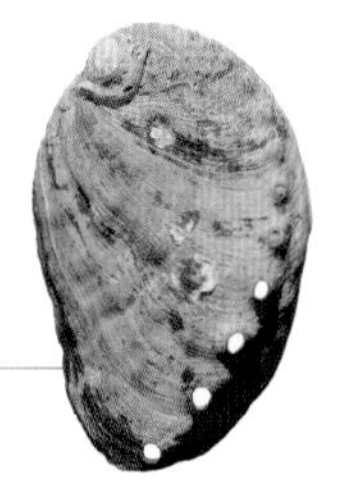
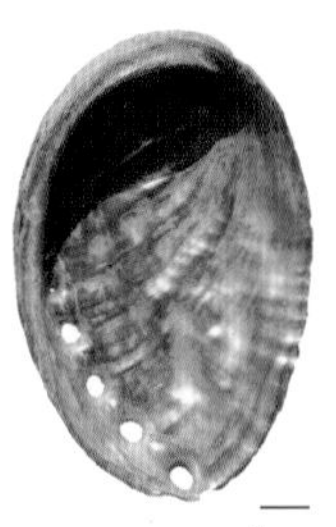

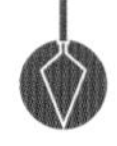

來　源　鮑科動物雜色鮑 *Haliotis diversicolor* Reeve的貝殼。夏、秋二季捕捉，去肉，洗淨，乾燥。

性味功效　鹹，寒。平肝潛陽，清肝明目。

飲片比較

	製作方法	功效
石決明	取原藥材，除去雜質，洗淨，乾燥，碾碎。	生品｜偏於平肝潛陽。用於頭痛眩暈，驚癇等證。
煅石決明	取淨石決明，置適宜容器內或置於無煙爐火上，用武火煅至酥脆，呈灰白色或青白色，取出，晾涼。	製品｜鹹寒之性降低，緩和平肝潛陽的功效，增強了固澀收斂，明目的作用。用於目赤，翳障，青盲雀目，痔漏成管。

評注

《中國藥典》尚收載皺紋盤鮑 *Haliotis discus hannai* Ino、羊鮑 *Haliotis ovina* Gmelin、澳洲鮑 *Haliotis rubber*（Leach）、耳鮑 *Haliotis asinina* Linnaeus或白鮑 *Haliotis laevigata*（Donovan）的貝殼，亦作石決明藥用。

石決明含碳酸鈣90%以上，有機質3.5%左右，尚含有少量鎂、鐵、矽酸鹽、磷酸鹽、氯化物和極微量的碘；煅後可使碳酸鈣分解，生成氧化鈣，質地鬆脆，從而便於粉碎，利於有效成分煎出，同時有機質則被破壞，但微量元素仍保留，從而增強固澀收斂的作用。

▼ 石決明 | 質堅硬，不易破碎，無臭，味微鹹

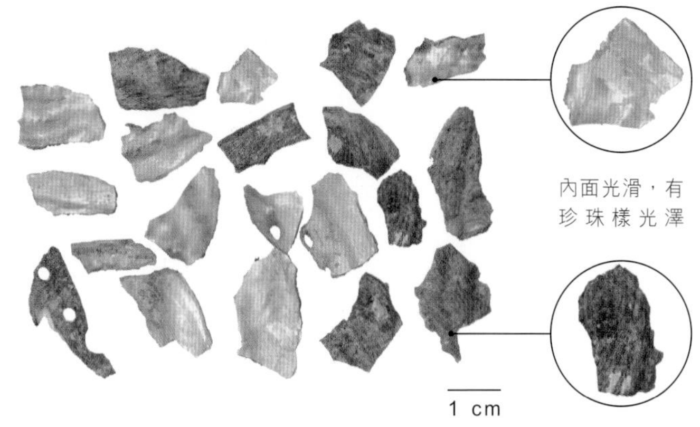

內面光滑，有珍珠樣光澤

外面粗糙成灰棕色，具有青灰色斑

▼ 煅石決明 | 質地酥脆，味微鹹

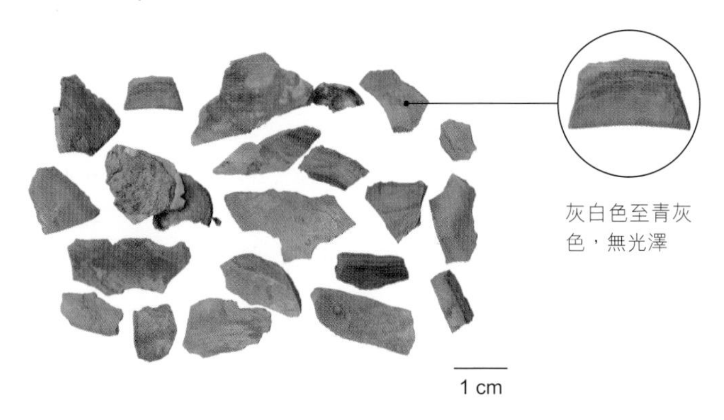

灰白色至青灰色，無光澤

《補遺雷公炮製便覽》石決明炮製圖 ▶

《雷公炮炙論》："先去上粗皮，用鹽並東流水於大瓷器中煮一伏時了，漉出，拭乾，搗為末，研如粉。凡修事五兩，以鹽半分取則。"

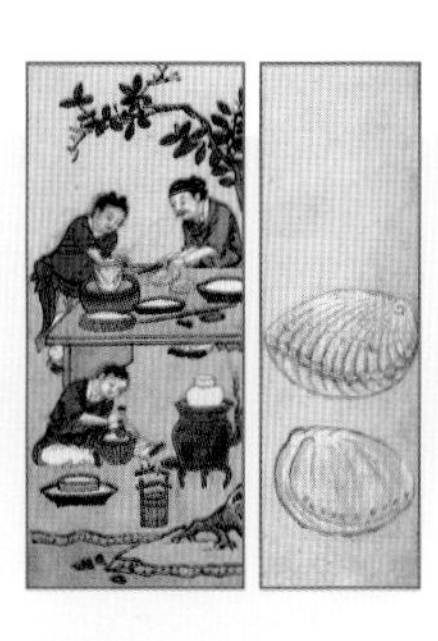

阿膠

Ejiao

學名：Colla Corii Asini

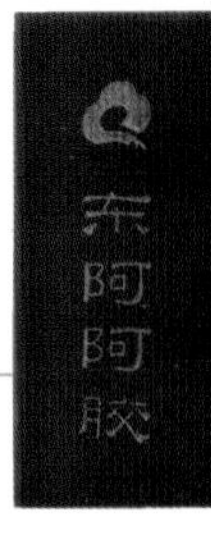

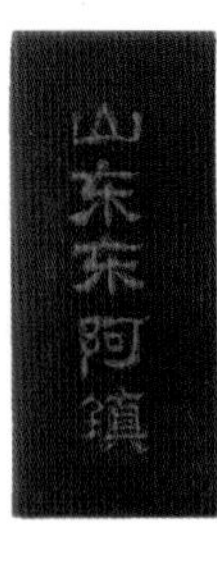

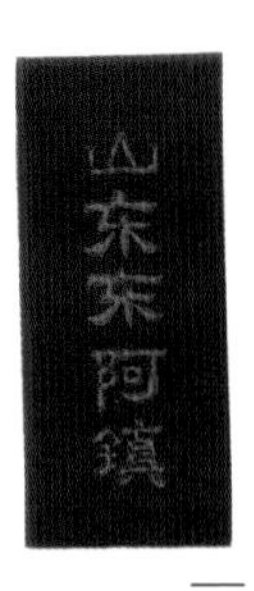

2 cm

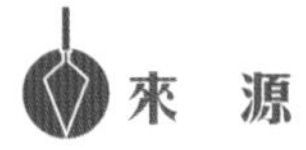

來　源　馬科動物驢 *Equus asinus* L. 的乾燥皮或鮮皮經煎煮、濃縮製成的固體膠。

性味功效　甘，平。補血滋陰，潤燥，止血。

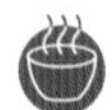

飲片比較

	製作方法	功效
阿膠丁	取原藥材，置文火上烘軟，切成小方塊。	生品｜長於滋陰補血。用於血虛萎黃，眩暈心悸，心煩失眠，虛風內動，溫燥傷肺，乾咳無痰。
阿膠珠	取蛤粉適量置熱鍋中，中火加熱至靈活狀態時，投入阿膠丁，不斷翻動，炒至鼓起呈圓球形，內無溏心時，取出，篩去蛤粉，晾涼。	製品｜滋膩之性降低，同時矯正了不良氣味，善於益肺潤燥。用於陰虛咳嗽，久咳少痰或痰中帶血。

評注

利用具有清熱化痰作用的蛤粉炮製阿膠可達到多方面的目的。首先，阿膠由於是由驢皮熬製而成，帶有一定的腥臭氣味，蛤粉炒後可矯臭矯味；其次，阿膠不耐熱，細膩的蛤粉可把鍋內的溫度控制在一定範圍之內，便於炒製成型；再有，阿膠屬於膠類藥物，具有滋膩之性，影響脾胃的運化功能，蛤粉炒後可降低其滋膩之性；另外，蛤粉本身還有增強滋陰降火、化痰的作用。

臨床上還有用到蒲黃炒阿膠，是利用蒲黃來增強阿膠的止血安絡作用，主要用於陰虛咯血，崩漏，便血。

阿膠 | 質硬而脆，氣微腥，味微甘

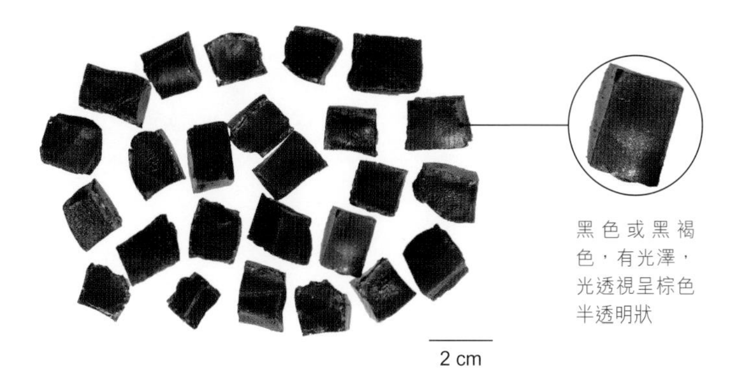

阿膠珠 | 質脆，氣微香，味微甘

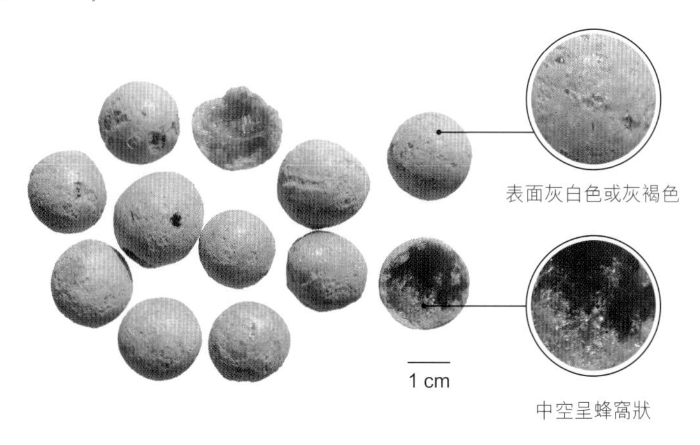

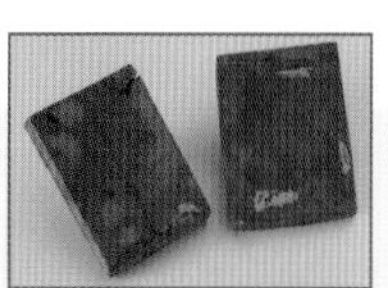

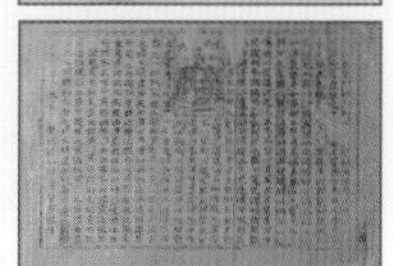

清道光年間阿膠及仿單（存香港浸會大學中醫藥博物館）▶
此仿單相當於阿膠使用官方"說明書"，從阿膠用水，到毛驢餵養、選皮以及製膠整個過程，還有銀鍋金鏟的使用都有嚴格要求和說明，並有真假阿膠的辨別方法以提醒消費者。仿單最後還有針對不同婦科保健提出的幾種服療配方。

斑蝥

Banmao

學名：Mylabris

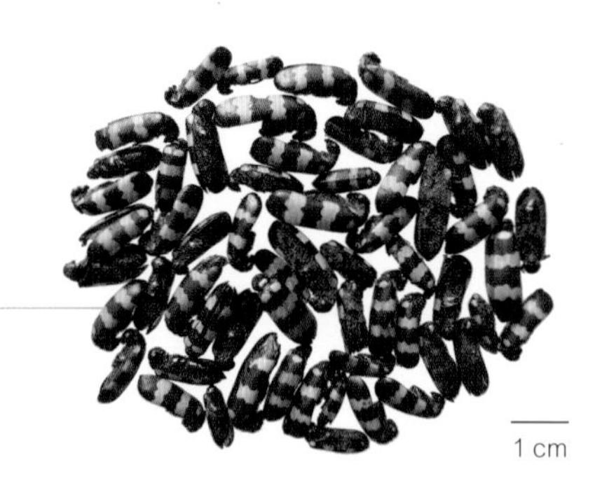

1 cm

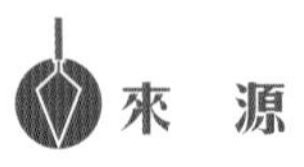

來　源　芫青科昆蟲黃黑小斑蝥 *Mylabris cichorii* L. 的乾燥蟲體。夏、秋二季捕捉，悶死或燙死，曬乾。

性味功效　辛，熱；有大毒。破血消癥，攻毒蝕瘡，引赤發泡。

飲片比較

	製作方法	功效
斑蝥	取原藥材，除去雜質。	生品｜多外用，毒性較大，以攻毒蝕瘡為主。用於瘰癧瘺瘡，癰疽腫毒，頑癬瘙癢等症。
米斑蝥	取生斑蝥與米拌炒，至米呈黃棕色，取出，篩去米，除去頭、翅、足。每10公斤斑蝥，用米2公斤。	製品｜毒性較低，並矯正了氣味，可內服，以通經，破癥散結為主。用於經閉癥瘕，狂犬咬傷，瘰癧，肝癌，胃癌等症。

評注

生斑蝥被列入香港常見毒劇中藥31種名單。《中國藥典》尚收載南方大斑蝥 *Mylabris phalerata* Pall. 的乾燥蟲體，亦作斑蝥藥用。

用米炒法炮製斑蝥，目的是多方面的，可以去其腥臭氣味，可以使藥物受熱均勻，質地酥脆，可以通過米顏色的變化，判斷炮製火候，而最重要的是可以降低藥物毒性。

現代研究也證實了米炒斑蝥的科學性。斑蝥中有毒物質為斑蝥素，其在84℃開始昇華，昇華點為110℃，米炒時鍋溫為128℃，正適合斑蝥素的昇華，又不至於溫度太高使斑蝥焦化。現代還出現了用低濃度藥用氫氧化鈉溶液炮製法，可使斑蝥素在蟲體內轉化為斑蝥酸鈉，從而降低毒性。

斑蝥 | 有特殊臭氣

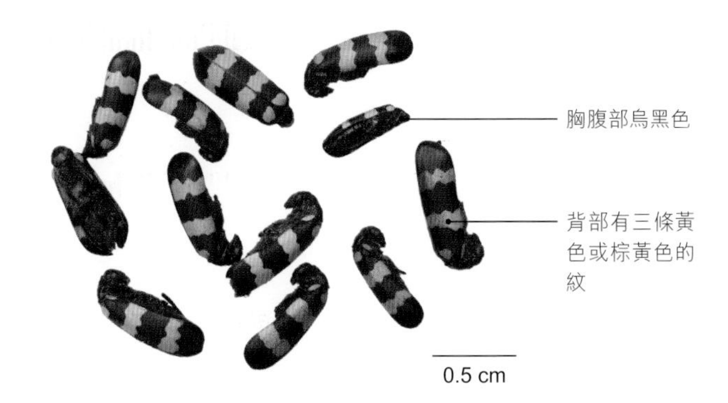

米斑蝥 | 臭味輕微

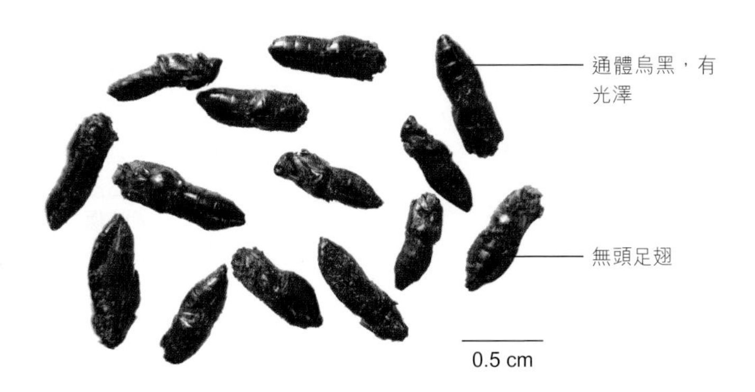

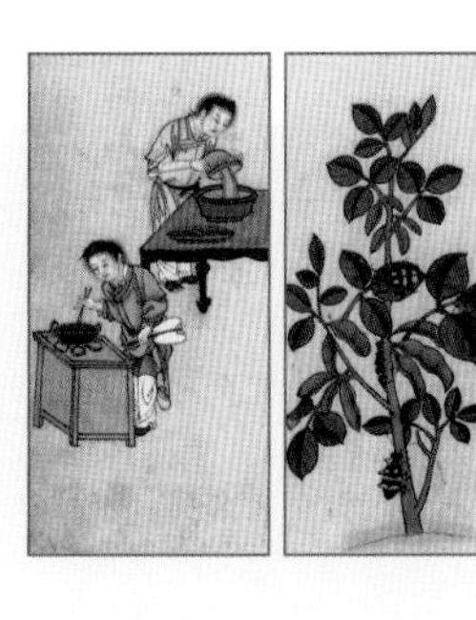

《補遺雷公炮製便覽》斑蝥炮製圖 ▶

《雷公炮炙論》記載："用糯米、小麻子相拌同炒，待米黃黑出，去麻子等，去兩翅足並頭，用血餘裹懸於東牆角一夜，至明取用。"

蛤殼

Geqiao

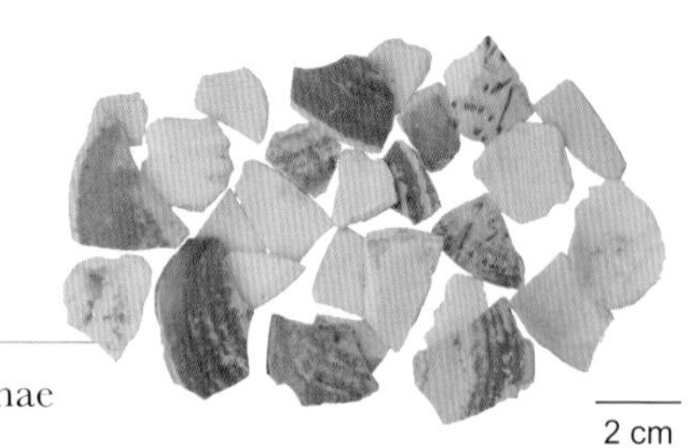

學名：Concha Meretricis seu cyclinae

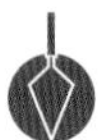

來　源　簾蛤科動物文蛤 *Meretrix meretrix* Linnaeus 的貝殼。夏、秋二季捕撈，去肉，洗淨，曬乾。

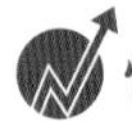

性味功效　苦、鹹，寒。清熱化痰，軟堅散結，制酸止痛。

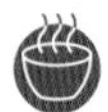

飲片比較

	製作方法	功效
蛤殼	取原藥材，洗淨，碾碎，乾燥。	生品｜偏於軟堅散結。用於瘰癧、癭瘤、痰核等。
煅蛤殼	取淨蛤殼，置適宜容器內或無煙的爐火上，用武火煅至酥脆，取出，晾涼，研碎或研粉。	製品｜易於粉碎，增強了化痰制酸的作用。用於痰火咳嗽，胸肋疼痛，痰中帶血，胃痛吞酸等；外治濕疹，燙傷。

評注

《中國藥典》尚收載青蛤 *Cyclina sinensis* Gmelin 的貝殼，亦作蛤殼藥用。

《神農本草經》即有蛤殼的記載，並列為上品。蛤殼中含有碳酸鈣、殼角質、鈉、鋁、鐵、鍶等元素，經火煅後，能使主要成分碳酸鈣受熱分解成氧化鈣，質地變疏鬆，易於粉碎，提高煎出率。煅蛤殼外用時滲濕收斂作用較生品強，內服後收斂制酸作用也強於生品。

炮製上還常將蛤殼磨成粉作為輔料使用，如阿膠用蛤粉炒後可降低滋膩之性，瓜蔞子用蛤粉炒後可增強清肺化痰作用，鹿角膠用蛤粉炒後可使質地變酥脆等。

▼ 蛤殼 | 質堅實，味淡

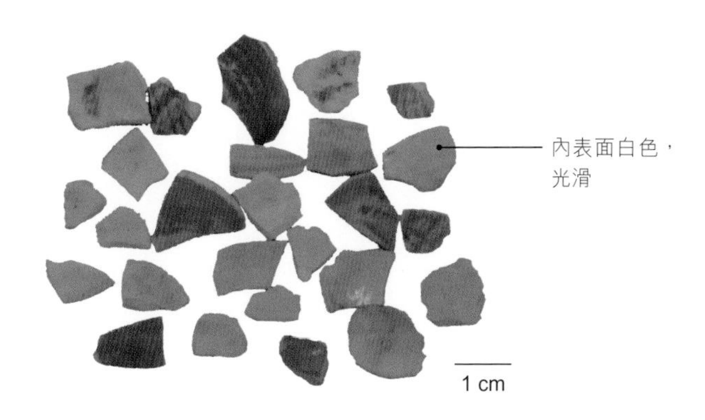

▼ 煅蛤殼 | 質地疏鬆，無臭，味微鹹

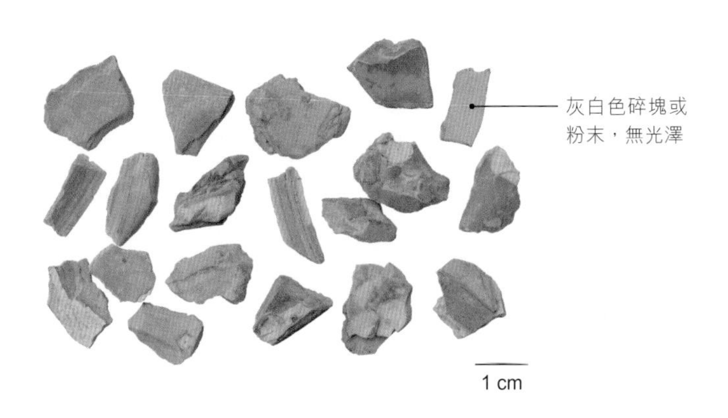

《補遺雷公炮製便覽》蛤殼炮製圖 ▶

《雷公炮炙論》記載："凡修事一兩，於漿水中煮一伏時後，卻以地骨皮、柏葉二味，又煮一伏時後出，於東流水中淘三遍，拭乾，細搗研如粉，然後用。凡一兩，用地骨皮一兩，並細銼，以東流水淘取用之。"

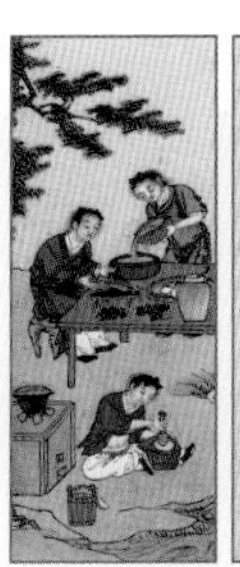

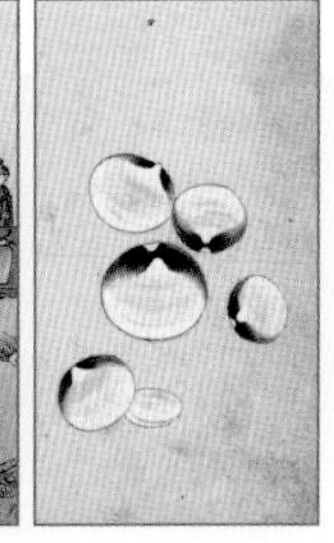

僵蠶

Jiangcan

學名：Bombyx Batryticatus

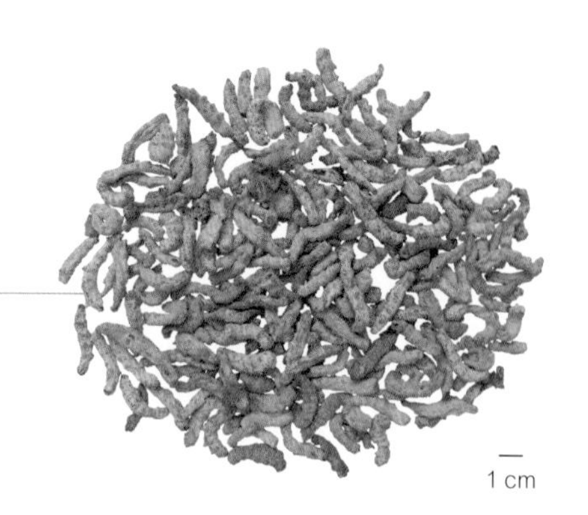

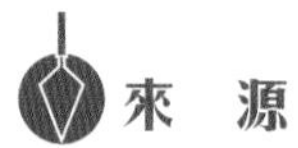

來　源　蠶娥科昆蟲家蠶 *Bombyx mori* Linnaeus 的幼蟲感染白僵菌 *Beauveria bassiana* (Bals.) Vuillant 而致死的乾燥體。多於春、秋季生產，將感染白僵菌病死的蠶乾燥。

性味功效　鹹、辛，平。祛風定驚，化痰散結。

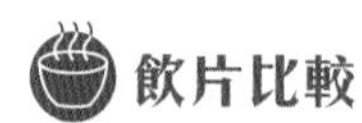

飲片比較

	製作方法	功效
僵蠶	取原藥材，除去雜質，淘洗，乾燥。	生品｜辛散之力較強，藥力較猛。用於驚癇抽搐，風疹瘙癢，肝風頭痛等症。
麩炒僵蠶	取麥麩撒入熱鍋內，中火加熱，待冒煙時加入淨僵蠶，炒至表面黃色，取出，篩去麥麩，放涼。每100公斤僵蠶，用麥麩10公斤。	製品｜疏風解表之力稍減，長於化痰散結。用於瘰癧痰核，中風失音等症。

評注

僵蠶氣味腥臭，表面還被有菌絲，從南北朝開始就使用不同輔料和多種方法來炮製。現代較常用的方法為麩炒法，麩炒後能矯臭矯味，以免傷患者的胃氣，同時有助於去除其表面的菌絲，並易於粉碎，從而使藥物更好的發揮療效。

在僵蠶的其他加輔料製法中，薑製能增強化痰散結作用；醋製能增強祛風定驚作用；鹽製能增強化瘰癧痰核的療效。

僵蠶 | 質硬而脆，易折斷，氣微腥，味微鹹

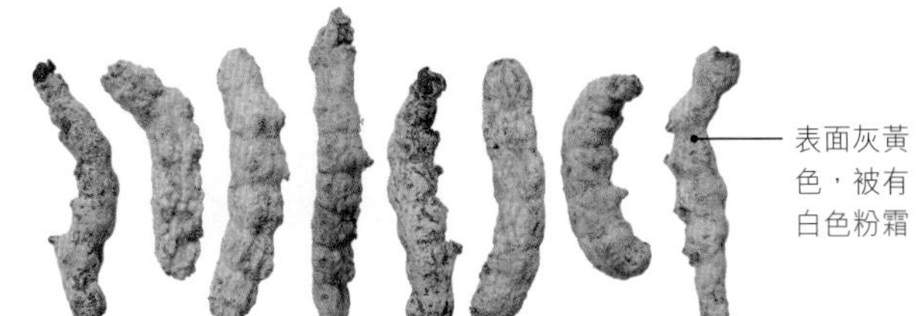

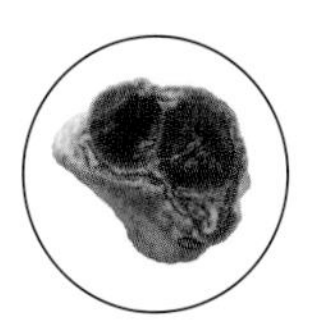

斷面棕黑色，有光澤

麩炒僵蠶 | 腥氣減弱，味微鹹

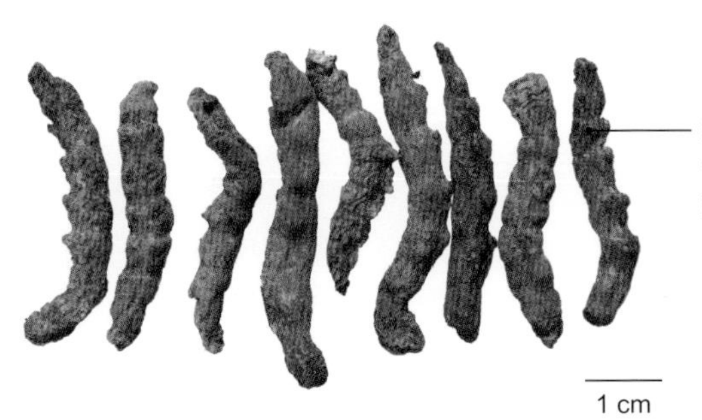

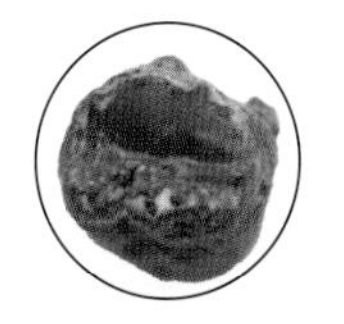

斷面棕黑色，有光澤

《補遺雷公炮製便覽》僵蠶炮製圖 ▶

《雷公炮炙論》記載："凡使，先須以糯米泔浸一日，待蠶桑涎出如蝸牛涎浮於水面上，然後漉出，微火焙乾，以布淨拭蠶上黃肉毛並黑口甲了，單搗篩為末，入藥用之。"

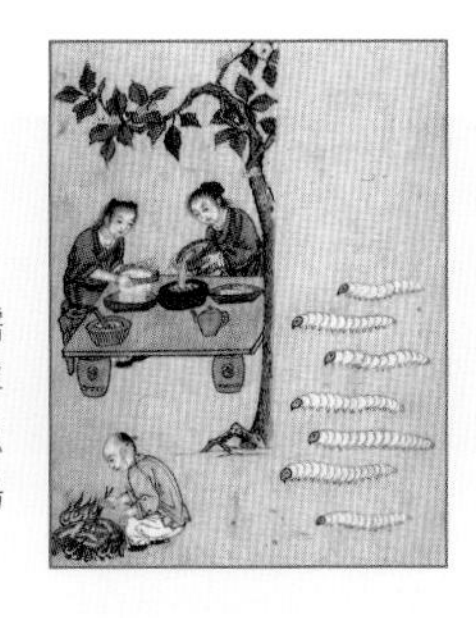

鱉甲

Biejia

學名：Carapax Trionycis

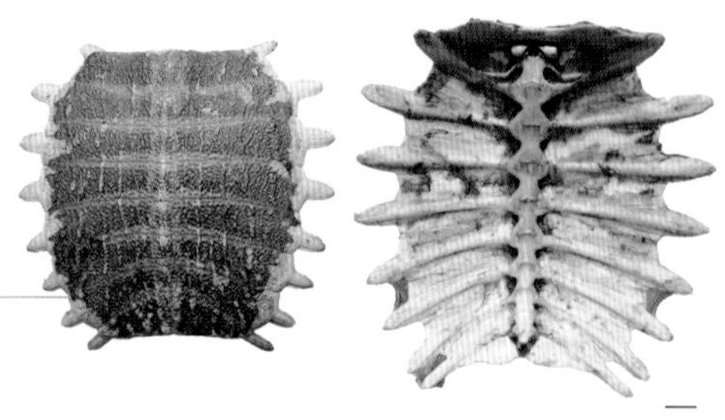

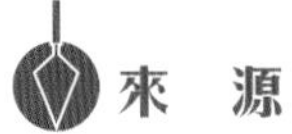

來　源

鱉科動物中華鱉 *Trionyx sinensis* Wiegmann的背甲。全年均可捕捉，以秋、冬二季為多，捕捉後殺死，置沸水中燙至背甲上的硬皮能剝落時，取出，剝去背甲，除去殘肉，曬乾。

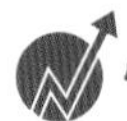

性味功效

鹹，微寒。滋陰潛陽，軟堅散結，退熱除蒸。

飲片比較

	製作方法	功效
鱉甲	取原藥材，置蒸鍋內，沸水蒸45分鐘，取出，放入熱水中，立即用硬刷除去皮肉，洗淨，乾燥。	生品｜養陰清熱，潛陽熄風之力較強。用於熱病傷陰或內傷虛熱，虛風內動等證。
醋鱉甲	取砂子置鍋中，用武火炒熱至靈活狀態，加入淨鱉甲，拌炒至表面呈淡黃色，取出，篩去砂子。將燙製過的鱉甲趁熱倒入醋內淬之，待吸透後，取出，乾燥。用時搗碎。每100公斤鱉甲，用醋20公斤。	製品｜軟堅散結的作用增強。用於癥瘕積聚，陰虛潮熱，月經停閉。

評注

鱉甲藥材中，常附有殘肉和皮膜，傳統上是用水長時間浸泡，使其自然腐爛，用水漂洗去除，此法生產週期長，污染環境，並且損失藥效。現代採用酵母菌法、胰臟淨製法等可有效的縮短浸泡時間，並且出膠率也高。

鱉甲經過砂炒醋淬後，質變酥脆，易於粉碎及煎出有效成分，並能矯臭矯味，同時還能增強藥物入肝消積，軟堅散結的作用。

鱉甲 | 質堅硬，氣微腥，味淡

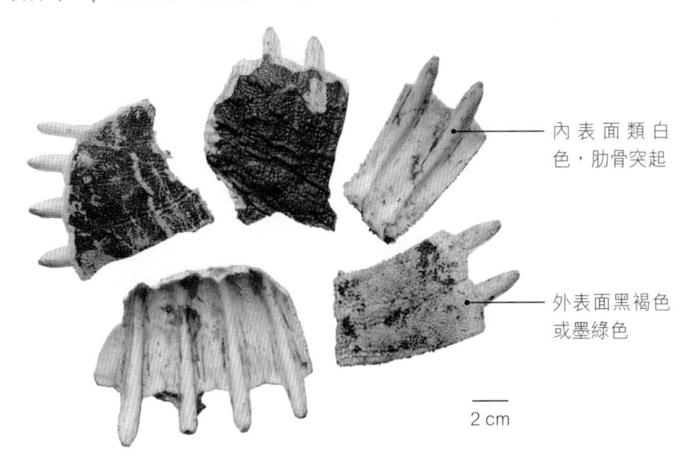

醋鱉甲 | 質酥脆，略有醋氣

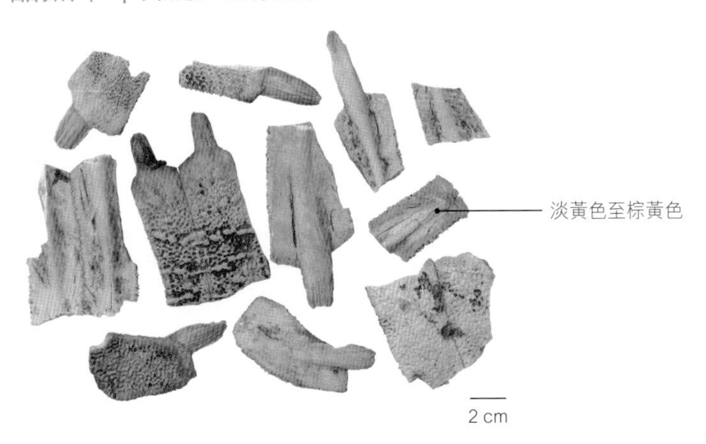

《補遺雷公炮製便覽》鱉甲炮製圖 ▶
《雷公炮炙論》記載："每個鱉甲，以六一泥固濟瓶子底了，乾，於大火以物支於中，與頭醋下火煮之，盡三升醋為度，仍去裙並肋骨了，方炙乾，然入藥中用。……"

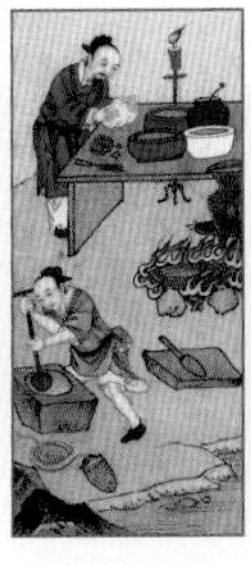

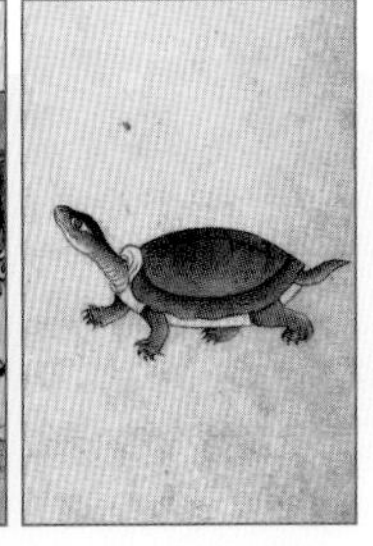

白礬

Baifan

學名：Alumen

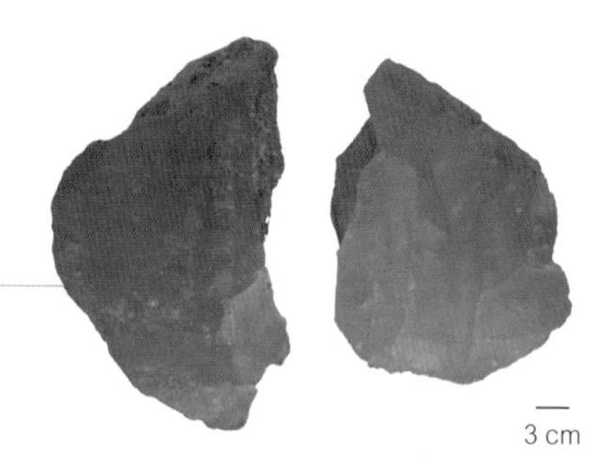

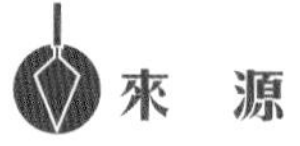

來　源　硫酸鹽類礦物明礬經加工提煉製成，主含含水硫酸鋁鉀〔$KAl(SO_4)_2 \cdot 12H_2O$〕。

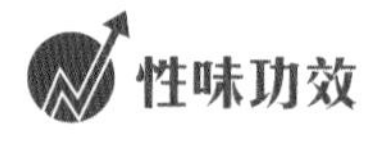

性味功效　酸、澀，寒。外用解毒殺蟲，燥濕止癢；內服止血止瀉，祛除風痰。

飲片比較

	製作方法	功效
白礬	取原藥材，除去雜質，用時搗碎。	生品｜擅長解毒，殺蟲，消痰，燥濕，止癢。用於濕疹，疥癬，癲癇，中風，喉痹。
枯礬	取淨白礬，敲成小塊，置煅鍋內，用武火加熱至熔化，繼續煅至膨脹鬆泡呈白色蜂窩狀，停火，放涼後取出，研成細粉。	製品｜酸寒之性降低，湧吐作用減弱，增強了收澀斂瘡，生肌，止血，化腐的作用。用於濕疹濕瘡，聤耳流膿，陰癢帶下，久瀉，便血，崩漏，鼻衄，齒衄，鼻息肉。

評注

煅製白礬容器應選用耐火瓷器，不宜用鐵鍋，因為在高溫煅製情況下，白礬會與鐵反應生成紅色的Fe_2O_3，影響產品色澤，同時鐵鹽含量也會超標。煅製過程中應一次煅透，中途不得停火，不要攪拌，否則會出現煅不透的現象，形成不合格的“僵塊”。煅製溫度也不能太高，應控制在180℃~260℃，白礬在260℃左右脱水基本完成，750℃大量脱硫，產生硫酸鉀、三氧化二鋁、三氧化硫。

白礬服用不宜過量，量大易致嘔吐，且其具克伐之性，體虛胃弱者不宜用。

白礬 | 質硬而脆，氣微，味微甘而極澀

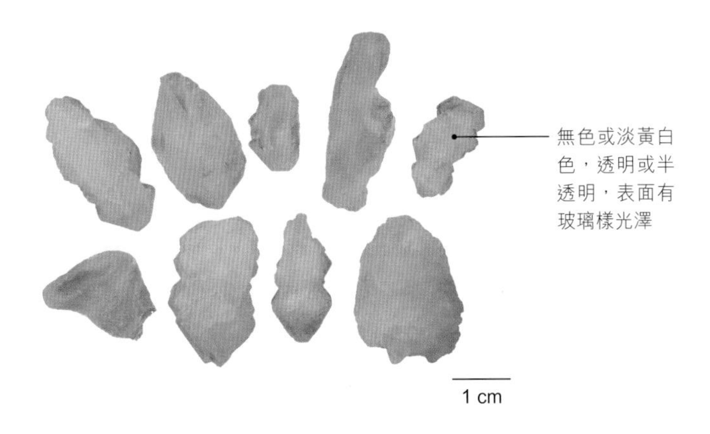

枯礬 | 體輕質鬆，手撚易碎，味淡

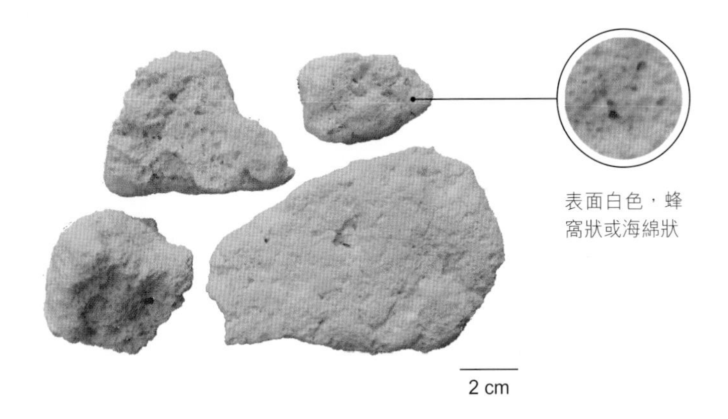

《補遺雷公炮製便覽》白礬炮製圖

《雷公炮炙論》記載："凡使，須以瓷瓶盛，於火中煆，令內外通赤，用鉗揭起蓋，旋安石蜂窠於赤瓶子中，燒蜂窠盡為度，將鉗夾出，放冷、敲碎，入缽中研如粉。後於屋下掘一坑，可深五寸，卻以紙裹留坑中一宿，取出再研。每修事十兩，用石蜂窠六兩，燒盡為度。"

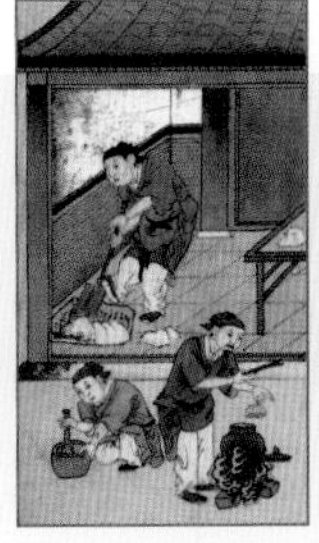

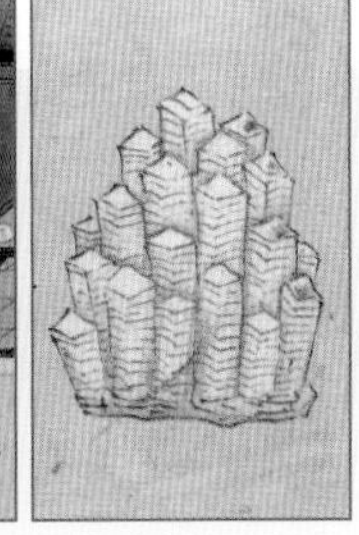

石膏

Shigao

學名：Gypsum Fibrosum

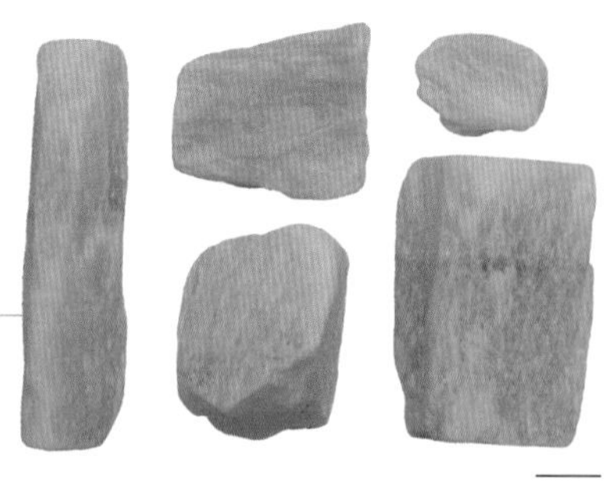

1 cm

來　源　硫酸鹽類礦物硬石膏族石膏，主含含水硫酸鈣（$CaSO_4 \cdot 2H_2O$），採挖後，除去泥沙及雜石。

性味功效　甘、辛，大寒。清熱瀉火，除煩止渴，收濕，生肌，斂瘡，止血。

飲片比較

	製作方法	功效
石膏	取原藥材，洗淨，乾燥，打碎，除去雜石，粉碎成粗粉。	生品｜大寒，清熱瀉火，除煩止渴作用較強，用於外感熱病，高熱煩渴，肺熱喘咳，胃火亢盛，頭痛，牙痛。
煅石膏	取生石膏塊，置適宜容器內或無煙爐火中，用武火煅至紅透、酥鬆，取出，晾涼。	製品｜寒性減弱，清熱力較緩，收濕，生肌，斂瘡，止血較強，外用於潰瘍不斂，濕疹瘙癢，水火燙傷，外傷、出血。

評注

生石膏為含水硫酸鈣，加熱至80℃～90℃開始失水，至225℃可全部脱水轉化成煅石膏，其化學成分特徵雖無變化，但其物理性狀已不同於石膏，應屬長石（硬石膏）。電鏡觀察生煅石膏發現，生石膏的粉末晶體形狀結構整齊而緊密，而煅石膏的粉末結晶形狀結構則疏鬆而無規則。

石膏表層的紅棕色及灰黃色礦物質和質次硬石膏中含砷量較高，故應注意石膏的來源與品質，淨製時應將表層及內部夾石雜質去除。

▼ 石膏 | 體重，質硬而鬆，氣微，味淡

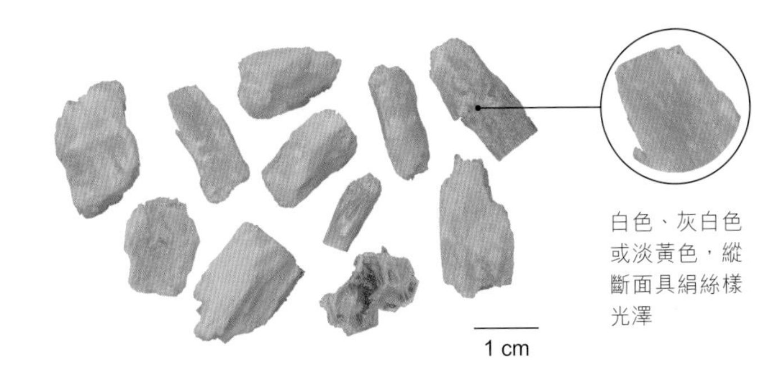

▼ 煅石膏 | 體較輕，質軟，易碎，捏之成粉，氣微，味淡

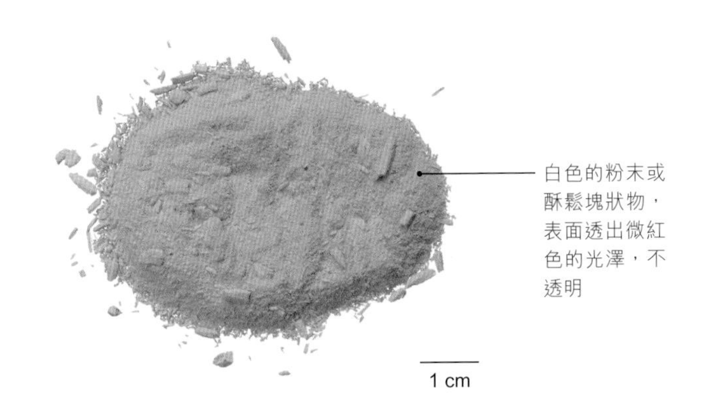

《補遺雷公炮製便覽》石膏炮製圖 ▶

《雷公炮炙論》："凡使之，先於石臼中搗成粉，以密物羅過，生甘草水飛過了，水澄令乾，重研用之。"

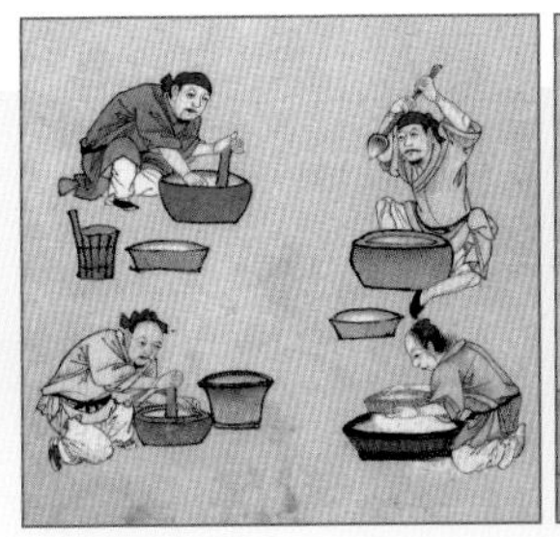

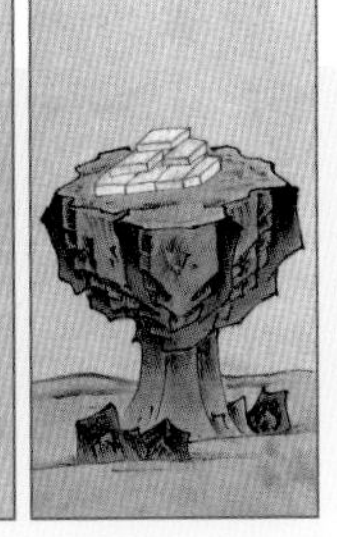

朱砂

Zhusha

學名：Cinnabaris

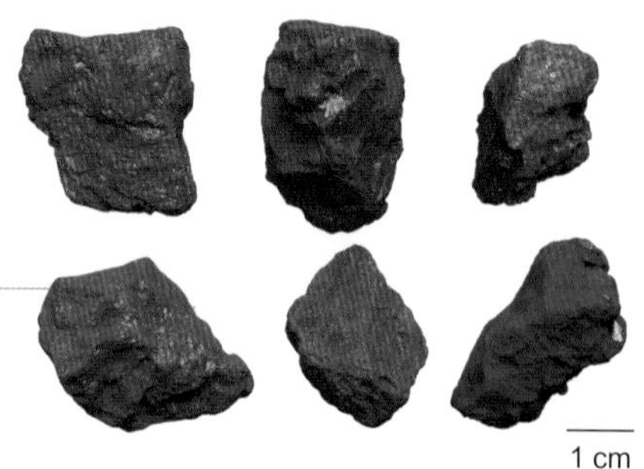

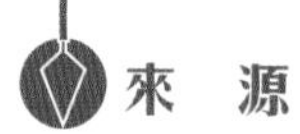

來　源　硫化物類礦物辰砂族辰砂，主含硫化汞(HgS)。採挖後，選取純淨者，用磁鐵吸淨含鐵的雜質，再用水淘去雜石和泥沙。

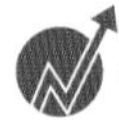

性味功效　甘，微寒；有毒。清心鎮驚，安神解毒。

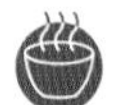

飲片比較

	製作方法	功效
朱砂粉	取原藥材，用磁鐵吸去鐵屑，置容器內，加適量水研磨成糊狀，再加多量水，攪拌，傾出混懸液，殘渣再按上法反覆操作數次，直至手撚細膩，無亮星為止，合併混懸液，靜置，分取沉澱，晾乾或40℃以下乾燥。	製品｜內服能清心鎮驚，安神，外用可殺菌解毒，生肌長肉。本品臨床應用只入丸散，或沖服，不入煎劑，水飛極細粉能清除雜質降低毒性，便於應用，故無論內服外用，均宜水飛過用。用於心悸易驚，失眠多夢，癲癇發狂，小兒驚風，視物昏花，口瘡，喉痹，瘡瘍腫毒。

評注

朱砂被列入香港常見毒劇中藥31種名單。

朱砂是一味傳統礦物藥材，臨床療效肯定，如朱砂安神丸、安宮牛黃丸等均以其為主要原料，但亦有一定的毒性。其毒性主要來源於所含的游離汞和可溶性汞鹽，水飛後，除可使質地細膩外，還可有效除去這些毒性物質，達到減毒的目的。

朱砂在炮製過程中還有"忌鐵器"、"忌火煅"的要求，認為朱砂與金屬接觸，或高溫加熱都容易析出游離汞，導致毒性增加。因此臨床上要避免使用質地不純，顏色發黑的朱砂。

朱砂粉｜質較重而酥，易研細，無臭無味

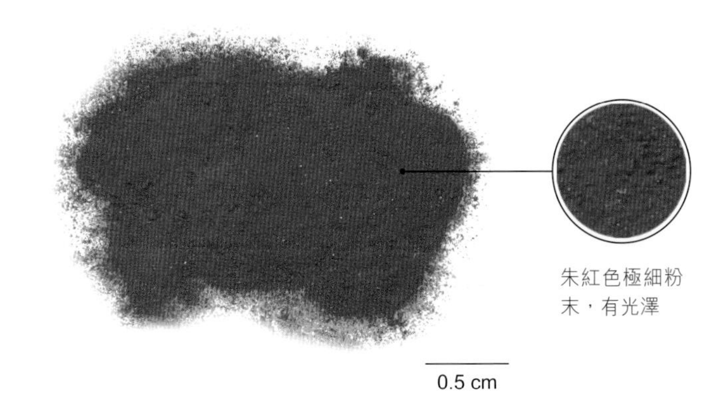

《補遺雷公炮製便覽》朱砂炮製圖 ▶

《雷公炮炙論》記載："夫修事朱砂，先於一靜室內焚香齋沐，然後取砂，以香水浴過了，拭乾，即碎搗之，後向缽中，更研三伏時竟，取一瓷鍋子，着研了砂於內，用甘草、紫背天葵、五方草各銼之，着砂上下，以東流水煮，亦三伏時，勿令水火闕失，時候滿，去三件草，又以東流水淘令淨，乾曬，又研如粉。用小瓷瓶子盛，又入青芝草、山須草半兩，蓋之，下十斤火煆，從巳至子時方歇，候冷，再研似粉。如要服，則入熬蜜，丸如細麻子許大，空腹服一丸。如要入藥中用，則依此法。凡煆自然住火，五兩朱砂，用甘草二兩、紫背天葵一鎰、五方草自然汁一鎰，若東流水取足。"

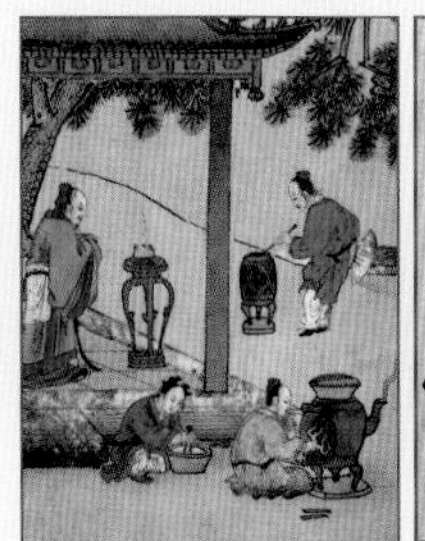

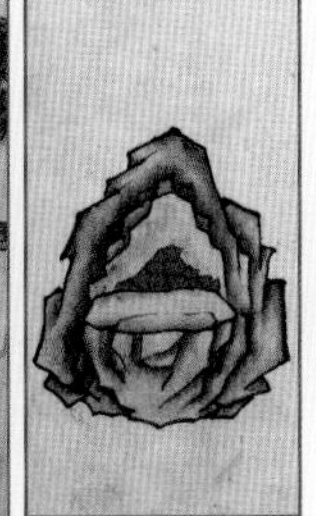

自然銅

Zirantong

學名：Pyritum

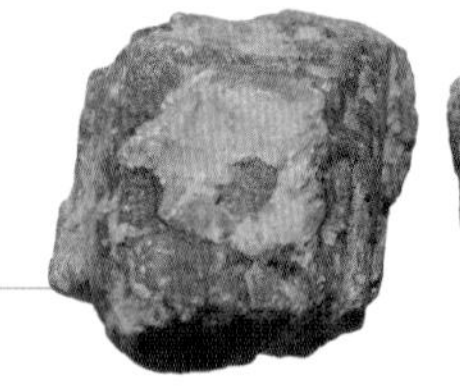

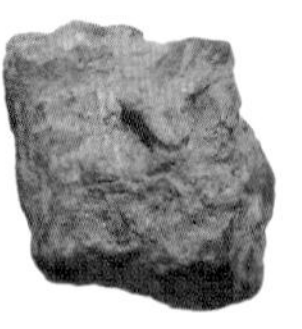

1 cm

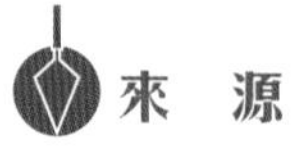

來　源　硫化物類礦物黃鐵礦族黃鐵礦，主含二硫化鐵（FeS_2）。採挖後，除去雜質。

性味功效　辛、平。散瘀，接骨，止痛。

飲片比較

	製作方法	功效
自然銅	取原藥材，除去雜質，洗淨，乾燥，砸碎。	生品｜多外用於頭風疼痛，項下氣癭。
煅自然銅	取淨自然銅小塊，置適宜容器內，用武火煅至暗紅，立即取出，投入醋液中淬，待冷卻後，重複煅燒醋淬至表面呈黑褐色，光澤消失並酥鬆，乾燥後粉碎成粗粉。每100公斤自然酮，用醋30公斤。	製品｜質地酥脆，便於粉碎加工，利於煎出有效成分，可增強散瘀止痛的作用，臨床多用於跌撲腫痛，筋骨折傷，關節疼痛，心氣刺痛。

評注

自然銅為中醫骨科之要藥，具有散瘀，接骨，止痛的功能，但須煅淬過方能達到此目的，如八厘散、駁骨丸所用均為煅自然銅。自然銅煅後除質地變酥脆，其內在成分也發生改變，所含的FeS_2轉變為FeS，醋淬後，還可形成一定量的$FeSO_4$，從而提高有效成分煎出率，增強散瘀止痛作用。

自然銅煅製溫度亦不可過高，否則FeS會轉變為磁性Fe_3O_4，不符合傳統無磁性的品質要求。

▼ 自然銅 | 為小方塊狀，質重而硬

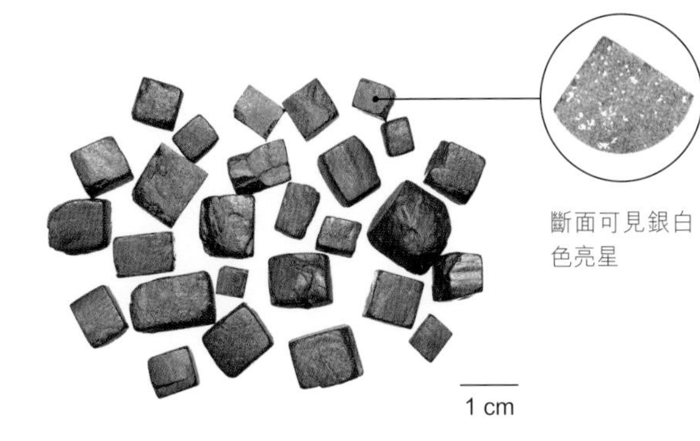

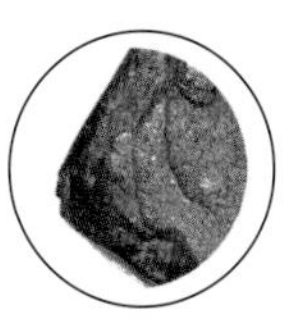

斷面可見銀白色亮星

未氧化者表面亮淡黃色，有金屬光澤，已氧化者黃棕色或棕褐色，無金屬光澤

▼ 煅自然銅 | 質地疏鬆，微有醋味，碾碎後呈無定型黑色粉末

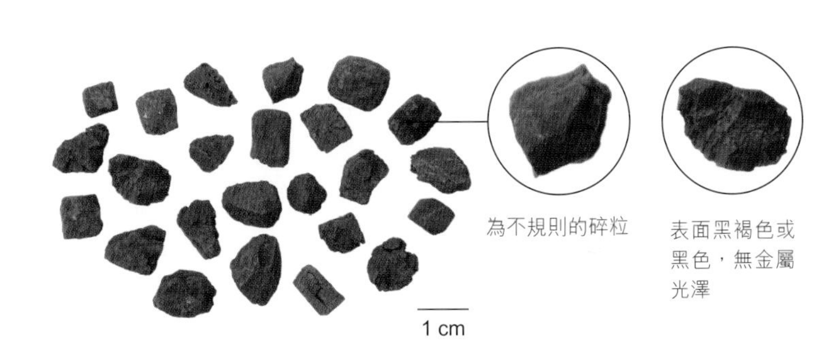

為不規則的碎粒

表面黑褐色或黑色，無金屬光澤

《補遺雷公炮製便覽》自然銅炮製圖 ▶

《雷公炮炙論》記載："如採得，先捶碎，同甘草湯煮一伏時，至明漉出，攤令乾，入臼中搗了，重篩過，以醋浸一宿，至明，用六一泥泥瓷合子，約盛得二升已來，於文武火中養三日夜，才乾便用蓋蓋了泥，用火煅兩伏時，去土，抉蓋研如粉用。若修事五兩，以醋兩鎰為度。"

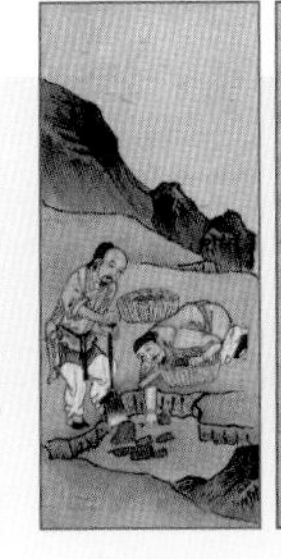

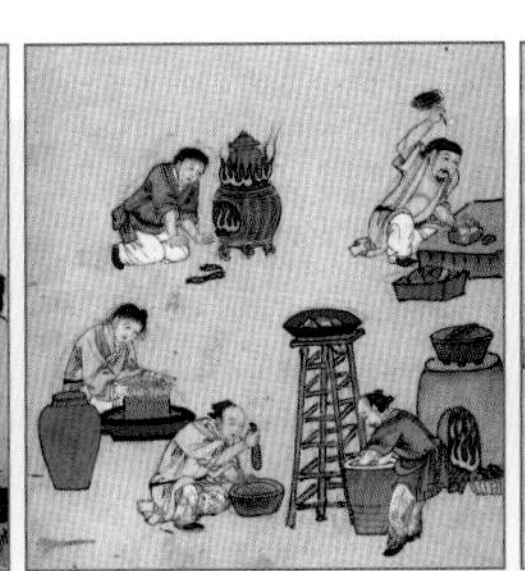

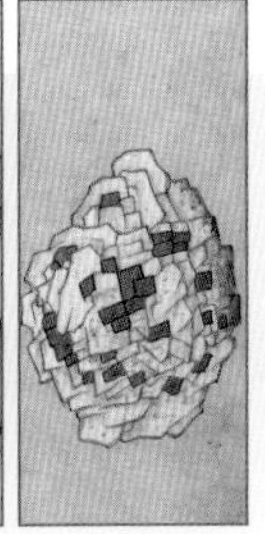

芒硝

Mangxiao

學名：Natrii Sulfas

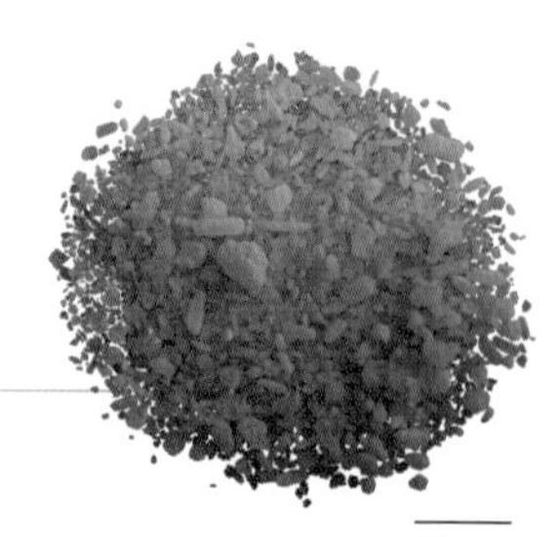

來　源　硫酸鹽類礦物芒硝族芒硝，經加工精製而成的晶體，主含含水硫酸鈉（$Na_2SO_4 \cdot 10H_2O$）。

性味功效　鹹、苦，寒。瀉熱通便，潤燥軟堅，清火消腫。

飲片比較

	製作方法	功效
芒硝	取適量鮮蘿蔔，洗淨，切成片，置鍋中，加適量水煮透，投入適量原藥材共煮，至全部溶化，取出過濾，放冷，待結晶大部分析出，取出置避風處適當乾燥即得，其結晶母液經濃縮後可繼續析出結晶，直至不再析出結晶為止。每100公斤芒硝，用蘿蔔20公斤。	生品｜質地純淨，鹹寒之性緩和，潤燥軟堅，消導，下氣通便作用增強。用於實熱便秘，大便燥結，積滯腹痛，腸痛腫痛。
玄明粉	取淨芒硝，打碎，包裹懸掛於陰涼通風處，令其自然風化失去結晶水，全部呈白色質輕粉末，過篩。	製品｜性能較芒硝緩和，而且可以用於瘡面，黏膜、眼內等外科疾病。

評注

芒硝的原藥材又名樸硝，雜質較多，在炮製過程中，利用蘿蔔的吸附作用，可吸附其中的雜質，使質地純淨，且蘿蔔性溫，具有消導降氣之功，可緩和芒硝的鹹寒之性，增強下氣通便之功。

傳統製芒硝均在冬季進行，氣溫較高不易析出結晶，在0℃或0℃以下，往往表面或整體結冰，難以濾出結晶。一般在2℃ ~4℃操作較好。

芒硝｜質脆易碎，味微苦鹹，氣無

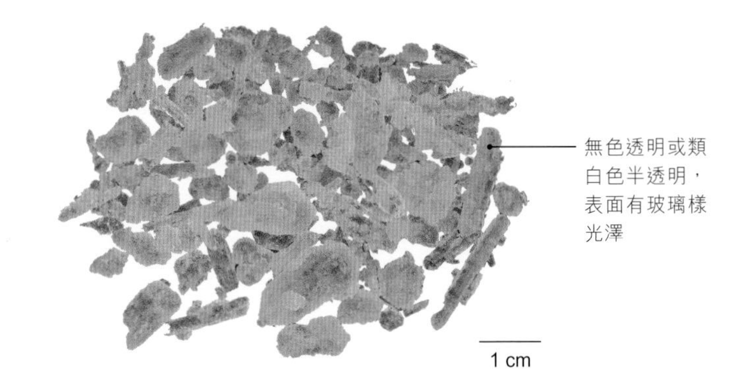

玄明粉｜白色粉末，用手搓之有澀感，味微苦鹹，氣無

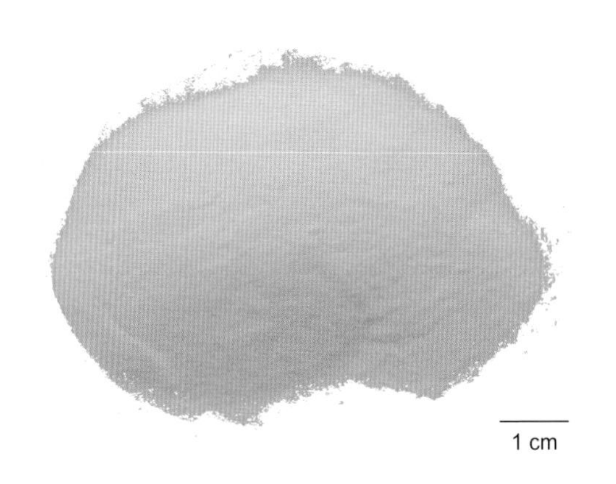

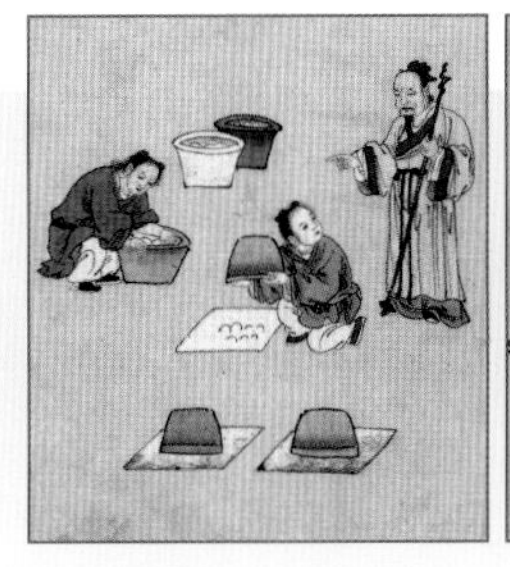
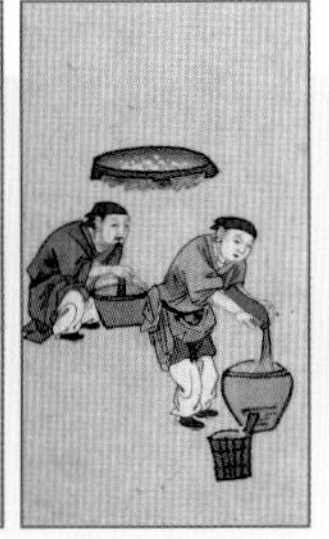

《補遺雷公炮製便覽》玄明粉（左）芒硝（右）炮製圖
《雷公炮炙論》記載："凡使，先以水飛過，用五重紙滴過，去腳於鐺中乾之。方入乳缽研如粉，任用。"

雄黃

Xionghuang

學名：Realgar

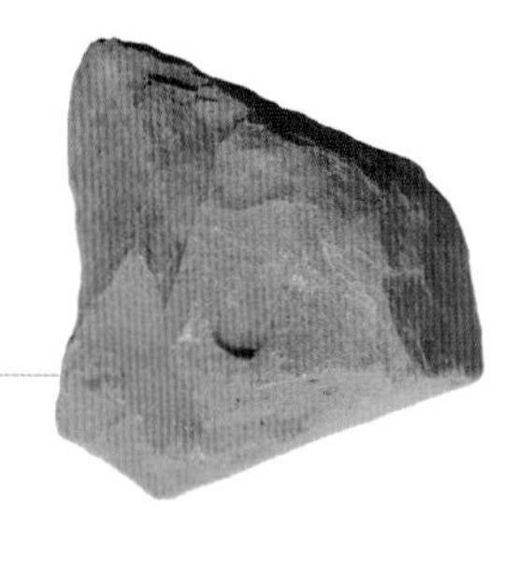

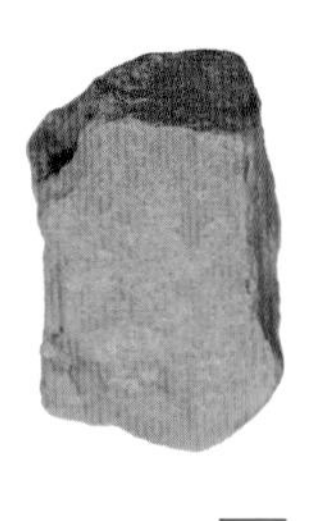

1 cm

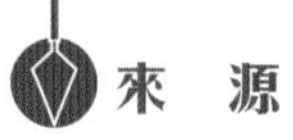

來　源　為硫化物類礦物雄黃族雄黃，主含二硫化二砷（As_2S_2）。採挖後，除去雜質。

性味功效　辛，溫。解毒殺蟲，燥濕祛痰，截瘧。

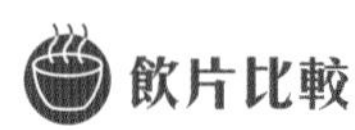

飲片比較

	製作方法	功效
雄黃粉	取原藥材，除去雜質及石塊，打成碎粒置容器內，加入適量清水共研細，再加多量水，攪拌，傾取混懸液，殘渣再按上法反復操作數次，合併混懸液，靜置，分取沉澱，晾乾，研細。	製品｜水飛製成極細粉，可除雜質、夾石，降低毒性，便於內服外用。

評注

雄黃被列入香港常見毒劇中藥31種名單。

雄黃為主含硫化砷的礦石，未經加工炮製過的雄黃毒性較大，不可內服，水飛後不但可使質地細膩，還可明顯降低有毒的可溶性砷的量。雄黃的炮製傳統還有"忌火煅"，"雄黃見火毒如砒"的要求和注釋，這是因為雄黃如在空氣中受熱，當溫度上升到180℃以上，至200~250℃時，As_2S_2大量轉化生成As_2O_3，即砒霜，導致毒性增加，故水飛後宜低溫乾燥或晾乾。

▼ 雄黃粉 | 質重，氣特異而刺鼻，味淡

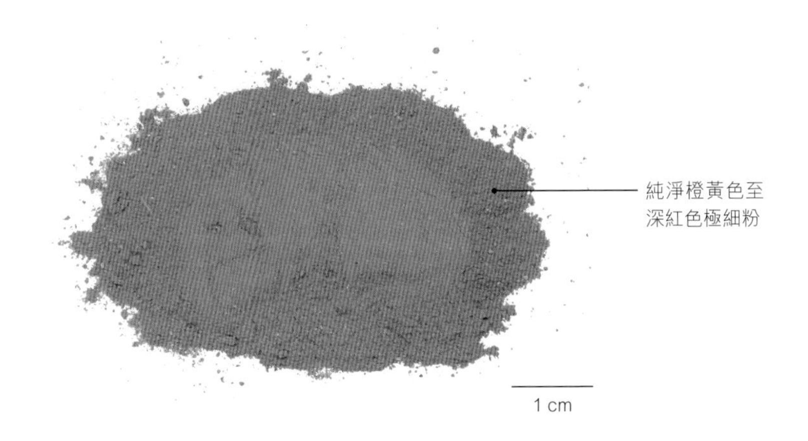

《補遺雷公炮製便覽》雄黃炮製圖 ▶

《雷公炮炙論》記載："凡修事，先以甘草、紫背天葵、地膽、碧棱花四件，並細銼。每件各五兩，雄黃三兩，下東流水入坩堝中，煮三伏時，漉出，搗如粉，水飛，澄去黑者，曬乾，再研，方入藥用。"

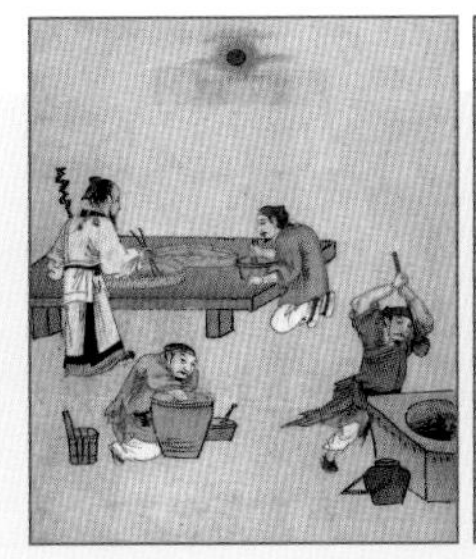

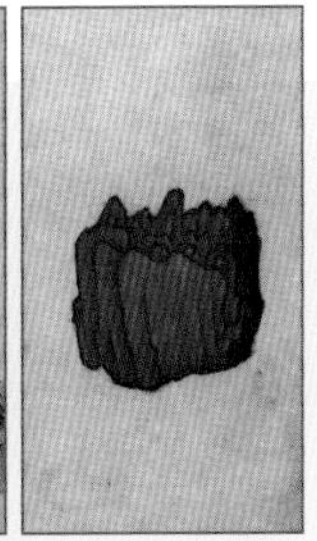

爐甘石

Luganshi

學名：Galamina

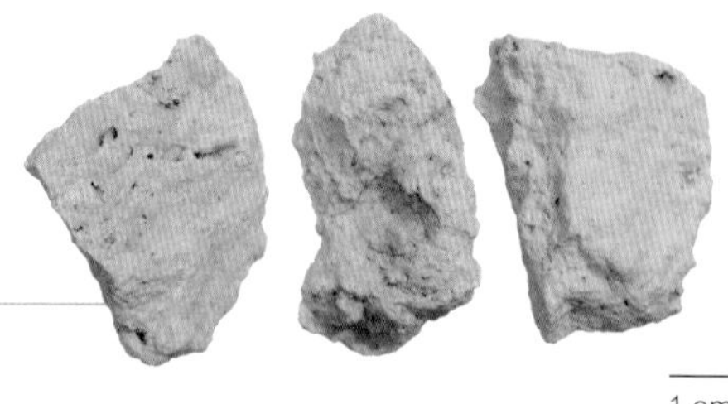

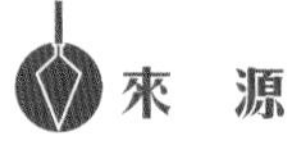

來　源　碳酸鹽類礦物方解石菱鋅礦，主含碳酸鋅（$ZnCO_3$）。採挖後，洗淨，曬乾，除去雜石。

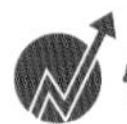

性味功效　甘，平。解毒明目退翳，收濕止癢斂瘡。

飲片比較

	製作方法	功效
爐甘石	取原藥材，除去雜質，打碎。	生品｜生品一般不入藥。
煅爐甘石	取爐甘石，置耐火容器內，用武火加熱，煅至紅透，取出，立即倒入水中浸淬，攪拌，傾取上層水中混懸液，殘渣繼續煅淬3~4次，至不能混懸為度，合併混懸液，靜置，待澄清後傾去上層清水，乾燥。	製品｜質地純潔細膩，消除對黏膜、創面的刺激性，適用於眼科及皮膚科。不作內服，專作外用，一般多入外敷劑。

評注

爐甘石是明目退翳收濕止癢斂瘡的常用藥，主含碳酸鋅，煅後轉化為氧化鋅。氧化鋅內服不吸收，外敷於黏膜瘡瘍面有收斂吸濕消炎作用。在眼內吸收還可參與維生素A還原酶的構成，因而可治療暗適應能力下降等症。水飛後除可使質地細膩外，還減少了鉛等毒性成分的含量。

根據臨床需要，還可用黃連湯或三黃湯製爐甘石，從而增強清熱明目，斂瘡收濕的功效。

▼ 爐甘石 | 質輕鬆，易碎，有土腥氣，味淡微澀

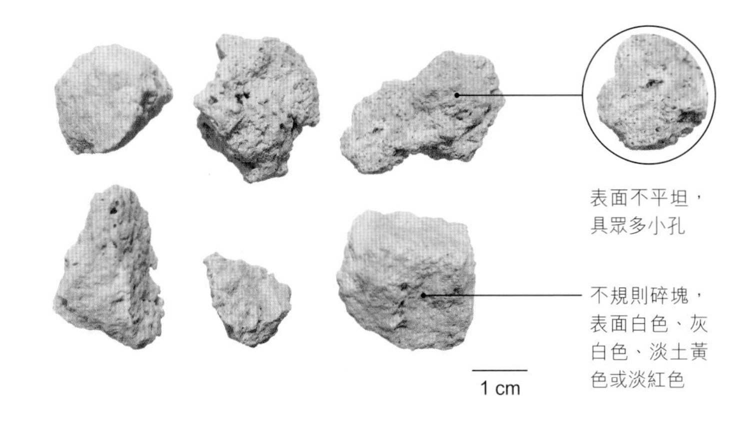

▼ 煅爐甘石 | 白色或灰白色極細粉

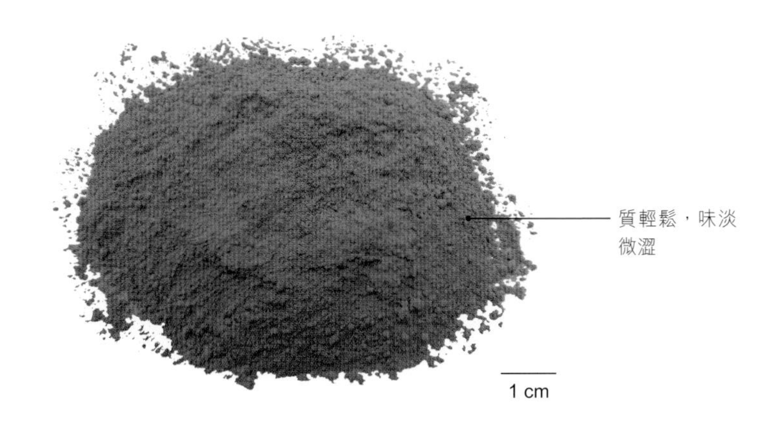

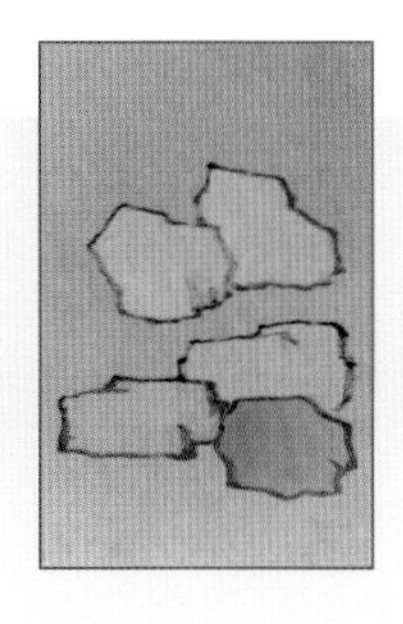

《本草品彙精要》爐甘石圖 ▶

拉丁學名索引

A

B

C

D

E

G

H

I

J

L

M

N

P

R

S

中文名筆劃索引

主要參考文獻

1. 中華人民共和國藥典委員會・中華人民共和國藥典・北京：化學工業出版社・2005
2. 劉宋・雷斆・雷公炮炙論(尚志鈞輯校)・合肥：安徽科學技術出版社・1991
3. 中華人民共和國藥政管理局編・全國中藥炮製規範・北京：人民衛生出版社・1988
4. 葉定江，張世臣・中藥炮製學・北京：人民衛生出版社・1999
5. 王孝濤・歷代中藥炮製法彙典(古代部分)・南昌：江西科學技術出版社・1998
6. 張賢哲、蔡貴花・中藥炮製學・台中：中國醫藥學院・1984
7. 明・劉文泰等撰・曹暉校注・《本草品彙精要》校注研究本・北京：華夏出版社・2004・
8. 明萬曆宮廷畫師寫繪・補遺雷公炮製便覽・上海：上海辭書出版社・2005
9. 國家中醫藥管理局《中華本草》編委會・中華本草・上海：上海科學技術出版社・1999
10. 中國科學院中國植物志編輯委員會・中國植物志・北京：科學出版社・1959-2004
11. 趙中振・香港中藥材圖鑑・香港：香港浸會大學・2003
12. 趙中振，蕭培根・當代藥用植物典・第一至四冊・香港：香港賽馬會中藥研究院・2006-2007